# Le Tai Chi

## POUR
# LES NULS

# Le Tai Chi

## POUR LES NULS

**Therese Iknoian**

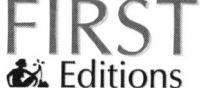
FIRST Editions

**Le Tai Chi pour les Nuls**
Titre de l'édition américaine : T'ai Chi for Dummies

Publié par
**Wiley Publishing, Inc.**
111 River Street
Hoboken, NJ 07030 – 5774
USA

ISBN 2-75400-137-9
Dépôt légal : 1er trimestre 2006
Nous nous efforçons de publier des ouvrages qui correspondent à vos attentes et votre satisfaction est pour nous une priorité. Alors, n'hésitez pas à nous faire part de vos commentaires :

Éditions Générales First
27, rue Cassette
75006 Paris – France
e-mail : firstinfo@efirst.com
Site internet : www.efirst.com

Traduction : Marc Rozenbaum
Production : Emmanuelle Clément
Mise en page : KN Conception
Imprimé en France

En avant-première, nos prochaines parutions, des résumés de tous les ouvrages du catalogue. Dialoguez en toute liberté avec nos auteurs et nos éditeurs. Tout cela et bien plus sur Internet à www.efirst.com

# Sommaire

# Introduction

● ● ● ● ● ● ● ● ● ● ● ● ● ● ● ● ● ● ● ● ● ● ● ● ● ● ● ● ● ● ● ● ● ● ● ● ● ● ● ● ● ● ● ● ●

**D**urant ces dernières décennies, les habitudes des Occidentaux en matière de loisirs, de sport et d'exercice physique ont considérablement changé. Il y a seulement une trentaine d'années, s'asseoir par terre jambes croisées, méditer ou faire des mouvements lents en se concentrant étaient des pratiques auxquelles seuls s'adonnaient certains hippies ou autres marginaux anticonformistes. Pourtant, aujourd'hui, ce genre d'activité peu traditionnelle se répand au sein des classes moyenne et supérieure de la société.

On peut, en effet, parler d'activité peu traditionnelle à propos du Tai Chi et du Chi Gong. Au contraire, en Extrême-Orient, chez les Chinois par exemple, les mouvements lents et la méditation dans un parc sont considérés comme des activités tout ce qu'il y a de plus traditionnelles ; tandis que dans ces mêmes cultures, bouger rapidement au son du disco, prendre son pouls ou courir autour des pâtés de maisons pour faire de l'exercice paraissent être des habitudes bien étranges.

Cependant, les temps changent. Les Occidentaux sont devenus plus tolérants et plus ouverts aux pratiques de l'Orient, et de même, les Orientaux accueillent mieux aujourd'hui les traditions occidentales. Les unes et les autres ont leurs bienfaits.

En pratiquant le Tai Chi ou d'autres arts martiaux internes, vous pouvez vous refaire une santé et trouver un nouvel équilibre physique, et ce, pour plusieurs raisons :

- ✔ Au lieu d'aller toujours plus vite et de vous démener toujours davantage, vous trouverez le moyen d'aller plus doucement.
- ✔ Vous pourrez saisir l'essentiel d'une autre culture et de ses traditions, et élargir ainsi vos propres horizons.
- ✔ Vous pourrez donner à votre organisme davantage de force et d'équilibre, là où la plupart des autres types d'activité physique ne vous le permettraient pas aussi bien.
- ✔ Votre esprit commencera à comprendre comment être avec lui-même et avec ses propres pensées.

# À propos de ce livre

Faire passer l'essence du Tai Chi et du Chi Gong à travers du papier imprimé n'est pas une mince affaire. Dans les mouvements du Tai Chi et du Chi Gong, tout est affaire de flux et de connexion dans un espace à trois dimensions : or, la page n'a pas d'épaisseur et le texte est unidimensionnel. Faire comprendre l'essentiel de ces mouvements à partir de descriptions et avec quelques illustrations est un sacré défi. Aussi m'a-t-il fallu réfléchir longuement et intensément sur la meilleure manière de vous présenter l'information. Dans ce livre, la présentation se veut originale et enjouée, ce qui contraste avec ce que l'on considère comme le Tai Chi traditionnel ! Il s'agit, en effet, d'un art du mouvement qui repose sur le sérieux et sur la contemplation.

Je conçois donc ce livre comme un guide dans lequel je présente des définitions simples, ainsi que les principaux mouvements et les principales positions du Tai Chi. Le style enjoué et parfois humoristique de la série *Pour les Nuls* est le meilleur moyen de faire tomber les obstacles et de lever les inhibitions que peuvent éprouver des Occidentaux lorsqu'ils tentent de lire des ouvrages profonds et philosophiques sur le Tai Chi. En fait, pour certains paragraphes, j'ai opté pour une présentation plutôt peu traditionnelle, et il m'a été parfois difficile de convaincre mon collaborateur Manny Fuentes de l'accepter ! Voyez-vous, je suis, en quelque sorte, une artiste et une athlète du mouvement complet, sans être aussi profondément marquée par les cultures de l'Asie et par les traditions du Tai Chi que pourrait l'être une personne qui ne ferait qu'enseigner ou étudier les arts martiaux. C'est peut-être ce qui me permet de penser plus librement et de rechercher des chemins qui peuvent être moins rebutants. J'espère avoir réussi.

# Pourquoi il vous faut ce livre

Ce livre sert à ouvrir les mystérieuses portes derrière lesquelles le Tai Chi et le Chi Gong restent parfois hors d'atteinte.

Que vous vous adonniez déjà au Tai Chi ou que vous soyez simplement en train d'envisager de faire un essai, sachez que les définitions et les explications des mouvements que vous trouverez dans ce livre sont présentées d'une manière que ne désavoueront pas les enseignants de cette discipline qui ne sont pas très au fait des habitudes occidentales en la matière. J'ai eu un professeur qui me regardait curieusement à chaque fois que je posais une question sur ce que nous étions en train de faire. Il n'est pas habituel de poser une question sur un mouvement ni de remettre en question ce que fait le maître. Or, il était important pour moi de connaître le pourquoi d'un mouvement ou le concept sous-jacent, afin de pouvoir l'intégrer pleinement dans mon être et d'en éprouver l'essence.

C'est là le rôle que joue ce livre pour vous. Lorsque vous avez des questions, il vous donne des réponses. Lorsqu'il n'a pas les réponses, je vous indique en annexe où vous pourrez les trouver.

Quel que soit votre niveau de connaissance et de pratique, ce livre enrichira grandement votre bibliothèque :

- ✔ Si vous êtes débutant, ce livre vous servira d'introduction au Tai Chi avant que vous ne suiviez un cours.
- ✔ Si vous avez déjà un niveau élémentaire ou moyen en Tai Chi, vous pourrez comprendre le pourquoi d'un exercice que vous pratiquez – et peut-être pourrez-vous le faire mieux.
- ✔ Si vous avez déjà un niveau avancé, vous pourrez lire différents points de vue sur la manière de réaliser un exercice, et ce sera pour vous une ouverture.

## Comment utiliser ce livre

Quand vous êtes allé à l'étranger, ne vous est-il jamais arrivé d'avoir du mal à lire les devantures des magasins ou les étiquettes des produits, malgré les cours de langue que vous aviez suivis ? Ce qu'il vous fallait, c'était un petit guide simple et facile d'utilisation, pour pouvoir trouver rapidement un ou deux termes et vous dire : « Ah, d'accord ! Voilà donc ce que ça veut dire ! »

Voilà ce que vous avez à présent entre les mains : un guide simple et facile à utiliser, à feuilleter et à parcourir pour se dire « Ah, d'accord ! ». Ce livre est aussi un livre d'initiation qui vous permettra de trouver de façon simple la réponse à une question pressante.

Je ne pense pas que vous deviez vous contenter d'un seul livre sur le Tai Chi. Vraiment pas. Il existe tant d'écoles, de styles, de maîtres et de traditions différentes qu'un petit assortiment d'ouvrages sur le Tai Chi ne sera pas superflu.

Imaginez que vous soyez sur le point de vous rendre en Extrême-Orient. Si vous avez l'intention de ne passer qu'un jour ou deux dans chaque pays, un ouvrage général sur l'Extrême-Orient fera l'affaire. En revanche, si vous prévoyez de séjourner une semaine ou un mois dans un pays, le Japon par exemple, il vous faudra un guide entièrement consacré à ce pays.

Pour le Tai Chi, c'est la même chose. Vous avez entre les mains un ouvrage général, dans lequel vous aurez un aperçu d'un certain nombre d'idées essentielles. Si vous devez vous attarder plus particulièrement sur un domaine, ou si vous vous intéressez à un aspect particulier, il vous faudra consulter des ouvrages plus spécialisés. N'hésitez pas : je n'en prendrai pas ombrage. Au contraire, rien ne me réjouirait davantage que de savoir que vous voulez progresser et que ce livre vous a donné envie d'aller plus loin.

Dans ce livre, je traite principalement du Tai Chi, mais je parle aussi un petit peu du Chi Gong, qui lui est étroitement apparenté. Je vous présente aussi quelques autres membres de la famille, sans oublier quelques rudiments de philosophie et quelques principes concernant l'esprit et le corps.

Toutefois, je n'entre pas dans les détails des grands fondements philosophiques de ces arts de la concentration. Ici, il s'agit essentiellement de faire du Tai Chi : d'en apprendre juste assez pour pouvoir se lever de son siège et commencer à bouger un peu.

Quand je vous présente un mouvement que j'espère que vous voudrez essayer, j'ajoute des illustrations, dans la mesure du nécessaire. Le Tai Chi étant avant tout une question de flux continu, des allers et retours sont nécessaires entre les explications et les illustrations, pour que vous puissiez comprendre ce qui doit bouger, où et quand. Le mieux, pour que vous progressiez – et le plus sûr pour vous –, c'est de lire les explications et d'examiner à nouveau les illustrations avant d'essayer vous-même le mouvement.

Avant d'enchaîner des mouvements, essayez d'abord chaque mouvement séparément. N'oubliez pas non plus de réviser les bases présentées au chapitre 8 avant d'essayer les formes des chapitres 9 à 12, car je m'y référerai très souvent.

## *Les conventions utilisées dans ce livre*

Les illustrations sont faciles à lire, il faut les lire de gauche à droite et de haut en bas, comme il est d'usage en Occident. Il m'arrive d'utiliser une flèche pour indiquer le sens du mouvement d'un bras ou d'une jambe. Sachez cependant que ce ne sont que des images, qui ne doivent pas nécessairement être observées avec une grande exactitude. En effet, représenter les trois dimensions du Tai Chi sur une page plate n'est pas la chose la plus facile. Remarquez aussi que, dans les mouvements illustrés, vous êtes censé être debout quelque part face à la personne représentée, au moment où celle-ci commence la série de mouvements. Cela signifie que vous regarderez les images à différents moments de la série, et que cela vous aidera à garder constamment le bon point de vue, les formes vous amenant à pivoter dans des directions différentes.

Je parle souvent, aussi, d'un certain Manny. Manny Fuentes est mon collaborateur. Il est professeur de Tai Chi, et il a apporté à ce livre tout son savoir-faire et toute sa connaissance, qui sont considérables, sans compter des anecdotes, un peu de sagesse et un grand sens de l'humour. Par souci de clarté, je suis le seul « je » dans ce livre (moi, l'auteur, Thérèse Iknoian), et je parle simplement de Manny lorsque quelque chose vient de lui en particulier. On évite ainsi d'avoir deux personnes qui disent « je » (sinon vous auriez pu vous demander si je n'étais pas schizophrène).

# Aperçu des différentes parties de ce livre

Ce livre se compose de six parties, plus une annexe contenant des ressources qui vous seront précieuses. L'organisation de ces parties est conçue pour que vous puissiez trouver votre chemin de la meilleure manière possible, au cours de votre voyage au pays du Tai Chi.

## Première partie : Le Tai Chi, pourquoi, comment

Avant de commencer votre voyage, il vous faut une carte, qui vous donne un aperçu de ce que vous allez découvrir. Il vous faut une introduction, non seulement au Tai Chi, mais aussi au mouvement corps-esprit. Il existe, en effet, un lien étroit entre le Tai Chi et les théories corps-esprit. Dans cette partie, vous trouverez de l'aide pour définir vos objectifs et pour évaluer les bienfaits possibles du Tai Chi pour votre santé, ainsi que des définitions des principaux termes employés tout au long de ce livre.

## Deuxième partie : Le Tai Chi, hier, aujourd'hui et demain

Ici, j'entre un peu plus dans les détails. J'aborde l'histoire, les traditions et le contexte propre au Tai Chi. Vous découvrirez quelques éléments de la pratique du Tai Chi, vous verrez de quoi il retourne, et, ce qui est peut-être le plus important, vous découvrirez quelques règles fondamentales sur lesquelles repose cette danse qu'on appelle le Tai Chi.

## Troisième partie : Passez aux choses sérieuses

Dans cette partie, vous apprendrez des mouvements, vous trouverez des illustrations, et vous pourrez vous lever de votre fauteuil et commencer à pratiquer un peu vous-même. Je vous présente les bases concernant les jambes, les mains et autres techniques et transitions que vous découvrirez par la suite. Ensuite, je vous présente la forme Yang, dans sa version courte. En prime, je vous présente aussi une forme courte spécialement condensée, conçue par un professeur expérimenté : mon collaborateur Manny Fuentes. Vous pourrez vous échauffer avec cette forme condensée, en plus de votre pratique habituelle du Tai Chi.

## Quatrième partie : Redynamisez-vous en douceur avec le Chi Gong

Le Tai Chi et le Chi Gong vont ensemble, comme le sel et le poivre. Je ne saurais manquer de vous présenter les bases de cette pratique méditative et stimulante pour le *chi*, plus douce encore que le Tai Chi traditionnel. Ainsi, dans cette partie brève, vous aurez non seulement un aperçu des avantages du Chi Gong, mais aussi une introduction à quelques mouvements de base que vous pourrez intégrer à votre pratique régulière.

## Cinquième partie : Tirez le maximum de votre pratique du Tai Chi

Dans cette partie, vous apprendrez comment pratiquer le Tai Chi par vous-même, mais aussi comment appliquer les fondements des principes du Tai Chi à votre vie quotidienne. Parce qu'il peut vous arriver de ne pas trouver le temps de réaliser une forme en entier, ou parce que vous pouvez avoir besoin d'aide pour savoir quoi faire, je propose aussi quelques courtes séquences de mouvements présentés dans les parties qui précèdent, ainsi que quelques autres mouvements simples qui constituent un complément appréciable aux pratiques condensées.

## Sixième partie : La partie des Dix

Dans la partie des Dix, vous découvrirez des informations distrayantes, pratiques, appréciables et facilement accessibles, ainsi que des trucs et des suggestions pour enrichir votre pratique et pour savoir où et quand faire vos formes. Je vous propose aussi deux chapitres contenant de sages conseils à mettre en pratique et quelques citations stimulantes pour l'esprit.

# Icônes utilisées dans ce livre

Ce livre utilise différentes icônes pour attirer l'attention sur certains types d'informations :

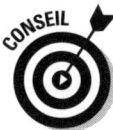

Un détail pour mieux comprendre de quoi il est question, ou une suggestion à suivre.

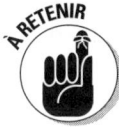

Précision qu'il est important de ne pas oublier.

Ne négligez pas ces balises, car elles signalent des précautions à prendre, au plan physique ou mental, pour votre sécurité et pour vous aider à progresser.

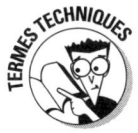

Une aide là où certains termes ou certaines expressions peuvent vous désarçonner.

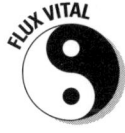

Dans le Tai Chi et dans le Chi Gong, tout repose sur le flux et sur l'énergie. Je m'efforce donc de mettre l'accent sur cet aspect des choses et de vous donner des idées pour rendre votre existence plus fluide. Cette icône est une des plus importantes !

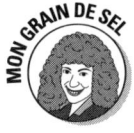

Chacun a son grain de sel à ajouter, moi comme les autres. Je me sers de cette icône pour signaler des exemples ou des expériences personnelles, les miennes ou celles de Manny, mon collaborateur. Vous découvrirez des anecdotes subtiles qui vous rendront peut-être le Tai Chi plus attrayant, et qui serviront aussi à personnaliser mes descriptions.

Le Tai Chi doit vous éclairer, mais il ne doit pas être ennuyeux. Essayez donc de voir à l'intérieur de vous-même, prenez à cœur les leçons et les principes que vous découvrirez dans ce livre, et n'oubliez pas, non plus, de voir le côté agréable de ce que vous faites.

# *Par où commencer ?*

Utilisez ce livre à votre convenance. Si vous avez l'esprit ordonné et si vous n'êtes pas du genre à commencer par la fin, n'hésitez pas à commencer par le chapitre 1 et à lire le livre d'un bout à l'autre, jusqu'à la fin de l'annexe. Si vous cherchez la réponse à une question particulière, ou une précision concernant tel ou tel aspect, consultez la table des matières ou l'index, et plongez-vous directement dans le chapitre concerné. Vous pouvez aussi feuilleter le livre dans tous les sens, en commençant par le milieu si le cœur vous en dit. Vous pouvez lire un jour un paragraphe sur la philosophie du Tai Chi, le lendemain un passage historique, et une autre fois la description d'un mouvement, ou peut-être un chapitre de la partie des Dix si vous ne disposez que de quelques minutes.

Je vais vous dire une chose : vous pouvez même plier les coins des pages, écrire des notes dans la marge ou entourer les illustrations à partir desquelles vous voulez travailler. Moi, je fais toujours ça avec mes livres (le seul problème, c'est que moi, je replie le coin *sous* la page qui m'intéresse, alors que mon mari, lui, le replie *sur* la page : si bien que nous ne savons jamais où nous en sommes).

Vous pouvez aussi corriger les illustrations, si vous trouvez une manière de déplacer votre main ou votre jambe qui vous convient mieux. Redessinez le mouvement, gribouillez à volonté si le cœur vous en dit. Les gribouillages, il n'y a pas de limite d'âge pour cela !

À vous de jouer. Profitez bien !

# Première partie
# Le Tai Chi, pourquoi, comment

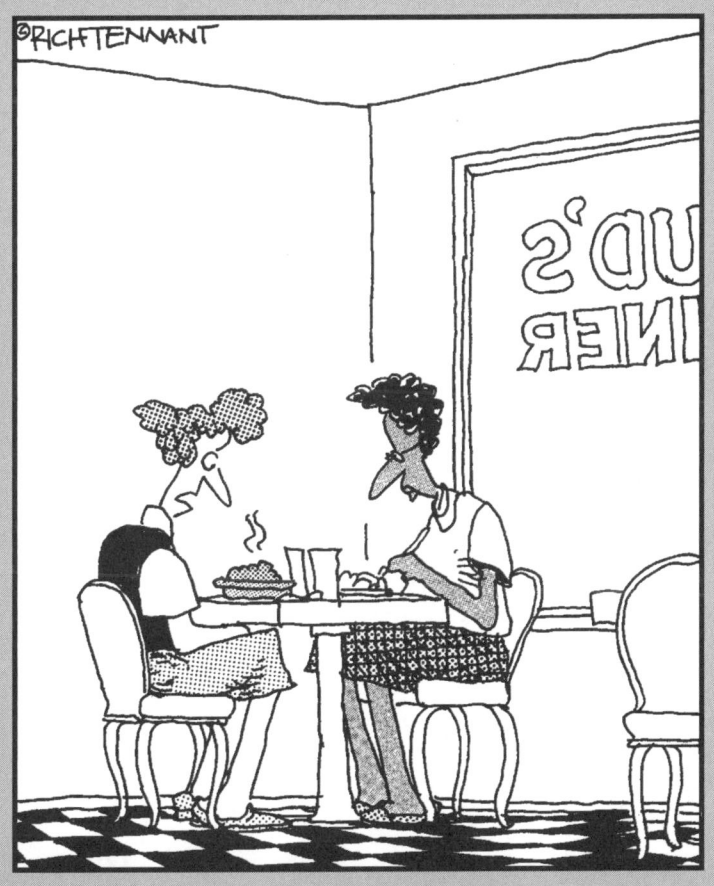

« J'essaye toujours de ne faire qu'un avec tout ce qui m'entoure, mais je crois qu'avec cette assiette de poisson, je vais faire une exception. »

## Dans cette partie...

Vous êtes sur le point de commencer un voyage qui enrichira votre esprit. Que vous soyez déjà versé dans les arts martiaux ou simplement intrigué, cette partie vous apportera les premières bases d'une future pratique satisfaisante et épanouissante du Tai Chi. Dans cette partie, vous découvrirez les raisons que vous pouvez avoir de pratiquer le Tai Chi – comme activité principale ou comme complément à d'autres activités. Vous découvrirez aussi quels avantages vous pourrez tirer de la pratique du Tai Chi, selon ce qu'en disent les scientifiques. Enfin, vous pourrez découvrir les clés d'un véritable enrichissement du corps et de l'esprit. Ce seront les premières étapes de votre découverte des fondements du Tai Chi.

# Chapitre 1

# Pour que les avantages corps-esprit du Tai Chi correspondent à vos besoins

- - - - - - - - - - - - - - - - - - - - - - - - - - - - - - - - - - - - - - - -

- - - - - - - - - - - - - - - - - - - - - - - - - - - - - - - - - - - - - - - -

*P*our nous autres Occidentaux, décider de s'intéresser sérieusement à la pratique du Tai Chi est souvent un sacré pas à franchir. Quand on cherche un moyen de faire de l'exercice physique, on choisit généralement un sport familier comme la bicyclette, la marche, la course à pied ou la natation. En Occident, ces sports nous semblent parfaitement adaptés. On fait les mouvements, on essaye de ne pas trop y penser, on halète, on transpire. Parfois, le lendemain, on a un peu mal.

Le Tai Chi, c'est tout le contraire : bien sûr, on fait des mouvements, mais on ne halète pas. On s'efforce de penser à chaque mouvement, de se concentrer sur chaque mouvement, en sollicitant son esprit – et non pas seulement son corps – le plus possible. Le Tai Chi, c'est doux et agréable. Il arrive que l'on transpire, mais pas beaucoup. Et si, le lendemain, on sent quelque chose qui fait un peu mal, c'est qu'on en a trop fait, ou qu'on a mal fait.

Ça n'est peut-être pas pour vous, c'est ce que vous vous dites ? Eh bien, si, c'est pour vous, et cela ne pourra vous faire que du bien, que vous pratiquiez le Tai Chi comme un exercice ou que vous l'intégriez à vos habitudes en l'associant à des formes de mouvement comme la marche ou la natation. (Pour plus de détails sur les bienfaits du Tai Chi, voir chapitre 2.)

Mais tout d'abord, le Tai Chi, qu'est-ce que c'est vraiment ?

# Définir le but ultime

Si vous avez mis la main sur ce livre, c'est que vous devez avoir une petite idée de ce qu'est ou n'est pas le Tai Chi. Ou peut-être n'êtes-vous pas très sûr de le savoir, mais votre curiosité est assez éveillée pour que vous ayez envie de parcourir ces pages.

## Le Kung Fu : pas de quoi se frapper

Que signifie le terme *Kung Fu* ? La prochaine fois que vous jouerez au *Trivial Pursuit*, vous saurez répondre à cette question : *Kung Fu* signifie en réalité « effort méritoire ». Il se trouve qu'en Occident, nous utilisons ce terme pour parler des arts martiaux chinois.

Passons aux choses sérieuses. Le Tai Chi est un art martial interne – et un art de la conscience – qui date de l'antiquité. Il consiste à enchaîner des mouvements lents et continus qui facilitent l'introspection et le flux énergétique sans blocages. Par comparaison avec les arts de combat, dans lesquels le physique prime sur le mental, le Tai Chi vous demande d'utiliser votre esprit, c'est donc un art du mouvement dans l'attention. Certains parlent même de *méditation dans le mouvement*. Le Tai Chi dérive de la philosophie taoïste de l'existence harmonieuse. (Vous découvrirez quelques importantes maximes de sagesse taoïste au chapitre 24.)

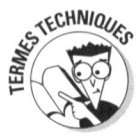

Vous entendrez parfois parler de *gymnastique corps-esprit*, à propos de formes de mouvement comme le Tai Chi, le yoga, etc. Fondamentalement, quand je parle d'*art de la conscience*, il s'agit de la même notion. On peut aussi parler de mouvements en pleine conscience. Cette notion évolue pratiquement de jour en jour, mais on peut adopter la définition suivante : « exercice physique réalisé en concentrant profondément son attention vers l'intérieur ». En d'autres termes, vous devez utiliser vos muscles, mais aussi faire appel à votre esprit. Si vous voulez en savoir davantage sur la gymnastique corps-esprit, j'y ai consacré tout un ouvrage : *Mind-Body Fitness For Dummies* (chez Hungry Minds, Inc.). Tout y est.

Le Tai Chi fait partie des arts martiaux, tout autant que ces autres disciplines dans lesquelles on donne des coups et on renverse son adversaire. Les arts martiaux, ce sont les Wushu, parmi lesquels on distingue les *Nei Chia* et les *Wai Chia*, ces derniers étant plus violents : il s'agit d'arts traditionnels d'autodéfense qui se pratiquent avec ou sans armes. Ces autres formes d'arts martiaux sont bien plus anciennes que le Tai Chi. Examinez avec attention les mouvements qui sont montrés dans ce livre (par exemple les cercles, la rotation du torse, la poussée des mains ou le lever de jambe) et vous verrez la ressemblance avec les arts martiaux de combat.

Si vous vous servez de votre imagination pour accélérer les mouvements présentés dans les chapitres 9 à 11, et si vous vous voyez confronté à un représentant de l'Empire du Mal, vous pourrez probablement le frapper à l'estomac, le décoller du sol ou l'envoyer valser dans le mur. Ouille !

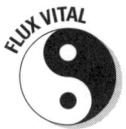

Mais ce n'est pas là le but du Tai Chi. Même si certains pratiquent le Tai Chi pour parfaire ces mouvements (appelés *formes*), pour gagner de la force intérieure ou pour se perfectionner dans les arts martiaux de combat, la plupart des gens, en Occident, pratiquent le Tai Chi pour la paix, le calme intérieur, la concentration, l'énergie, l'équilibre, l'élimination du stress et le contrôle du corps.

# Le nom de la chose

De façon générale, j'utilise simplement le nom de *Tai Chi* pour désigner cet art martial de la conscience, comme dans le titre de ce livre. Mais il faut que je vous en dise un peu plus sur ce nom, sur les abréviations, les traductions et les conventions typographiques que vous pourrez rencontrer çà et là. Les paragraphes qui suivent vous expliquent ce que vous avez besoin de savoir.

## Abrégeons, abrégeons !

Tai Chi (ou Taï-Chi) est l'abréviation de Tai Chi Chuan. De la même manière que si vous vous appelez Marie-Thérèse, par exemple, vos amies vous appelleront Marité, ou Maïté, ou Marie.

## Pas d'apostrophes

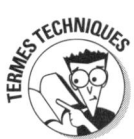

Il y a aussi ces apostrophes, dont nous autres Occidentaux ne comprenons pas toujours bien l'utilité quand elles sont en plein milieu d'un mot. Certains maîtres et certains auteurs écrivent *T'ai Chi Chuan* ou *T'ai Chi*. Ici, nous laisserons tomber le *Chuan* ainsi que l'apostrophe, mais il ne faut pas y attacher d'importance.

L'utilisation et le placement des apostrophes sont d'ailleurs assez variables selon les auteurs. Vous verrez écrit *T'ai Chi Chuan, T'ai Chi Ch'uan* ou *Tai Chi Ch'uan*. Ne vous cassez pas la tête pour savoir quelle est la transcription la plus juste, à moins que vous n'ayez le projet de rédiger une thèse de linguistique sur ce sujet.

## Il n'est que « Tai » qui m'aille

*Le Tai Chi Ch'ih* est une méthode actuelle qui dérive des mouvements du Tai Chi classique, mais ses mouvements ne font que rappeler ceux du Tai Chi. Elle n'a pas véritablement de lien avec le Tai Chi, si ce n'est qu'elle est également lente et gracieuse.

## En quelle langue doit-on l'écrire ?

Vous verrez aussi *Tai Chi* écrit *Taiji*, *Tai-ji* ou *Taijiquan*, ce qui fait plus chinois, mais dans un certain nombre de pays occidentaux, c'est moins usité. La prononciation n'est pas censée changer, c'est plutôt une question de confort oculaire.

## Vous pouvez traduire ?

Voyons maintenant comment il est possible de traduire cette expression du chinois. Comme souvent, quand des termes sont traduits d'une langue plus ou moins éloignée, cela donne toute une série de variantes. *Tai Chi* peut se traduire par « Grand Ultime » ou « Faîte Suprême ». Disons que ce terme désigne ce qu'il existe de plus grand et de plus incroyablement important.

*Chuan*, c'est le *poing*. Ou bien la boxe ou un autre terme désignant une activité de combat. Ici, le poing, pour les Chinois, symbolise le fait de tout englober.

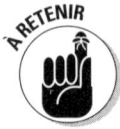

Ainsi, certains traduiront *Tai Chi Chuan* par « Boxe du Faîte Suprême », d'autres par « Grands Extrêmes ». Vous trouverez encore d'autres traductions, parmi lesquelles vous pourrez choisir. Est-ce que cela a vraiment de l'importance ? Une rose est toujours une rose, comme disait Shakespeare.

# Où le Tai Chi se distingue des autres mouvements

Une des choses qui peuvent sembler étranges avec le Tai Chi, c'est que, pour en tirer des bienfaits en termes de forme physique et de santé, il n'est pas nécessaire de faire trop d'efforts, d'aller plus vite ni de pousser la performance. Au début, le Tai Chi peut sembler curieux, parce que son principe fondamental est en contradiction avec la plupart des formes d'exercice physique connues dans les pays occidentaux (en Chine et dans d'autres régions de l'Asie, au contraire, c'est au Tai Chi que l'on est habitué, et non à des activités comme le footing ou le jogging qui, récemment encore, semblaient plutôt incongrues).

Le principe du Tai Chi est en effet le suivant : il faut aller lentement, toujours plus lentement, le plus lentement possible. Parfois, vous ne croyez pas qu'il soit possible de bouger plus lentement, mais vous n'y êtes pas : il faut essayer d'aller plus lentement encore. Le Tai Chi, c'est tout le contraire de l'aérobic, de la course au sommet et des tapis roulants réglés à la vitesse maximale pour perdre plus de calories.

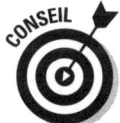

Pensez toujours leeeent, plus leeeeeent, le plus leeeeeennt possible. Vous êtes la tortue, pas le lièvre. Vous connaissez cette fable, vous n'avez tout de même pas oublié que c'est la tortue qui gagne !

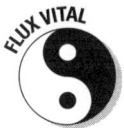

La lenteur des mouvements du Tai Chi vous oblige à rester à l'écoute de votre corps et de votre esprit, et à les réunir jusqu'à ne bouger que comme une seule masse. Quand vous faites du Tai Chi, vous ne pouvez pas laisser votre cerveau réfléchir au dîner que vous organiserez demain pendant que votre corps accomplit les mouvements.

# Vos bonnes raisons de faire du Tai Chi

On peut avoir plusieurs raisons de se mettre au Tai Chi – ou à un autre art de la méditation comme le Chi Gong (voir chapitres 13 et 14). Ces raisons peuvent être simples ou complexes, et elles peuvent être d'ordre physique ou émotionnel.

## Pour faire de l'exercice

Peut-on vraiment considérer comme de l'exercice physique cette discipline dans laquelle des adultes semblent jouer au Freeze Tag ? Mais oui, absolument ! Les gestes sont lents, mais jetez donc un petit coup d'œil aux avantages en termes de santé, au chapitre 2, et vous serez convaincu.

Vous ne vous fabriquerez peut-être pas des biceps énormes, et vous ne vous préparerez pas aux Jeux olympiques, mais faites-vous partie de ceux qui ont besoin de ce genre d'entraînement ?

Voici ce que le Tai Chi peut vous apporter :

- ✔ **Forme physique** : vous pouvez pratiquer le Tai Chi très lentement, mais vous pouvez aussi accélérer légèrement le tempo lorsque vous atteignez un niveau plus avancé. Vous pouvez garder les positions plus en hauteur, en tenant vos jambes plus droites, ou bien vous pouvez fléchir les genoux pour faire travailler vos muscles et pour que votre cœur et vos poumons travaillent davantage. Ce sont deux bons moyens d'entraîner sainement votre cœur et vos poumons.

- ✔ **Forme musculaire** : vous pouvez, selon vos capacités, faire votre Tai Chi avec des genoux presque droits, ce qui est plus facile pour vos muscles des jambes et du bassin, ou bien vous pouvez le faire accroupi près du sol pour solliciter au maximum les muscles de votre dos, de vos hanches, de vos fesses et de vos jambes. Vous pouvez aussi découvrir que maintenir vos bras levés contre la force de la gravité et les bouger lentement mais de façon ininterrompue peut constituer un exercice de musculation du haut du corps comme vous n'en auriez même pas rêvé.

- ✔ **Flexibilité** : à mesure que vous progressez, vous pouvez travailler la flexibilité de tout le corps, par exemple en levant plus haut les jambes, en vous accroupissant davantage et dans un angle plus large pendant les formes, ou en vous étirant davantage vers le haut pendant les mouvements des bras ou pendant les échauffements.

## Pour garder l'équilibre

Quand les gens s'intéressent au Tai Chi, c'est souvent pour acquérir un meilleur équilibre. En d'autres termes, le Tai Chi vous évite de tomber. Un meilleur équilibre, c'est ce que les personnes âgées, ainsi que les personnes qui n'ont pas des chevilles et des avant-jambes solides, peuvent plus particulièrement gagner à faire du Tai Chi.

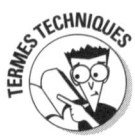

Un tel progrès s'explique par le fait que l'on cultive une meilleure proprioception des nerfs et des muscles des avant-jambes. Pour simplifier, la *proprioception* est, en quelque sorte, une stimulation des nerfs et des muscles permettant d'améliorer le sens musculaire de la position du corps dans l'espace. Avec un meilleur équilibre, on titube moins et on tourne moins souvent les chevilles.

## Pour soigner les blessures et apaiser les tensions

C'est sans doute grâce à un bon dosage d'exercice et d'équilibre que le Tai Chi constitue un bon moyen de se fortifier et de se sentir bien après avoir souffert, ou après un accident. Pour ma part, j'ai pratiqué le Tai Chi après avoir eu des entorses aux chevilles de façon chronique, ce qui m'a permis de me fortifier et de continuer mon entraînement sportif. Manny, mon collaborateur, s'était mis au Tai Chi parce qu'il s'était fait mal au dos.

## Pour vous reposer l'esprit

Que vous soyez stressé ou simplement pris par votre travail, par vos études ou par des obligations familiales, le Tai Chi est pour vous l'occasion de vous ressourcer en découvrant un calme intérieur.

Faire du Tai Chi et rester stressé, c'est impossible. Si vous faites des mouvements lents et si vous respirez correctement, vous évacuerez votre stress, et vous serez plus détendu et revigoré. Avec le temps, vous trouverez le moyen d'appliquer ce principe d'évacuation du stress dans votre vie quotidienne. Vous pouvez, par exemple, pratiquer le Tai Chi quand vous êtes pris dans les embouteillages, ou quand vous êtes en train de faire la queue à la banque, derrière quelqu'un qui a plusieurs milliers de chèques à encaisser et qui a oublié de les endosser. Pour savoir comment intégrer les principes du Tai Chi dans votre vie quotidienne, voir chapitre 21.

## Pour assimiler une culture et une tradition

La pratique du Tai Chi ne se résume pas aux exercices physiques et mentaux. Il est bon de découvrir aussi les traditions culturelles et la philosophie qui vont avec. Peut-être voudrez-vous en savoir davantage sur les principes taoïstes. Ces principes sont intégrés à la pratique du Tai Chi, laquelle constitue un très bon moyen de les assimiler et de les intégrer à votre existence. Peut-être voudrez-vous en savoir davantage sur l'histoire et les traditions de la Chine. Ce sont des sujets d'étude à part entière, mais pour un petit aperçu, vous pourrez consulter le chapitre 5. Le Tai Chi est un moyen d'approcher ces traditions.

# Quelques bons conseils pour finir

Comme dit le proverbe, tous les chemins mènent à Rome. Le chemin que vous avez choisi de suivre est peut-être différent de celui que suivra votre voisin, mais ceux qui parviendront au bout du chemin se retrouveront.

En parcourant ce chemin, vous pourrez vous rendre compte que la pratique du Tai Chi est un moyen de progresser physiquement, mentalement, émotionnellement et spirituellement. Les principes et la pratique de cet art martial interne et ancien pourront pénétrer tous les aspects de votre existence : depuis votre forme physique et votre santé jusqu'à votre vision du monde et la façon dont vous gérez vos relations avec votre entourage. Malheureusement, cela ne se fera pas du jour au lendemain. Peut-être est-ce une des raisons pour lesquelles le Tai Chi, en tant que pratique régulière, reste relativement ésotérique dans les pays occidentaux. Dans nos contrées, on dirait que tout le monde veut que les choses se fassent vite : on veut faire ses abdos en deux minutes, on veut dîner en dix minutes, et il faut que la vidange soit faite au bout d'un quart d'heure.

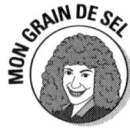

Au début, une chose que vous devez apprendre, c'est la patience. Manny dit que, pratiquement à chaque fois qu'il commence un programme de cours, quelqu'un lève la main pour demander : « Combien de temps faut-il pour apprendre le Tai Chi ? » Manny s'arrête, médite tranquillement sur la question, puis répond généralement : « Je ne sais pas. Dès que j'aurai le sentiment de l'avoir appris, je vous le dirai. »

Comprenez que le Tai Chi, c'est un apprentissage qui dure toute la vie. Ça n'est jamais vraiment acquis. Pensez à cette remarque d'Einstein qui disait que plus le cercle de la connaissance s'élargit, plus la circonférence des ténèbres s'élargit aussi. En d'autres termes, plus on en sait, plus on se rend compte qu'il en reste à apprendre. Quiconque prétendrait être un expert en Tai Chi foulerait aux pieds l'un des principes fondamentaux du taoïsme, le principe d'humilité qui implique de reconnaître qu'on ne connaît jamais tout. Même les maîtres continuent d'apprendre. Ne fixez pas des contraintes arbitraires de temps à votre apprentissage. Les progrès en Tai Chi se mesurent sur des années, voire sur une vie entière, et non pas sur quelques semaines ni sur quelques jours.

Au moment de commencer à pratiquer le Tai Chi, tout ce qu'il vous faut pour réussir se résume ainsi :

1. **Commencer.**

2. **Continuer.**

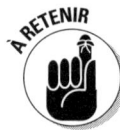

J'ai fini mon chapitre ! C'est tout, les amis. Rappelez-vous simplement que même un voyage de plusieurs milliers de kilomètres commence par un premier pas. Trouvez la paix et le calme, et… que le voyage lui-même soit votre but.

# Chapitre 2

# Les bienfaits du Tai Chi en termes de santé, d'un point de vue occidental

........................................................

## Dans ce chapitre :

▶ Pour que votre programme soit sain et sans risque

▶ Pour profiter des bienfaits du Tai Chi, à la façon occidentale ou à la façon orientale

▶ Ce que les gourous de la science disent du Tai Chi

▶ Pour que les bienfaits reconnus par les scientifiques soient valables aussi pour vous

........................................................

*L*es esprits scientifiques occidentaux sont parvenus à soumettre les fondements mêmes de la forme et du bien-être à leurs critères d'approbation : quoi faire, combien en faire, avec quel degré d'effort. Leurs directives peuvent changer d'une année à l'autre, mais l'essentiel reste de savoir comment pratiquer pour se sentir le mieux possible. Or, il existe un décalage entre la conception asiatique des méthodes et des types de mouvements et la conception occidentale de ce que l'on *doit* faire. C'est là que les chercheurs occidentaux, avec leurs protocoles, se trompent.

Avant de vous mettre à pratiquer le Tai Chi, il faut que vous ayez un aperçu des croyances et des théories des deux cultures. Ensuite seulement, vous pourrez décider comment les concilier au niveau de votre propre pratique, et vous pourrez décider de ce qui vous convient le mieux. Comme toujours, la première des choses est d'être prudent.

## Pour une pratique saine et sans risque

Si vous décidez de faire du sport, de faire travailler votre cœur ou de vous adonner à la gymnastique rythmique – et si c'est pour vous quelque chose de nouveau – il vous faut tenir compte de votre état de santé et de votre condition physique actuelle avant de vous lancer. Vous devrez sans doute consulter un médecin, surtout si vous avez passé la quarantaine.

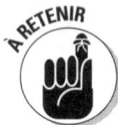

En fait, même les mouvements les plus doux, par exemple ceux du Tai Chi ou ceux du Chi Gong (un autre art asiatique du mouvement en conscience dont je parle plus en détail aux chapitres 13 et 14) peuvent solliciter vos muscles, votre dos, vos articulations ou votre cœur de façon inhabituelle : notamment, lorsque vous vous penchez, lorsque vous pivotez ou lorsque vous vous accroupissez. Par conséquent, pour plus de sécurité, pour que votre expérience soit saine et profitable, il convient de préparer le terrain. Je vous incite à prendre très au sérieux le questionnaire suivant.

Si vous répondez « oui » à l'une ou l'autre des questions qui suivent, consultez un médecin avant de commencer un programme d'exercices.

Si vous ne répondez « oui » à aucune des questions qui suivent, mais si vous avez 40 ans ou plus ou si, depuis au moins un an, vous ne faites plus un exercice physique régulier, vous devrez aussi consulter un médecin pour vérifier votre état de santé général et pour faire le point sur un éventuel facteur de risque familial.

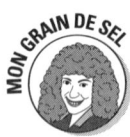

Qu'aucune de ces mises en garde ne vous décourage de faire de l'exercice ! Simplement, il est bon, dans tous les cas, de consulter un médecin au moins une fois par an. Si, à un moment donné de votre programme, votre réponse à l'une de ces questions devient « oui », il faudra en faire part à votre médecin.

- Actuellement, vous abstenez-vous de faire régulièrement de l'exercice ?
- Existe-t-il, chez vous ou dans votre famille, des antécédents de maladies cardio-vasculaires ou de douleurs au niveau de la poitrine, en particulier avant l'âge de 50 ans ?
- Fumez-vous, ou avez-vous été fumeur au cours des deux dernières années ?
- Avez-vous des problèmes d'articulation, tels que douleurs, raideurs ou courbatures, qui s'aggravent lorsque vous faites certains mouvements ?
- Avez-vous une tension élevée, un diabète, un cholestérol élevé ou une glycémie élevée ?
- Prenez-vous un médicament pour un des états qui précèdent, qui puisse avoir un impact sur la manière dont votre organisme réagit à l'exercice physique ?
- Êtes-vous obèse ou en surcharge pondérale ? (Ici, je ne parle pas d'un surpoids de 5 à 10 kg.)
- Quelqu'un vous a-t-il expliqué que vous ne devriez pas faire d'effort physique ?

# Mouvement d'est, mouvement d'ouest

Peut-être connaissez-vous les grandes lignes de ce que vous devez faire pour être en bonne santé, selon les scientifiques et les experts. On entend parler d'ordonnance, de prescription en matière d'exercice physique. Moi, tout cela ne m'a jamais semblé très convaincant. Une prescription, est-ce que ce n'est pas quelque chose comme un sirop pour la toux, avec un goût infect ? Toujours est-il que divers organismes pour la prévention des maladies et la médecine du sport ont élaboré des directives : j'en parle dans les paragraphes qui suivent.

Si la manière occidentale « traditionnelle » de faire de l'exercice n'est pas nécessairement applicable à des disciplines physiques asiatiques comme le Tai Chi, la manière « moins traditionnelle », telle qu'elle est définie en Occident, peut l'être. Et il n'y a pas de mal à constater que le chemin que vous avez choisi correspond aux directives qui suivent.

## À propos de l'aérobic

L'aérobic, c'est une gymnastique qui augmente le rythme cardiaque. Le Tai Chi et le Chi Gong – selon le style et le rythme choisis – peuvent augmenter légèrement votre rythme cardiaque, bien que ce ne soit pas vraiment pas votre objectif.

### La manière traditionnelle

En matière d'exercice physique, le modèle occidental traditionnel est le moyen reconnu pour être en meilleure forme, perdre du poids et accroître son niveau de performance physique. Ici, je ne parle pas de méditation. À propos de la façon dont vous pourrez tirer des bienfaits de cette activité pour votre esprit comme pour votre corps, reportez-vous au chapitre 4.

Le régime traditionnel consiste à pratiquer :

- 3 à 5 jours par semaine
- Entre 20 et 60 mn à chaque fois
- À un pourcentage de votre ryhtme cardiaque maximal compris entre 60 % et 90 % (soit un effort modéré ou assez important), ce qui correspond à une plage de 4 à 9 sur une échelle de 0 (l'inactivité totale) à 10 (l'effort maximal). Pour plus d'information sur votre rythme cardiaque maximal, voir le prochain encadré : « Votre rythme cardiaque : mettez la gomme ! »

## *Une approche différente*

En 1995, les gourous de la forme se sont mis à faire la promotion d'une approche moins formelle de la gymnastique, convenant tout de même à ceux qui veulent rester en bonne santé. Il s'agit d'une méthode plus douce, dans le genre des disciplines asiatiques de la conscience. La différence, c'est que vous optez pour le Tai Chi dans le cadre d'un objectif différent, d'ordre

# Votre rythme cardiaque : mettez la gomme !

Un certain nombre de méthodes d'exercice physique en conscience, entre autres le Tai Chi et le Chi Gong, sont fondées sur les bienfaits que vous pouvez en tirer en restant concentré et en travaillant sur la conscience. De façon générale, ces méthodes sont plus centrées sur le sens de l'effort : ce qui compte, ce n'est pas tant votre rythme cardiaque que ce que vous ressentez.

Cependant, si vous optez pour une forme de Tai Chi ou de Chi Gong plus « aérobique » (ou pour une forme qui peut devenir plus « aérobique »), il peut être profitable de contrôler votre rythme cardiaque, surtout si vous portez un système sans fil qui vous évite de devoir vous arrêter pour poser deux doigts sur votre poignet et compter (ce qui pourrait perturber votre flux énergétique pour de bon). Il se peut aussi que votre médecin vous recommande de mesurer votre pulsation pour mieux pouvoir régler l'intensité de votre effort.

Alors, comment allez-vous savoir quel rythme cardiaque est le bon ? Le moyen le plus simple (même si le chiffre trouvé n'est qu'une estimation grossière) consiste à soustraire votre âge 226 si vous êtes une femme, 220 si vous êtes un homme. Vous obtenez votre fréquence cardiaque maximale. Maintenant, multipliez ce nombre par le pourcentage désiré (que le paragraphe qui suit vous aidera à déterminer) pour obtenir le rythme cardiaque que vous voulez atteindre. Si vous êtes sous contrôle médical, votre médecin pourra vous indiquer le pourcentage optimal.

Un entraînement à faible intensité doit vous permettre d'élever votre rythme cardiaque à moins de 55 à 60 % de votre fréquence maximale. Avec un entraînement à un rythme modéré, vous atteindrez 60 à 75 %, selon votre niveau. Avec un entraînement intensif également, là aussi en fonction de votre niveau (en fait, si vous voulez en tirer un bienfait spirituel, un entraînement intensif n'est pas vraiment recommandé). La plupart du temps, les programmes corps-esprit permettent d'atteindre environ 55 à 70 % de la fréquence cardiaque maximale.

Ainsi, par exemple, pour une femme de 40 ans, la fréquence cardiaque maximale est 186. Si cette femme souhaite s'entraîner à un rythme modéré, c'est-à-dire à environ 70 % de sa fréquence maximale, le résultat sera 0,70 x 186, soit 130. Par conséquent, le rythme cardiaque à atteindre sera pour elle aux alentours de 130, dans la mesure où elle compte sur le rythme cardiaque comme indicateur de son effort.

Sachez qu'avec cette méthode d'estimation, votre marge d'erreur peut atteindre 10 à 15 battements dans un sens ou dans l'autre. Ainsi, choisir un nombre correspondant à votre sensation de l'effort peut être vraiment utile, et c'est peut-être le mieux, pour la plupart des disciplines de type corps-esprit. Pour plus d'informations sur le rythme cardiaque et sur son calcul (afin de vous faciliter la vie), allez à l'adresse www.totalfitnessnetwork.com : vous y trouverez une section entière sur ce sujet, rédigée par l'auteur de ces lignes.

interne. Ce genre de recommandation procède du constat que la plus grande partie de la population des pays occidentaux ne se retrouve pas dans la méthode traditionnelle.

Le chic de cette approche, c'est qu'elle reconnaît le bien-fondé de certaines formes plus douces d'activité physique comme le Tai Chi et le Chi Gong (aux chapitres 13 et 14, vous trouverez plus de détails sur ce qu'est le Chi Gong et sur la façon de le pratiquer).

Selon cette approche moins traditionnelle, vous devez faire de l'exercice :

- Presque tous les jours
- Pendant 30 mn
- Selon un effort léger ou modéré, qui doit vous paraître se situer entre 1 et 6 sur une échelle de 0 à 10, en considérant qu'à 0, vous êtes étendu au sol, et qu'à 10, vous faites le maximum d'effort que vous puissiez faire.

## Que la force soit avec vous

Si vous cherchez à vous fortifier, vous aurez aussi le choix entre une méthode traditionnelle et une méthode moins traditionnelle. Même si ce n'est pas le but recherché, l'approche moins traditionnelle reconnaît le Tai Chi comme un moyen de fortifier les muscles.

### La manière traditionnelle

L'approche occidentale traditionnelle consiste à progresser en force musculaire et en endurance en observant les règles suivantes :

- 2 à 3 jours par semaine d'entraînement
- Faire travailler 8 à 10 groupes musculaires à chaque fois (par exemple le dos, le buste ou les cuisses)
- 8 à 12 répétitions par groupe musculaire (les *répétitions* étant le nombre de fois que vous faites l'exercice avant de vous arrêter)
- 1 à 3 séries de répétitions

L'approche traditionnelle, en résumé, consiste à passer un peu trop de temps dans la chaleur moite d'une salle de gym.

### Une approche différente

En 2000, après une étude approfondie, les gourous de la forme ont découvert que pour être plus en forme, il n'était pas du tout nécessaire d'en faire tant, ni de programmer son activité physique de façon aussi structurée.

On a alors préconisé un programme constitué des règles suivantes :

- ✔ 2 à 3 jours par semaine
- ✔ 8 à 10 groupes musculaires à chaque fois
- ✔ 8 à 10 répétitions par groupe musculaire
- ✔ 1 série (une seule !) de répétitions

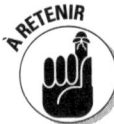

Vous allez vous demander dans quelle mesure cette approche s'applique aux arts martiaux dont il est question dans ce livre. Eh bien, en fait, quand vous pratiquez les formes du Tai Chi, vous sollicitez un certain nombre de groupes musculaires, de façon non intensive. Il s'agit non seulement de vos pieds, de vos avant-jambes, de vos cuisses, de vos hanches et de vos fesses, mais aussi de votre dos, de votre buste et de vos bras.

Même si ce ne sont pas des séries de développé-couché ni de flexions sur les genoux avec des haltères, vous serez peut-être surpris de voir la force que vous pouvez gagner. Là encore, du fait que nous autres Occidentaux ne vivions pas l'existence quotidienne physiquement éprouvante d'antan, les spécialistes nous conseillent généralement d'ajouter un peu de travail musculaire, même à notre programme de Tai Chi, pour pouvoir nous fortifier réellement.

# Ce que la science occidentale dit des arts orientaux du mouvement

Si vous avez le cerveau gauche plus développé que le droit, si vous êtes le genre de personne à douter de tout ce qui ne vous est pas prouvé par a+b, vous allez être déçu : les chercheurs n'ont pas encore procédé à suffisamment d'études scientifiques irréfutables, en double-aveugle contre placebo, statistiquement significatives et contre-expertisées, pour pouvoir aboutir aux magnifiques conclusions que vous et moi aimerions lire – mais auxquelles certains adeptes sont effectivement parvenus.

## Les études à l'étude

Une étude publiée au début de l'année 2000, portant sur le contenu des articles scientifiques déjà publiés, a conclu à « une insuffisance d'études randomisées et contrôlées aux États-Unis ». Les auteurs, des chercheurs de l'université de Stanford qui ont compulsé la plus grande partie des études réalisées depuis 1990 et certaines études antérieures, ont ajouté que les méthodes de type corps-esprit – dont le Tai Chi et le Chi Gong font partie – semblaient être un moyen particulièrement indiqué de compléter les méthodes traditionnelles, mais que ce qui était « le plus clair, [c'était] le besoin de procéder à d'autres études contrôlées ». J'adore cette superbe échappatoire typique des chercheurs : il leur suffit de dire que « de nouvelles études sont nécessaires ».

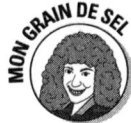

Et maintenant, allez-vous refermer ce livre aussi sec, le ranger sur l'étagère la plus haute et passer à autre chose ? Que non ! Est-ce que vous aviez décidé de vous renseigner sur le Tai Chi ou de le pratiquer uniquement parce que les spécialistes disent que c'est bon pour vous ? J'en doute. Évidemment, si tout le monde était d'accord pour dire que le Tai Chi et les autres gymnastiques chinoises associant l'esprit et le corps sont à elles seules la meilleure manière de devenir fort comme un bœuf, et même de se préparer efficacement à gagner le prochain marathon, ce serait bien, mais faut-il que tout le monde soit d'accord ?

Ne vous méprenez pas sur les scientifiques. Ce ne sont pas des ogres. Nombreux sont les chercheurs qui aimeraient pouvoir s'exclamer en toute certitude « Eurêka ! » Or, en ce qui concerne les méthodes comme le Tai Chi, il est sans doute très difficile de trouver un moyen véritablement scientifique et irréfutable de présenter une étude dans laquelle les sujets ignorent quelle en est la finalité. Et si les sujets sont au courant de l'hypothèse à tester, les résultats risquent d'être biaisés. Il est dans la nature humaine de vouloir faire plaisir, aussi les sujets risquent-ils de se convaincre que quelque chose s'est produit, ou de dire simplement que cela s'est produit pour que les chercheurs soient contents. Ils diront par exemple : « Si je me sens moins stressé à la fin de ce cours ? Eh bien, euh… oui ! Bien sûr ! » Une telle information n'est pas vraiment exploitable.

# À la recherche des indices

Le seul problème, c'est que, faute d'études à 100 % irréfutables, on entend évoquer toutes sortes de vertus curatives – certaines des plus douteuses, d'autres purement anecdotiques mais peut-être pas si improbables – parmi lesquelles il vous faut faire le tri de ce que vous allez croire et de ce que vous allez rejeter.

Une remarque d'ordre scientifique : le gouvernement américain a fini par reconnaître les méthodes alternatives et d'éveil à la conscience. Les National Institutes of Health ont une branche, le National Center for Complementary and Alternative Medicine (voir annexe), dont l'objet est de promouvoir et de financer la recherche dans ce domaine. Alors, qui sait quelles grandes découvertes seront faites d'ici à cinq ou dix ans ?

# Le pouvoir du mental

Vous avez peut-être entendu parler de l'*effet placebo* ? Une substance anodine, sans aucun effet médicinal, sert de moyen de contrôle dans des tests portant sur les effets d'une autre substance ou d'une situation donnée. Ainsi, par exemple, l'effet entre en jeu quand on donne à des patients un comprimé sucré en leur disant que cela leur permettra de mieux dormir. Lorsque le pouvoir du mental l'emporte sur celui du corps, les patients dorment vraiment mieux. Pour les mouvements en conscience, on peut appliquer le même principe : vous vous inscrivez à un cours de Chi Gong parce que vous avez entendu dire que cela permet de soulager les douleurs articulaires, et effectivement, au bout de quelques semaines, vous souffrez moins. Ou bien vous commencez à pratiquer le Tai Chi parce que vous avez lu qu'ainsi, vous pourrez faire baisser votre ten-sion et, au bout de quelques semaines, ça y est, votre tension est descendue !

Et maintenant, la question à 1 million : la possibilité d'un effet placebo est-elle une mauvaise chose ? Eh bien, si vous pratiquez le Tai Chi et que vous vous sentez mieux, que vous êtes en meilleure santé, que vous ne souffrez plus, il n'y aura pour vous aucun mal. Votre mental aura exercé un effet notable sur votre organisme, selon les voies de l'esprit ou simplement par chance. Les disciplines de la méditation et du mouvement en conscience exploitent ce pouvoir. Si vous croyez aux bienfaits spirituels ou à l'énergie curative, ou bien si vous " y " croyez, tout simplement, il se peut bien que vous y trouviez ce que vous désirez y trouver, ou ce dont vous avez besoin.

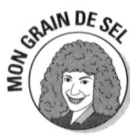

Ainsi, à partir de maintenant, si vous entendez parler de telle ou telle vertu curative ou de tel cas de guérison subite, considérez cette information avec à la fois un esprit ouvert et un esprit d'analyse, sans gober tout ce que l'on vous dit. Ce ne sont pas forcément des sornettes, mais il peut être bon d'aller y voir de plus près.

Dans la section qui suit, je cite quelques vertus supposées du Tai Chi : certaines mentionnées dans des études fiables, d'autres de source moins sûre mais qui valent la peine que l'on s'y intéresse. Quoi qu'il en soit, il y a de quoi enrichir la réflexion, comme dans les anecdotes concernant des maladies qui disparaissent ou des douleurs qui cessent. Qui suis-je pour aller porter la contradiction à mon premier professeur de Tai Chi, qui racontait comment il avait commencé à pratiquer le jour où l'on avait diagnostiqué chez lui une tumeur au cerveau, une quarantaine d'années auparavant ? À l'heure où j'écris ces lignes, il ne présente aucun symptôme de tumeur d'aucune sorte. Ce genre d'histoire aura peut-être pour vous plus de signification que des études de laboratoire au cours desquelles on plante des électrodes dans le corps de quelqu'un.

Il ne s'agit en aucun cas de renier votre médecin ni d'essayer, par exemple, de guérir un cancer du foie par la méditation. Consultez plutôt votre médecin pour savoir dans quelle mesure la pratique du Tai Chi ou d'une autre discipline peut vous convenir. Peut-être qu'en complétant votre traitement médical par une forme non traditionnelle de méditation gestuelle, vous vous sentirez mieux. Vous lirez un peu plus loin dans quels domaines le Tai Chi s'est révélé apporter l'aide la plus appréciable.

Pour une pratique du mouvement comme le Tai Chi, la science n'apportera probablement jamais toutes les réponses. Mais même l'étude la plus parfaite ne vous apportera pas un meilleur équilibre, ne vous détendra pas plus, et ne vous permettra pas de mieux évacuer le stress.

# Afin que les bienfaits se vérifient pour vous aussi

Je vais maintenant passer rapidement en revue la littérature scientifique consacrée à ce sujet. Vous pouvez m'accompagner. Certains bienfaits sont prouvés. D'autres ne le sont pas, mais il est tout de même intéressant de les connaître (voir la section « Ce que la science occidentale dit des arts orientaux du mouvement », précédemment dans ce chapitre). Dans cette section, vous allez avoir un bon aperçu des bienfaits physiques et mentaux du Tai Chi et du Chi Gong.

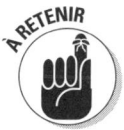

Les informations qui suivent ne constituent pas un compte rendu scientifique rigoureux. Il s'agit plutôt d'un petit tour agréable, au cours duquel je partage avec vous quelques remarques scientifiques.

## Pariez sur les bienfaits

Le Tai Chi et le Chi Gong – deux arts du mouvement en conscience et de la méditation – peuvent vous apporter les meilleurs bienfaits physiques et mentaux. Tout dépend dans quelle mesure, avec quelle intensité, avec quel sérieux et avec quelle régularité vous les intégrez à votre quotidien.

Il existe un point sur lequel vous pouvez me mettre en défaut : peut-être ne pouvez-vous pas vraiment parier sur ces bienfaits dans la mesure où ils ne sont pas tous prouvés par des études scientifiques irréfutables (voir la section « Ce que la science occidentale dit des arts orientaux du mouvement », précédemment dans ce chapitre). Dans certaines des études déjà réalisées, on n'a pas exclu la possibilité d'un biais du côté des sujets ou des chercheurs, et certaines de ces études n'ont pas été *reproduites*, ce qui signifie qu'on n'a pas observé à nouveau les mêmes résultats. (Pour les scientifiques, la reproduction des résultats est fondamentale, c'est ce qui leur permet de conclure que les résultats n'ont pas été obtenus par hasard. En d'autres termes, ils peuvent vérifier la validité d'une conclusion lorsque le même phénomène se produit à nouveau.)

Toujours est-il que, parmi les divers bienfaits du Tai Chi, on peut citer les suivants (pour plus de détails, voir chapitre 20) :

- ✔ Des niveaux de cholestérol plus satisfaisants
- ✔ Une moindre dépression
- ✔ Un moindre risque de maladie cardio-vasculaire
- ✔ Des défenses immunitaires renforcées (on est moins souvent malade)
- ✔ Davantage de force musculaire et de souplesse
- ✔ Moins de douleurs du dos
- ✔ Moins d'asthme

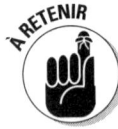

Quelle belle liste de bienfaits éventuels ! N'oubliez pas que ces bénéfices – ou leur intensité – dépendent du type de mouvement que vous choisissez et de la manière dont vous l'accomplissez.

## Question d'équilibre

Le bienfait en termes d'équilibre a été plus facile à étudier que d'autres aspects. Et le Tai Chi permet effectivement de bien développer cette aptitude.

L'équilibre physique que vous pouvez améliorer grâce aux mouvements du Tai Chi et du Chi Gong peut permettre une meilleure *proprioception* de vos nerfs et de vos muscles (il s'agit de la sensation de ses propres muscles dans l'espace). Lorsque les muscles et les nerfs savent mieux comment et quand se contracter et se relâcher, on évite de tomber et de se faire mal. En gardant mieux l'équilibre, non seulement on risque moins de se faire mal quand on fait du sport, mais on risque moins, si l'on est plus âgé, de se fracturer la hanche, surtout en cas d'ostéoporose.

### Gardez l'équilibre

Les fractures causées par les chutes, chez les personnes âgées, coûtent très cher à la Sécurité sociale. Mais, ce qui est plus grave, ces fractures chez les personnes âgées sont d'autant plus catastrophiques qu'elles compromettent parfois leur indépendance. Il est donc vital de conserver des os robustes, capables de résister à un choc çà et là, et c'est parce que vous saurez mieux garder votre équilibre que vous pourrez continuer à vivre chez vous plutôt que de vous retrouver dans une maison de santé.

Dans une étude réalisée en 1997, des personnes âgées devaient rendre compte aux chercheurs de leur état quatre mois après avoir suivi un entraînement de Tai Chi de 15 semaines pour les uns, un simple entraînement à l'équilibre pour d'autres, une formation aux exercices, ou rien du tout. Les sujets ayant suivi l'entraînement au Tai Chi ou l'entraînement à l'équilibre ont déclaré être plus sûrs d'eux-mêmes dans leurs mouvements de tous les jours, mais seuls ceux ayant suivi l'entraînement de Tai Chi ont déclaré avoir constaté un progrès dans leur existence en général et dans leur bien-être.

### Gardez de la force

Parce que le Tai Chi privilégie les mouvements lents et continus, il implique un renforcement progressif de la force abdominale et de l'équilibre sur chaque jambe. Peut-être ne pourrez-vous pas toujours tenir une posture longtemps, mais en la pratiquant, vous progresserez. Les mouvements souples du Tai Chi impliquent un équilibre et une force du torse, peut-être davantage encore que la gymnastique rythmique traditionnelle.

### Remettez-vous de vos blessures

L'équilibre, ce n'est pas seulement éviter de se fracturer le col du fémur. C'est aussi mieux courir, mieux marcher avec un sac à dos, être plus à l'aise sur des sentiers étroits ou pierreux – ces deux dernières activités impliquant des risques de foulure des chevilles, et même des risques de douleur dans les lombaires.

Développez votre sens de l'équilibre et la perception de vos muscles, et une fois la blessure guérie, vous serez plus performant et vous aurez plus confiance en vous-même.

## Évacuez le mauvais stress

Dire « je me sens moins stressé » est une chose, et chacun peut apprécier un tel progrès, mais c'est une autre chose encore que de découvrir les résultats de ce progrès, par exemple une moindre incidence des maladies cardio-vasculaires.

### Soyez moins stressé et moins anxieux

Il a été montré qu'une *exhalaison* (expiration) lente et prolongée renforçait une réaction de l'organisme entraînant une relaxation générale. Quand vous êtes plus détendu, vous pouvez mieux gérer votre stress et vos émotions, et vous pouvez même mieux dormir.

Dans une étude, on a comparé de façon spécifique les mouvements du Tai Chi à la marche. On a constaté que le Tai Chi entraînait des réactions corporelles similaires à celles qu'entraîne une marche d'endurance à un rythme modéré. Ces réactions se traduisaient par une réduction de l'anxiété et par une vigueur accrue. Naturellement, les chercheurs ont fait valoir que les sujets de l'expérience avaient pu être influencés par ce qu'ils avaient entendu dire des merveilleux effets relaxants du Tai Chi. Et alors, est-ce si gênant ?

Dans d'autres études, les sujets ont déclaré se sentir moins déprimés, être moins anxieux, avoir l'esprit moins embrouillé et être moins tendus, sans compter une meilleure humeur en général.

Une autre étude réalisée en Corée en 1996 a montré qu'un entraînement au Chi Gong réduisait l'incidence dans le sang de certaines hormones engendrées par le stress. Le Chi Gong serait donc un bon moyen de lutter contre le stress.

### Réduisez votre risque de maladie cardio-vasculaire

Quand on évite d'être submergé par le stress et l'anxiété, on se sent mieux dans son quotidien. Cependant, en évitant le stress et l'anxiété, on peut aussi faire baisser sa tension, son taux de mauvais cholestérol et d'autres facteurs de risque de maladie cardio-vasculaire.

Récemment, dans une revue scientifique, il était question des conclusions tirées des études existantes sur les techniques de méditation et de relaxation (il ne s'agissait pas spécifiquement des exercices corps-esprit), selon lesquelles ces techniques permettraient effectivement de réduire les risques de maladie des coronaires. Herbert Benson, professeur de médecine à Harvard à qui l'on doit le terme de « réponse de relaxation », dit que des changements comme la baisse de tension artérielle peuvent être observés grâce à des exercices comme ceux du Tai Chi. D'après un autre article, également consacré à la respiration relaxante, l'incidence des attaques cardiaques secondaires chez les patients atteints d'une maladie cardio-vasculaire, au bout de cinq années de traitement, serait moindre.

En raison de son caractère lent et calme, la pratique du Tai Chi a aussi été intégrée avec succès à des programmes de rémission de troubles cardio-vasculaires.

## Gérez vos affections chroniques

La notion d'*affection chronique* recouvre toutes sortes de pathologies, comme par exemple le diabète, l'hypertension, l'arthrite, la fibromyalgie (une maladie des muscles qui provoque des douleurs persistantes) et les simples douleurs chroniques.

## *Luttez contre l'excès de cholestérol ou de tension*

Dans un certain nombre d'études, on a comparé les résultats observés sur trois groupes de sujets : le premier groupe était composé de sujets pratiquant la marche méditative du Chi Gong, le deuxième de personnes pratiquant une marche régulière et le troisième, d'individus qui ne faisaient rien. C'est chez les sujets pratiquant le Chi Gong de la marche, une activité si lente qu'elle ne fait pas réellement monter votre rythme cardiaque au même niveau que n'importe quel type de gymnastique traditionnelle, que le rythme cardiaque au repos était finalement ralenti. Un rythme cardiaque au repos plus lent, cela signifie, en principe, un cœur plus fort, et un cœur plus fort, cela signifie moins de problèmes de cholestérol et de tension.

## *Luttez contre l'asthme et contre les troubles respiratoires*

Bénéficiez des effets positifs d'une bonne respiration. En pratiquant une respiration pleine et profonde, vous stimulerez vos poumons et vous pourrez accroître le volume d'air que vous êtes capable d'inspirer et d'expirer. Si vous pouvez inspirer et expirer un plus grand volume d'air, vous pourrez réduire les effets de l'asthme et d'autres affections respiratoires.

## *Soulagez-vous de l'arthrite et d'autres douleurs chroniques*

Les personnes atteintes d'arthrite ou d'autres types de douleurs articulaires savent que tout mouvement peut les faire souffrir, elles ont donc tendance à bouger le moins possible. Or, limiter le mouvement entraîne un affaiblissement des muscles et des tendons qui soutiennent les articulations.

Depuis un certain temps, des études ont montré que les personnes atteintes d'arthrite ou d'autres douleurs chroniques pouvaient, grâce à des mouvements simples en douceur, éprouver un net soulagement et mieux vivre leur quotidien. Pour les mouvements en douceur permettant de stimuler les articulations et de soulager ces douleurs, on a recouru au Tai Chi et au Chi Gong. C'est ce même type de mouvement qui permet d'apaiser la douleur. Je parle ici des douleurs chroniques, qui peuvent rendre les médecins perplexes lorsqu'ils ne parviennent pas à en déterminer l'origine. Ce genre de douleur est parfois diffuse, et il n'est pas possible de la localiser avec précision. Pourtant, avec le temps, un certain nombre d'études ont montré que des mouvements en douceur et de faible intensité permettaient de soulager ce type de douleur.

Des centaines d'études ont été réalisées en Chine. Dans l'une de ces études, deux groupes de patients souffrant de douleurs ont suivi des cours de Chi Gong. Un des deux groupes a étudié avec un *maître*, une personne capable de « déplacer l'énergie » et de guérir les autres par sa propre énergie. L'autre groupe a été dirigé par un *faux maître*, une personne qui savait faire les mouvements mais qui n'était pas censée savoir guérir. On a observé une réduction de la douleur dans les deux groupes, encore que les chercheurs aient pensé pouvoir expliquer le phénomène par le fait que les participants aient cru à l'efficacité des exercices. Pourtant, dans le groupe confié au vrai maître, les symptômes de douleur ont diminué deux fois plus !

# À fond la forme !

En fait, le Tai Chi, ce n'est peut-être pas simplement un moyen d'éviter les fractures du col du fémur et l'excès de tension artérielle. Le Tai Chi, c'est peut-être aussi le moyen pour vous de vous maintenir en forme : de rééquilibrer votre système musculaire, de le renforcer, de le rendre plus flexible, d'accroître la capacité de votre cœur et celle de vos poumons. Peut-être aimeriez-vous courir un marathon jusqu'au bout, ou mieux grimper des côtes à vélo. Même les mouvements en douceur du Tai Chi peuvent vous y aider.

Peut-être le Tai Chi vous permettrait-il de gagner en force et en souplesse, et ainsi, vous pourriez vous asseoir et vous relever avec plus de facilité, ou monter et descendre les escaliers plus facilement.

## Maîtrisez votre force musculaire et votre souplesse

Chez un individu jeune ou âgé qui ne serait pas du tout en forme, les mouvements en douceur du Tai Chi permettraient un renforcement et un assouplissement des muscles. Naturellement, si vous exécutez vos formes un peu plus vite, si vous vous accroupissez plus lentement ou si vous levez plus haut la jambe, vous pouvez progresser davantage encore en force et en flexibilité, peut-être autant qu'avec une gymnastique plus traditionnelle. Certaines études réalisées dans les pays d'Asie ont montré que la pratique du Tai Chi permettait de gagner en flexibilité et en force.

Même si la science n'a pas entièrement démontré cela, je vous suggère d'essayer le Tai Chi et de voir comment vous vous sentez. Je parie que vous serez surpris de voir ce qu'une activité physique apparemment si modérée peut vous apporter.

Et puis, pour la souplesse, il y a aussi les étirements : une chose que la plupart des gens négligent et ont tendance à trouver fastidieuse. Le côté statique des différentes positions d'étirement peut vous donner des fourmis dans les jambes. Au contraire, avec le Tai Chi, vous pouvez vous assouplir en faisant des étirements de façon plus dynamique.

## Développez votre endurance physique

Vous pensez que ces mouvements lents ne vous donneront pas la « pêche » que vous aimeriez avoir ? Pas si vite ! Même des mouvements lents, mais pratiqués de façon régulière, selon un programme et une progression appropriés, peuvent vous permettre de progresser de façon modérée en endurance et vous apporter environ les deux tiers des bienfaits des programmes de footing ou de gymnastique traditionnelle en groupe. Pour une activité aussi simple que le Tai Chi, ce n'est pas rien.

# Chapitre 3

# De bonnes bases pour votre équilibre corps-esprit

*Dans ce chapitre :*

▶ Découvrez l'importance de la respiration pour les arts martiaux de la conscience

▶ Relâchez vos muscles pour qu'ils agissent mieux

▶ Apprenez à ressentir les contraires, et comprenez comment ils travaillent pour vous

▶ Alignez votre corps pour que l'énergie puisse circuler

*L*e Tai Chi apporte des bienfaits au niveau de l'esprit comme au niveau du corps. Ainsi, si vous êtes novice en matière de mouvement corps-esprit – si vous n'avez jamais pratiqué le yoga ni quoi que ce soit de ce genre –, il sera peut-être bon pour vous d'assimiler quelques éléments de base avant de poursuivre. Il s'agit de notions qu'il importe de connaître, pour pouvoir aborder le Tai Chi sur de meilleures bases.

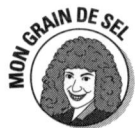

Pratiquer le Tai Chi, c'est comme construire une maison. Il faut d'abord bâtir les fondations : c'est l'objet de ce chapitre. Ensuite, vous pourrez commencer à mettre en place la structure : le fondement des principes et de la pratique du Tai Chi (voir chapitres 7 et 8). Ensuite, et ensuite seulement, vous pourrez, sans problème et sans risque, ajouter la toiture et les murs : c'est-à-dire, ici, les mouvements et les formes (voir chapitres 9 à 11).

De même que vous pouvez décorer votre maison, vous pourrez approfondir votre pratique et vous immerger véritablement dans les formes de pratique plus avancées – et dans la philosophie, dont le chapitre 6 constitue une introduction. Mais, pour ajouter la décoration, il faut d'abord avoir construit la maison du Tai Chi (de la même manière qu'on ne commence pas par mettre des fleurs sur les rebords des fenêtres, ni des rideaux aux fenêtres, avant que la maison ne soit devenue habitable).

Peut-être aurez-vous l'occasion d'entendre d'autres connaisseurs formuler des théories et des concepts différents, dans le domaine de l'association corps-esprit. Tant mieux ! Je n'irai pas prétendre que les principes et fondements présentés dans ce livre sont les seuls qui puissent exister ; ni que la méthode présentée ici dans ce livre constitue le seul moyen de mettre en pratique ces principes et ces règles fondamentales. Il existe mille manières de découper un gâteau (mille ? d'accord, j'exagère un peu). Choisissez donc ma méthode, et aimez-la. Et encore une fois, rien ne vous empêche d'en aimer une autre !

Pour commencer, pourquoi ne pas étudier les premiers fondements (comme on construit une maison : voir les paragraphes qui précèdent) ? Je les classe en cinq domaines :

- **La respiration** : pleine, profonde, consciente et fondée.
- **La relaxation** : sans retenue et sans stress, pour gagner encore en puissance.
- **La rectitude** : dans la détente, mais sans mollesse, bien enraciné au sol, tout en sentant comme une suspension depuis le dessus.
- **La visualisation** : en y concentrant votre esprit, avec le contrôle.
- **L'énergie** : soyez connecté à votre propre énergie, à l'énergie des autres et à l'énergie de la terre.

Vous voulez en savoir plus ? Poursuivez votre lecture : dans la section qui suit, j'approfondis un peu dans chacun de ces domaines.

## Respirez pleinement et avec aise

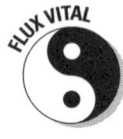

La respiration, c'est la vie. La respiration, c'est l'énergie. On peut survivre plusieurs semaines sans nourriture, plusieurs jours sans eau, mais seulement quelques minutes sans inspirer ni expirer de l'air. La respiration, c'est non seulement ce qui vous maintient en vie, mais aussi ce qui vous apporte plus d'énergie et plus de calme pour affronter les événements. Voilà pourquoi la respiration est si vitale.

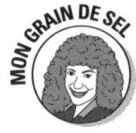

Manny raconte l'histoire suivante : comme il lui arrivait d'essayer d'écrire des chansons, il avait demandé un ou deux tuyaux à un ami à lui, qui était auteur-compositeur et interprète. Celui-ci lui avait répondu : « Tout est dans l'air. » Eh bien, je peux vous donner le même conseil – aussi basique soit-il – pour une bonne pratique du Tai Chi.

Le problème, c'est que la plupart des gens ne font pas attention à leur respiration. Quoi ? Faire attention à ma respiration ? Respirer, ce n'est pas comme conduire une voiture, où il faut penser à poser son pied sur la pédale de frein pour s'arrêter : c'est ce que vous pensez aussi, non ?

La respiration, elle se fait toute seule. Mais une bonne respiration, saine et appropriée, se fait-elle toute seule ? La plupart du temps, la réponse est non. Pour la plupart d'entre nous, la respiration involontaire et inconsciente qui est la nôtre est superficielle, faible, et pas toujours adaptée, si ce n'est que notre organisme réclame davantage d'air pour survivre. Or, la respiration consciente, celle qui est ici nécessaire, est une respiration conditionnée par des mouvements particuliers ou par des moments particuliers, et elle est plus profonde et plus dynamisante. Si vous voulez en savoir davantage, poursuivez votre lecture.

## Laissez l'air entrer et sortir

La première phase de la respiration est un processus simple consistant à laisser l'air entrer et sortir de votre organisme, pour votre activité, pour votre sécurité et pour votre confort.

Si vous avez déjà suivi au moins une fois un cours collectif de gymnastique, vous vous rappelez sans doute que le moniteur disait souvent : « Inspirez ! » Peut-être qu'ayant si souvent entendu cela, vous avez coupé le volume.

Il est temps pour vous, non seulement de remettre le volume, mais aussi de vous approprier cette injonction. D'une respiration simple, concentrée et bien synchronisée peut dépendre la réussite d'un certain nombre de mouvements, pour ne pas parler de votre vie quotidienne.

## Exploitez à fond votre énergie et votre calme

La phase suivante, c'est la *respiration consciente* : il s'agit de vous servir de votre respiration pour gérer et diriger efficacement l'énergie dans votre organisme. Il faut, pour cela, une respiration pleine et profonde, et non pas un petit souffle étriqué.

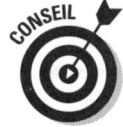

Une *inspiration* profonde descend jusqu'à votre abdomen et vous gonfle un peu le ventre, sans que votre poitrine ni vos épaules ne se soulèvent beaucoup. Peut-être que, comme bien des gens, vous respirez en soulevant la poitrine et les côtes et en les immobilisant ensuite, sans que votre respiration ne descende vers le ventre. Essayez d'inspirer de telle sorte que votre ventre se gonfle.

Une respiration attentive, voilà un moyen remarquablement efficace de vous clarifier et de vous détendre l'esprit. Dès que vous vous sentez un peu stressé ou tendu, soyez à l'écoute de vous-même. Je vous fiche mon billet que vous vous rendrez compte que vous avez tendance à retenir votre respiration, ou à respirer très petit et très haut dans votre poitrine.

Parfaitement ! En ce qui me concerne, avec l'expérience, la respiration consciente est devenue une partie consciente de mon existence. Et je me sens si bien !

## Pratiquez comme il faut

Il s'agit aussi de connaître la bonne manière de respirer. Avec le Tai Chi, les choses sont vraiment simples, par rapport à d'autres méthodes corps-esprit avec lesquelles vous devez respirer selon différents rythmes ou vous servir tantôt de votre nez, tantôt de votre bouche. Je traite des principes spécifiques au Tai Chi au chapitre 7.

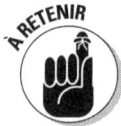

Pour l'heure, retenez qu'une respiration coordonnée avec le mouvement vous aide à faire ce mouvement – même s'il s'agit simplement de vous lever de votre siège ! En général, vous devez *expirer* en même temps que vous utilisez votre énergie, par exemple quand vous poussez votre main devant vous, et *inspirer* quand vous vous relâchez, par exemple quand vous ramenez votre main vers vous. Remarquez le contraste avec la façon dont on a tendance à considérer la respiration dans la vie quotidienne : on croit souvent qu'une bonne expiration détend, mais c'est généralement quand on ne fait rien du tout.

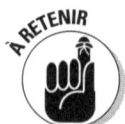

Les trois principales règles de la respiration peuvent s'énoncer de façon très simple :

- ✔ Respirez consciemment.
- ✔ Respirez pleinement.
- ✔ Respirez dans le mouvement.

## Détendez vos muscles

Dans tout ce que vous faites, votre force ne provient pas d'un effort musculaire intense mais de la détente des muscles. Lorsque vous vous tenez bien droit et que votre organisme est bien détendu, vous pouvez solliciter une force considérable sans beaucoup d'effort. Qu'il s'agisse de danser, d'enfoncer un clou ou de pratiquer le Tai Chi, les débutants ont presque toujours tendance à faire trop d'efforts pour y parvenir très vite. Vous aussi, vous êtes passé par là ? Eh oui, j'en étais sûre. Moi aussi.

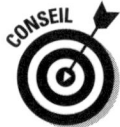

Comme c'est curieux : c'est en vous détendant et en faisant appel à la force intérieure de votre corps que vous réussirez le plus rapidement.

Je ne parle pas ici de la relaxation qui consiste à s'allonger sur le sol. Voici deux manières de solliciter vos muscles, et je parle de l'une de ces deux manières de le faire (en l'occurrence, la *deuxième*).

- ✔ **La crispation** : il s'agit de la sollicitation des muscles pendant laquelle on a tendance à serrer les dents, à bloquer la mâchoire ou à serrer les doigts. Sans parler de tous les muscles de la région qui se serreront inutilement. Cela engendre de la tension et généralement le blocage de la respiration consciente (voir la section « Respirez pleinement et avec aise », précédemment dans ce chapitre).

- ✔ **La contraction** : il s'agit d'utiliser un muscle particulier pour un mouvement, sans que les muscles non nécessaires pour ce mouvement interviennent – notamment, cette foutue mâchoire. Cette méthode permet généralement de se détendre et de respirer pleinement et profondément de façon continue pour bien accomplir le mouvement en question.

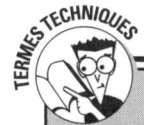

# L'attraction des contraires : le yin et le yang

Dans la vie, tout fonctionne par opposition : le sel et le poivre, le noir et le blanc, le chaud et le froid, le dur et le doux, l'amour et la haine, la lumière et l'obscurité. La loi des contraires s'applique aussi aux mouvements en conscience : vers l'avant et vers l'arrière, *pleinement* (avec un poids) et *à vide* (sans poids), fortement et faiblement, en allant chercher et en ramenant.

Ces mouvements contraires sont aussi complémentaires, et ils sont l'illustration de la philosophie chinoise antique du yin et du yang, les deux symboles fondamentaux des contraires (voir figure ci-contre). Le *yin* correspond plutôt à la douceur et à la réceptivité, à l'énergie plutôt émotionnelle, et souvent aux mouvements plus vers le bas (la terre). Le *yang* correspond plutôt à la dureté et à la créativité, à l'énergie plutôt musculaire, et aux mouvements plus en hauteur (le ciel).

En fait, aucun mouvement n'est purement *yin* ni purement *yang* : une partie de chaque mouvement manifeste le yang, et une autre le yin. On passe sans arrêt de l'un à l'autre.

Dans la philosophie chinoise, le yin représente le côté féminin de l'univers, tandis que le yang

représente le côté masculin. Le Tai Chi tente de trouver un équilibre entre le yin et le yang du mouvement, de créer une sorte de danse fluctuante et rythmée entre l'un et l'autre. Il peut être bénéfique d'appliquer aussi cette philosophie dans votre vie quotidienne. Le symbole du yin et du yang, sur cette figure, est parfaitement symétrique. Il ne comporte aucun angle, aucun point où l'énergie serait stoppée ou accumulée, et aucune des deux parties n'est mieux ni plus grande que l'autre. Le yin et le yang évoluent ensemble et s'acceptent mutuellement, car l'un et l'autre sont nécessaires à tout ce qui est vivant.

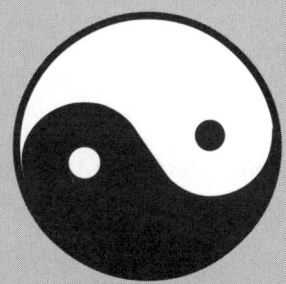

Faites l'expérience avec moi, ne serait-ce qu'un petit moment, pour voir ce qui se passe :

**1. Levez un bras devant vous, devant votre épaule.**

**2. Maintenant, serrez le muscle de l'épaule.**

Votre poing est-il serré, et votre biceps est-il contracté ? Gardez la position. Vous devez contracter votre *épaule*, pas le reste du bras. Maintenant, essayez à nouveau : gardez l'épaule contractée tout en relâchant votre biceps, votre avant-bras et vos doigts (n'oubliez pas de relâcher aussi la mâchoire). Ça fait une différence, non ? Et je pense que maintenant, vous continuez aussi à respirer.

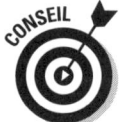

Savez-vous faire la planche ? Si vous vous opposez à l'eau en la frappant et en éclaboussant, vous ne pourrez pas flotter. Au contraire, si vous vous détendez et si vous respirez, vous flotterez sans effort – même si une certaine contraction musculaire est à l'œuvre. Pour de meilleures bases dans votre quête de l'équilibre corps-esprit, ce qu'il vous faut, c'est tout simplement flotter sans effort, en ne sollicitant que les muscles nécessaires.

# Alignez et enracinez votre corps

L'alignement et la posture, ce n'est pas une question de jambes. Il s'agit de votre centre, de la partie inférieure de votre torse (vous pensez peut-être aux « abdos », mais un bon alignement bien centré part de plus profond que vos muscles abdominaux, qui sont superficiels).

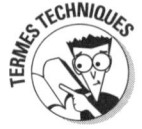

Votre *centre énergétique* physique est votre centre de gravité. Il s'agit d'une région située du côté du nombril. Avec un centre solide, vous pouvez accomplir un alignement bien enraciné, sans rupture de la tête à la pointe des pieds (attention, je ne parle pas d'avoir des « tablettes de chocolat » : là encore, ce serait trop superficiel).

Si vous vous efforcez de marcher, de tenir en équilibre, de vous lever de votre siège, d'entrer dans une pièce ou de faire n'importe quel sport ou n'importe quel mouvement de tous les jours sans y impliquer votre centre énergétique, vous ne pouvez pas bouger en souplesse, avec puissance et contrôle. Quoi que vous fassiez, il faut que vous imaginiez que votre mouvement procède de votre centre énergétique, et non pas du bras ou de la jambe qui fait ce mouvement.

Votre centre énergétique ne peut pas être solide si vous vous y accrochez, pour ainsi dire. Je traite des fondements des postures au chapitre 8, une bonne référence pour en savoir davantage sur le Tai Chi. Au chapitre 13, vous trouverez un bref exposé sur les points énergétiques du corps et sur la manière dont ils sont en relation avec votre centre.

En attendant, pensez que vous êtes fort « au centre ».

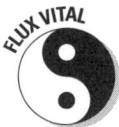

Les danseurs, comme d'autres artistes du mouvement, utilisent la force du centre de leur corps et l'alignement du corps. C'est ainsi qu'ils peuvent accomplir des exploits sensationnels, par exemple bondir sur la scène comme s'ils étaient accrochés à un fil, ou même se tenir en équilibre sur… un fil ! Pour parler de façon imagée, votre centre est la fontaine d'où provient toute l'énergie de votre corps, et selon les théories qui fondent certaines disciplines corps-esprit, il importe de faire travailler ce centre et de le masser pour se libérer de toute douleur, se remplir d'énergie positive, accomplir un mouvement comme il faut ou trouver le vrai sens de la vie.

# Visualisez et utilisez votre esprit

Sans l'esprit, pas de pratique corps-esprit. Vous êtes d'accord ? Affaire réglée. Contente de voir que nous sommes d'accord, vous et moi, avec tous les théoriciens chinois des arts martiaux internes.

Utiliser votre esprit, cela veut dire l'utiliser vraiment : pas seulement pour imaginer ce que vous allez faire, mais pour visualiser *de l'intérieur*, en quelque sorte, ce que vous allez faire. Pour commencer n'importe quel mouvement, au Tai Chi, il faut d'abord le *visualiser*. En d'autres termes, il faut d'abord que vous pensiez le mouvement. Vous devez vous voir en train de le réaliser ; imaginer l'énergie circulant vers tous les points appropriés ; savoir que vous êtes détendu. Et vous pouvez même visualiser l'air que vous inspirez : vous pouvez le voir entrer, circuler dans votre corps et en sortir.

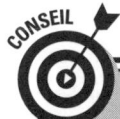

## Regarder sans voir, ou voir sans regarder ?

Quand vous commencez à faire des mouvements en conscience, avec le Tai Chi ou le Chi Gong, vous ne savez pas toujours très bien où porter votre regard. Votre regard risque de se promener, si je puis dire, pour s'attarder sur la poussière que vous devriez essuyer sur une étagère, sur une coque de pistache malencontreusement restée sur le sol, ou sur le voisin qui arrose ses plantes.

Un regard qui se promène, c'est une distraction qui vous empêche d'appliquer pleinement les principes du Tai Chi. Il faut voir sans vraiment voir. Le truc, le voici : ayez un regard vague, un regard absent. Il s'agit de regarder à l'intérieur de vous-même et de vous concentrer sur votre respiration et sur votre relaxation. Laissez vos yeux suivre vos doigts de pied, mais sans les regarder vraiment. Vos yeux bougent simplement dans la même direction. Vous pouvez aussi essayer de faire certains mouvements les yeux fermés, mais entraînez-vous à les laisser ouverts ou à moitié ouverts.

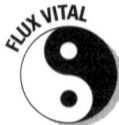

Dans ce chapitre, un certain nombre de concepts ont trait à la visualisation. Il ne s'agit pas seulement de la relaxation, de la respiration et de l'alignement du corps, il s'agit aussi de *voir*. Et il ne s'agit pas non plus de faire une chose mécaniquement comme on vous dit de la faire. Il s'agit de la *ressentir*.

Dans la pratique du *Hsing-Yi*, qu'on appelle aussi la « boxe de la forme et de l'esprit », l'esprit constitue l'intention et le corps suit. De par leurs aspects mentaux, les arts martiaux internes comme le Tai Chi sont davantage qu'un simple moyen de se servir de son corps. Ils sont le vecteur d'une découverte et d'une élévation de votre personnalité.

Jim Lau, un maître réputé d'un art martial appelé le *Wing-Chun*, a dit : « Je peux vous vaincre physiquement avec ou sans raison. Mais je ne peux vaincre votre esprit qu'avec une raison. »

Servez-vous de votre esprit, et le corps suivra.

# L'énergie, c'est vital

Vous tournez le robinet pour arroser votre jardin, et vous n'obtenez qu'un petit giclement de rien du tout : qui d'entre nous n'a jamais connu cela ? Vous parcourez alors le trajet du tuyau pour trouver l'endroit où il est plié ou tordu. Un corps qui n'est pas aligné et détendu, qui ne respire pas et ne visualise pas, est comme un tuyau d'arrosage tordu ou plié : l'énergie ne peut pas circuler efficacement et en souplesse à travers lui. Ce corps ne peut pas davantage capter ni exploiter l'énergie qui l'entoure, l'énergie de la terre et des arbres.

Les mouvements corps-esprit supposent une bonne circulation de l'énergie. D'ailleurs, même les autres types de mouvement supposent une force provenant d'une source d'énergie bien canalisée !

Si cette histoire d'énergie vous semble ésotérique, vous pouvez consulter le chapitre 13 pour plus de détails sur l'énergie et sur ses points d'accès.

Dans les arts corps-esprit, on parle de l'énergie de diverses manières, depuis la notion simple d'énergie et de *chi* (un terme qu'on peut traduire approximativement par « énergie vitale », pour les formes chinoises) jusqu'à la puissance, l'énergie intrinsèque, la force vitale, le souffle de vie, etc. Moi, je parle d'énergie ou de *chi* (prononcer « tchi »). Remarquez que chi s'écrit aussi *qi*, comme *Chi Gong* peut s'écrire aussi *Qi Gong* (un autre art du mouvement corps-esprit que je vous présente aux chapitres 13 et 14). Ces deux orthographes sont acceptables, même si certains adeptes préfèrent nettement l'une ou l'autre (certains écrivent aussi *Chi Kung*). Mais que cela ne vous trouble pas : qu'on dise « tchi » ou « qi », il s'agit bien de la même chose.

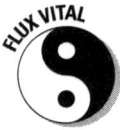

Toutes ces manières de parler de l'énergie reviennent au même, que les expressions soient claires ou ésotériques : l'idée est toujours que chacun est né sur cette Terre avec une force vitale, une énergie qui vient du centre du corps. Beaucoup de gens bloquent cette énergie pour des raisons d'ordre physique ou culturel.

Sentir cette énergie circuler peut être une expérience émotionnelle marquante, curative même, et peut-être même déstabilisante (au chapitre 14, je vous guide pour trouver plusieurs moyens de sentir votre énergie). Mais cultiver un flux de *chi* sans retenue et sans obstacle est l'objectif de tout mouvement corps-esprit, et plus particulièrement du Tai Chi et du Chi Gong. Faute d'un véritable flux interne de *chi*, ces formes ne sont plus des mouvements corps-*esprit*, mais simplement des mouvements du *corps*. Maintenant, si vous voulez vous contenter d'un petit exercice physique en douceur, oubliez cette histoire de *chi*. Au contraire, si vous voulez davantage de bienfaits à long terme, pensez-y, et travaillez à rester connecté à la terre, à vous-même, aux autres, aux cieux et à la sensation de votre propre flux énergétique. Et pour cela, il est indispensable de mettre en application tout ce qui est dit dans ce chapitre.

Dans ce livre, je ne me plonge pas dans de profondes considérations philosophiques sur le *chi* ni sur les chemins par lesquels l'énergie circule dans votre corps (voir chapitre 3). Pour plus d'informations, référez-vous à l'annexe.

À ce stade, vous disposez des bases nécessaires pour commencer à pratiquer le Tai-Chi, et pour poursuivre votre découverte de ses principes.

# Chapitre 4

# Semez les graines du Tai Chi en toute conscience

**Dans ce chapitre :**

▶ Passez en revue les variables qui rendront votre pratique du Tai Chi plus profitable

▶ Concentrez-vous sur votre esprit

▶ Respirez à bon escient

▶ Intensifiez votre pratique – ou ne l'intensifiez pas

A u chapitre 3, je vous montre comment disposer des fondations solides pour construire votre maison du Tai Chi. Les notions dont je vous parle – de la respiration au flux d'énergie – sont fondamentales pour toute discipline corps-esprit, pas seulement pour le Tai Chi et les autres arts martiaux internes.

Dans le présent chapitre, je vous parle de trois éléments susceptibles de vous permettre de réaliser pleinement les bienfaits physiques et spirituels du Tai Chi (en réalité, tout cela est valable pour n'importe quelle discipline corps-esprit). Si vous ne disposez pas des bonnes bases et si vous ne mettez pas ces trois éléments en application dans votre pratique du Tai Chi, celle-ci se réduira à une simple danse. Certes, une danse, c'est joli à regarder, mais quel dommage de se priver de la profondeur et du souffle qui donnent au Tai Chi sa beauté intérieure – et grâce auxquels vous pourriez connaître la beauté intérieure qui peut enrichir votre vie quotidienne !

## Prenez conscience des éléments fondamentaux

En jetant un coup d'œil aux études consacrées aux disciplines corps-esprit, vous pouvez remarquer qu'un certain nombre de variables apparaissent comme fondamentales pour la conscience dans le mouvement (pour plus de détails sur les études consacrées aux disciplines corps-esprit, voir chapitre 2). Mais si vous triez les variables pour éliminer celles qui sont un peu n'importe quoi, ou dont la présence ne se justifie pas par un raisonnement très rigoureux, vous pourrez remarquer que les éléments suivants restent essentiels :

- ✔ Faire les choses en conscience
- ✔ Travailler la respiration
- ✔ Utiliser ses muscles

Si vous appliquez ces trois éléments à votre pratique du Tai Chi, votre corps *et* votre esprit en profiteront l'un et l'autre. Ces trois éléments sont fondamentaux, comme le montrent les chercheurs. Cependant, en approfondissant, vous pourrez, bien entendu, en découvrir davantage encore.

## Esprit, es-tu là ?

Je parle beaucoup de l'utilisation de l'esprit en même temps que celle du corps. Vous avez deux manières possibles de pratiquer le Tai Chi – de même que le yoga et les autres disciplines associant l'esprit au mouvement :

- ✔ **Physiquement** : fondamentalement, vous pouvez faire tous les mouvements et toutes les formes possibles, et ce sera pour vous une bonne gymnastique, une bonne séance d'étirement, ou une façon agréable de faire de l'exercice.
- ✔ **Physiquement *et* mentalement** : vous utilisez votre corps, mais aussi votre esprit, en méditant et en vous concentrant sur l'intérieur de vous-même dans chaque mouvement et dans chaque forme.

Pour pouvoir tirer de vos séances de Tai Chi des bienfaits allant bien au-delà de ceux que procure un simple entraînement physique, il vous faut pratiquer cette discipline de façon méditative, en concentrant votre attention sur l'intérieur.

## Donnez une forme à votre respiration

Respirez, respirez… Peut-être commencez-vous à vous lasser de m'entendre parler de respiration ! Pourtant, je vais continuer, car les bienfaits d'une pratique corps-esprit impliquent une respiration pleine et profonde.

Gardez à l'esprit les points suivants :

- ✔ **Vous devez respirer uniquement au moment nécessaire**. L'inspiration est demandée par votre organisme, qui a besoin d'absorber de l'oxygène pour survivre, sans aucun effort conscient de votre part, dans le cadre des mouvements par exemple.
- ✔ **Vous devez expirer et inspirer pleinement pendant que vous faites les mouvements**. Quand vous réalisez les formes, la respiration a autant d'importance que les mouvements eux-mêmes. C'est pourquoi les professeurs, comme les livres, vous disent de respirer, surtout à certains moments particuliers des formes.

Autre chose : la respiration du Tai Chi doit venir du *Dan Tien* (une zone au niveau du ventre, proche de ce que l'on appelle aussi, dans d'autres disciplines du mouvement, votre « centre »). Pour en savoir davantage sur le Dan Tien, voir chapitre 13. Tout mouvement procède de la respiration, qui, elle-même, procède du Dan Tien.

# Musclez-vous jusque dans les mouvements

La méditation est une activité saine qui peut constituer un aspect vital de votre pratique du Tai Chi. Toutefois, si vous vous contentez de vous asseoir pour méditer – et il est certain que cela ne peut vous faire que du bien – un certain aspect du Tai Chi vous fera défaut : le mouvement. Méditez donc avec des mouvements, qui solliciteront un tant soit peu vos muscles et intensifieront quelque peu votre méditation, ne serait-ce qu'à faible niveau : ainsi, ce sera plus profitable pour vous. Vous pouvez vous limiter à des mouvements de faible amplitude, qui n'impliqueront pas d'efforts importants : il ne s'agit pas de pousser ou de sauter dans tous les sens, mais simplement d'utiliser un petit peu vos muscles, d'une manière ou d'une autre.

## Pour un programme d'activité équilibré

Je ne veux pas dire que la méditation est une mauvaise idée et que vous devriez vous abstenir de la pratiquer. Absolument pas ! Dans un certain nombre d'activités physiques, la méditation peut vous apporter beaucoup. Cependant, des études indiquent que quelques mouvements peuvent vous permettre d'atteindre plus vite votre objectif : tout dépend, bien entendu, de la nature de l'objectif que vous vous fixez.

Dans certains mouvements du Chi Gong – y compris un ou deux mouvements que je présente au chapitre 14 –, on sollicite les muscles de façon si limitée qu'ils sont utilisés au mieux dans le cadre d'une pratique globale.

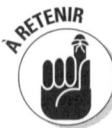

Vous n'avez pas besoin de beaucoup bouger chaque jour. Une pratique globale, c'est une façon de vivre. Envisagez votre façon de pratiquer le Tai Chi comme un programme qui doit être équilibré. Un jour, vous vous contenterez peut-être de méditer, tandis que le lendemain, vous ferez quelques légers mouvements, et le jour suivant, vous ferez des mouvements plus rapides. À la fin de la semaine, ou à la fin du mois, si vous vous êtes imposé un programme équilibré, vous serez « au top » !

## Intensifier ou non

Ensuite, la question se pose de savoir avec quelle intensité vous allez faire vos exercices. Au chapitre 2, j'explique la façon traditionnelle et la façon non traditionnelle d'envisager l'exercice physique, ainsi que la manière dont ceci s'applique au Tai Chi et aux autres disciplines corps-esprit. Si vous avez l'habitude de vous adonner à une activité physique traditionnelle, par exemple la marche ou la gymnastique, vous savez quels en sont les bienfaits en termes de santé ou de perte de poids. Par ailleurs, une activité physique traditionnelle peut toujours constituer un complément bienvenu à une discipline corps-esprit comme le Tai Chi. Vous pouvez en tirer des bienfaits accrus : prévention de l'ostéoporose, perte de poids, etc.

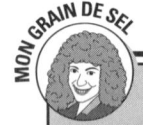

### En faire plus ou en faire moins ?

J'avoue que je suis assez fana du sport et de la gym : j'aime sentir mon cœur battre plus vite, me lancer à moi-même des défis, essayer de pousser l'effort toujours plus loin ; j'aime la sensation de la sueur qui me dégouline du front. Mais j'ai aussi découvert les plaisirs d'un programme équilibré.

Quand vous avez besoin de ralentir, ralentissez vraiment, et profitez-en. Quand vous voulez faire plus d'effort, faites vraiment plus d'effort, et profitez-en aussi. Si vous avez choisi ce livre, c'est que vous êtes probablement disposé à rechercher un équilibre entre le *yin* et le *yang* (les contraires : voir chapitre 3) dans votre activité physique. Ou du moins, vous voulez en savoir plus sur cette notion, histoire d'en avoir le cœur net. Vous vous demandez peut-être en quoi ce sera plus profitable pour vous d'y aller plus lentement, ou bien plus intensément. Vous pouvez me croire sur parole : ce sera plus profitable. Vous seriez surpris de voir ce que cela peut vous apporter. Pour en savoir davantage, jetez un coup d'œil au chapitre 2. Et si vous êtes, vous aussi, un mordu du sport, vous découvrirez sans doute qu'en en faisant moins – et en équilibrant mieux votre programme d'activité –, vous pourrez faire des progrès. Vous vous rendrez peut-être compte aussi que le fait de découvrir l'élément mental et de le joindre à l'élément physique vous permet de progresser plus vite.

Le Tai Chi n'est peut-être pas une activité très intensive, mais c'est très bien ainsi. Vous pouvez pratiquer le Tai Chi à un niveau très modeste (ce que l'on ne peut que recommander aux personnes âgées et à ceux qui n'ont pas l'habitude de faire de l'exercice) comme vous pouvez le pratiquer à un niveau plutôt élevé (un excellent moyen d'adjoindre l'aspect mental à un entraînement athlétique ou d'équilibrer l'activité physique d'une personne qui s'adonne à un sport traditionnel).

L'intensité à laquelle vous parviendrez, dans la réalisation de vos formes, dépendra des facteurs suivants :

✔ Le style de discipline ou l'école que vous choisirez

✔ La fréquence à laquelle vous réaliserez ces formes

✔ Le nombre de fois que vous répéterez une forme lorsque vous vous y consacrerez

✔ Le fait que vous fléchissiez les genoux et que vous vous baissiez peu ou beaucoup

Des études indiquent qu'une intensité faible ou modérée est préférable. Laissez tomber un moment vos calculs de taux de fréquence cardiaque et demandez-vous simplement comment vous vous sentez. Si vous notez la façon dont vous vous sentez sur une échelle de 0 à 10 (0 correspondant au degré de facilité équivalent au fait de rester allongé dans son lit, et 10 correspondant à un effort assez intense pour vous terrasser d'épuisement), votre sensation de l'effort pendant que vous faites les mouvements ne devrait pas dépasser 5, à peu près.

Quoi qu'il en soit, n'oubliez pas que le Tai Chi n'a en réalité pas beaucoup à voir avec la fréquence cardiaque et ce genre de choses, que c'est plutôt une affaire de sensation et de concentration. Dans votre quête de la sagesse orientale, gardez cela à l'esprit.

# Deuxième partie
# Le Tai Chi, hier, aujourd'hui et demain

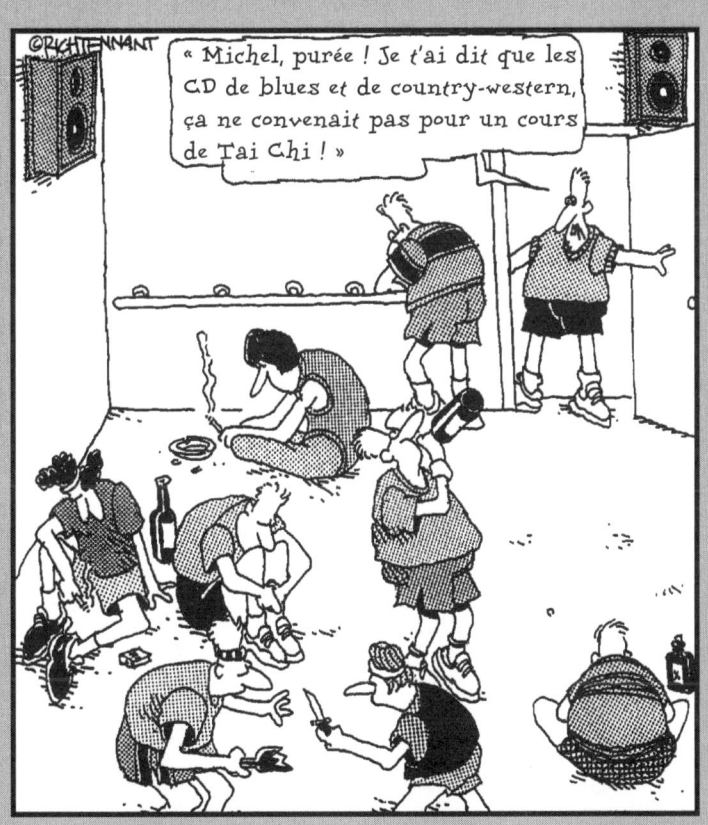

## Dans cette partie...

*J*e vous explique les fondements et les règles de base du Tai Chi. Même sans être féru d'histoire, en savoir un peu plus sur les origines du Tai Chi peut vous aider à en comprendre les mouvements. En effet, derrière le Tai Chi, il y a toute une histoire ancienne qui peut apporter un éclairage intéressant sur les formes pratiquées. Dans cette partie, vous apprendrez à mieux connaître tout ce que recouvre une pratique complète du Tai Chi. Vous aurez aussi un aperçu des règles de base pour commencer à le pratiquer. Si vous ne devez lire qu'une chose dans cette partie, que ce soient les règles, au chapitre 7. Il est indispensable de les assimiler pour pouvoir faire les mouvements correctement.

# Chapitre 5

# Un petit tour aux origines

**Dans ce chapitre :**

▶ Découvrez les familles historiques du Tai Chi

▶ Optez pour le Chen, le Yang, le Wu ou un autre style

▶ Observez les différences entre les différentes écoles du Tai Chi

**D**ans ce livre, vous ne vous attendez pas à trouver des centaines de pages consacrées aux aspects historiques, à l'histoire des Chinois qui ont inventé le Tai Chi ou à leurs arbres généalogiques.

Néanmoins, en en sachant un petit peu plus sur les origines du Tai Chi, vous pourrez un peu mieux comprendre les mouvements et le pourquoi de la pratique actuelle. Disons que le Tai Chi, c'est un peu comme un dîner gastronomique (j'ai toujours besoin de faire des analogies avec la nourriture, je ne sais pas pourquoi). Si vous ne connaissez pas le bœuf bourguignon, mais si vous lisez dans le menu que ce plat est préparé avec un peu de vin (de Bourgogne, bien sûr !), vous avez une idée de ce à quoi il peut ressembler.

Pour apprécier un bon dîner, inutile de connaître parfaitement la recette de chaque plat : il suffit d'en connaître les bases. Pour le Tai Chi, c'est la même chose, surtout si vous êtes débutant. Avec quelques notions de base, vous pourrez commencer à pratiquer le Tai Chi tout en appréciant mieux sa tradition et sa beauté.

## Contes et légendes du Tai Chi

Aux origines du Tai Chi, les contes et les mythes ne manquent pas. Certains sont assez fantasques (et plutôt amusants à lire), mais ils ne reposent pas nécessairement sur des faits réels.

Si vous décidez d'en savoir davantage sur le Tai Chi à mesure que vous le pratiquez, lisez ces histoires. Vous pourrez en apprécier le contenu, sans toutefois tenir pour vrai tout ce que vous lirez.

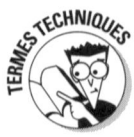

On attribue généralement l'origine des arts martiaux chinois (dont je parle au chapitre 1) à Bodhidharma (« Da Mo » en chinois). C'était un moine bouddhiste indien qui avait émigré en Chine, au VIe siècle après J.-C. Il s'était rendu au monastère de Shao-Lin, dans la province de Ho-Nan, au nord du pays.

Confronté au problème que lui posait la tendance qu'avaient ses moines à somnoler en raison de leur médiocre condition physique, Da Mo conçut une série d'exercices destinés à les fortifier et à les revigorer. Ces exercices devinrent par la suite les mouvements du système de Shao-Lin, le *Kung Fu*, qui imite la gestuelle de combat de cinq animaux : la grue, le serpent, le léopard, le tigre et le dragon.

Moralité : quand vous êtes au bureau, en réunion ou en classe, évitez de vous assoupir. Vous risqueriez bientôt de vous retrouver obligé de faire des exercices ! Je plaisante…

## Combattez les serpents et les grues

Chang San-Feng, un prêtre taoïste, avait étudié au temple de Shao-Lin. C'était entre le XIIIe et le XIVe siècle, soit un peu plus de sept siècles après que Da Mo eut réussi à maintenir ses moines éveillés grâce à des mouvements alternant coups de pied, torsions et rotations, auxquels il avait donné des noms variés.

La légende dit qu'un jour Chang avait été réveillé par les bruits d'un serpent et d'une grue (ou d'une pie, selon les versions) en train de se livrer un combat mortel (je ne suis pas sûre de savoir à quoi ressemblaient ces bruits mais, apparemment, il les avait identifiés).

Fasciné, Chang observa avec attention la manière souple et gracieuse dont le serpent se déplaçait. Il décrivait des cercles, reculait quand l'oiseau tentait de le frapper, puis il frappait à son tour, sans que ses mouvements circulaires cessent jamais d'être gracieux. La grue (à moins que ce soit une pie), au contraire, procédait par mouvements saccadés et linéaires. Elle se précipitait en avant et frappait à droite et à gauche, presque jusqu'à perdre l'équilibre et se laisser prendre par surprise par les mouvements souples d'attaque du serpent.

Finalement, la grue finit par se fatiguer et tenta de s'envoler. Cependant, épuisée, elle n'avait plus assez d'énergie pour y parvenir. Le serpent n'eut plus qu'à frapper un seul coup bien placé, sans effort, pour tuer l'oiseau qui était pourtant bien plus grand que lui.

Certes, il existe d'autres variantes de cette histoire, car ces légendes, à force d'être racontées, se transforment peu à peu avec le temps. Ainsi, par exemple, vous connaissez peut-être une variante dans laquelle les deux animaux s'affrontent de l'aube au crépuscule sans qu'aucun ne prenne jamais l'avantage. Le serpent ondule pour éviter le bec tranchant de l'oiseau, et celui-ci échappe au serpent grâce à la souplesse de ses ailes. Dans la première version, la souplesse du serpent l'emporte sur la dureté de l'oiseau, tandis que dans cette dernière version, l'un et l'autre alternent la souplesse et la dureté dans un combat sans fin.

En moine avisé qu'il était, Chang se rendit compte qu'au-delà d'un simple combat entre un serpent et un oiseau, il lui avait été donné d'observer autre chose. Il avait pu voir comment le serpent, souple, agile et économe de son énergie, avec ses mouvements circulaires sans à-coups, triomphait des attaques brutales, linéaires, agressives et dispendieuses en énergie de la grue. Il eut l'idée que les hommes pourraient utilement appliquer ce système ! Je crois que c'est à ce moment qu'il a dû se dire « Ah, d'accord ! ». Bien sûr, dans l'autre version de l'histoire, il aurait pu se dire « Ah, d'accord ! » en voyant chacun des deux animaux tirer parti de sa propre souplesse, mais est-ce si important de savoir laquelle de ces deux histoires est authentique ? De toute façon, elles sont édifiantes l'une et l'autre : Chang a compris l'avantage de la souplesse, et l'ampoule électrique, au-dessus de sa tête, a fait « tilt ! »

Sans perdre de temps, Chang a conçu un système d'autodéfense inspiré de ce qu'il avait vu. En bon moine, il a compris aussi que les autres principes taoïstes étaient très liés à celui-ci. C'est ainsi qu'est apparu le Tai Chi.

# *Le choix des armes*

Des serpents qui ondulent et des grues (ou des pies) qui donnent des coups de bec : ça paraît simple. Alors, ça y est, vous déclarez à qui veut vous entendre : « Je veux faire du Tai Chi ! »

Et que répondez-vous si l'on vous demande : « Quelle sorte de Tai Chi » ?

« Euh… Comment, quelle sorte ? Eh bien, le truc avec lequel le serpent a gagné contre l'oiseau, quoi ! »

Ah, vous, alors ! C'est comme si vous me disiez que vous voulez acheter une voiture. Mais quel type de voiture ? Une berline ? Un cabriolet ? Un break ? Un 4 x 4 ? Une camionnette ? Une vieille coccinelle Volkswagen, peut-être ?

Il y en a pour tous les goûts, mais vous n'êtes pas forcément en mesure de faire le meilleur choix. Comment pourriez-vous prendre une décision avisée si vous n'avez jamais conduit un 4 x 4 ni une coccinelle Volkswagen ? Ou si vous n'en savez pas assez pour décider de ce qui vous convient ?

Le problème sera le même si vous vous mettez en quête d'une école ou d'un professeur de Tai Chi. Vous n'en saurez peut-être pas suffisamment sur l'école ni sur le professeur pour prendre une décision raisonnable. Ou bien vous risquez de prendre ce que vous trouverez : c'est comme si l'on vous proposait de choisir entre une camionnette et… une autre camionnette.

Dans ce livre, je présente principalement une école de Tai Chi. Pas très démocratique, n'est-ce pas ? Sachez que si j'ai choisi le style Yang, je ne l'ai pas choisi au hasard. Le style Yang, c'est le style le plus couramment enseigné en Occident, et peut-être n'aurez-vous pas vraiment le choix. Néanmoins, soyez au courant des possibilités, pour ne pas avoir l'air bête quand une amie qui fait du Tai Chi vous parlera de la forme Yang, de la forme abrégée, de l'École Chen, etc.

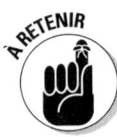

Il existe un certain nombre de façons de raconter l'histoire du Tai Chi, avec plusieurs manières d'écrire les noms, parfois en fonction de la personne qui raconte l'histoire. Évidemment, là-dedans, personne n'est jamais vraiment sûr de rien, donc les données peuvent varier un peu. Il s'agit de se renseigner sur l'Histoire comme on regarderait une grande carte pour avoir un aperçu du monde.

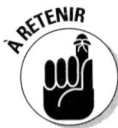

Indépendamment du style, toutes les écoles de Tai Chi insistent sur l'importance des bonnes règles corps-esprit (ces règles sont présentées au chapitre 7). Si vous ne maîtrisez pas correctement les règles, votre pratique du Tai Chi ne sera plus qu'une sorte de gymnastique sympa.

## Le style Chen, une affaire de famille

Le style Chen est au Tai Chi ce que Shakespeare est au théâtre contemporain. Le Tai Chi dérive principalement du style Chen. Même si le style Chen, aujourd'hui, est moins pratiqué que les autres formes de Tai Chi, il reste une référence : en termes de popularité, il arrive au deuxième ou au troisième rang.

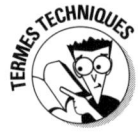

Chen Wangting, officier, cultivateur et promoteur d'arts martiaux, a vécu autour de 1600, pendant la dynastie Ming. À partir des besoins qui étaient les siens en tant que soldat, il avait mis au point un système associant les mouvements souples et légers que Chang avait observés au cours du combat du serpent et de l'oiseau à des coups et des sauts plus rapides et plus violents.

Pendant des décennies, les formes qu'il avait créées se sont transmises entre les générations, sans sortir du clan Chen. Dans la section qui suit, « Yang, ou le changement dans la continuité », j'explique ce qui est arrivé ensuite.

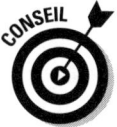 Certains aspects du style Chen sont plus violents que les formes « typiques » du Tai Chi. Le Chen commence avec des mouvements lents et continus et se poursuit avec des mouvements plus larges, des mouvements d'attaque. Les postures sont à ras du sol.

# Le style Yang, ou le changement dans la continuité

Yang Luchan arriva au village de Henan au début du XIXe siècle. Il était issu d'une famille pauvre, et était devenu apprenti à l'âge de 10 ans. En ce temps-là, les personnes n'appartenant pas au clan n'avaient pas encore la possibilité d'apprendre le Tai Chi. Mais il en aurait fallu davantage pour décourager le jeune Yang. Il fit ce qu'aurait fait tout garçon dégourdi : il trouva une brèche dans le mur ! Cela lui permit d'observer comment la famille Chen pratiquait le Tai Chi. Après avoir réfléchi à ce qu'il avait vu, il pratiqua de lui-même pour perfectionner les mouvements et y ajouter sa touche personnelle.

Un jour, Chen ordonna à Yang de se battre avec tous ses disciples. Yang les vainquit l'un après l'autre. Les Chen durent faire une de ces têtes ! C'est ainsi que Yang commença à enseigner son style Yang, souple et remarquable.

À l'âge de 40 ans, Yang retourna chez lui, dans la province de Hebei, pour gagner sa vie comme professeur de Tai Chi. Il fut bientôt un adepte et un maître du Tai Chi extrêmement réputé et éminemment respecté, comme devaient l'être aussi son fils (Yang Jianhou) et son petit-fils (Yang Chengfu). L'un et l'autre poursuivirent l'œuvre de Yang. Naturellement, dans le Tai Chi couramment enseigné aujourd'hui, et qui provient initialement du style de Yang Luchan, fondé sur des mouvements moins difficiles et plus pratiquables pour les masses, on trouve aussi l'influence du fils et du petit-fils.

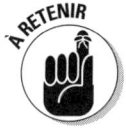 En Occident, ce que vous avez le plus de chances d'apprendre, c'est la *forme des 24 mouvements Yang* (que je détaille dans les chapitres 9 à 11). Ce style est la version modifiée de la forme initiale, qui comporte 108 mouvements. Le nombre de mouvements n'est pas le même dans toutes les formes : les formes ont évolué avec le temps, sous l'influence des différents maîtres et des différentes écoles.

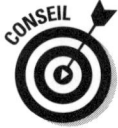 Dans le style Yang, le rythme est lent et les mouvements circulaires sont plus amples, et aussi plus serrés que dans le style Chen. Les formes comportent des mouvements très larges, qui se distinguent par la continuité entre un geste et le suivant. Elles sont aussi plus simples que les autres. Les postures sont à mi-hauteur, ni trop près du sol ni trop haut, et on peut les régler en fonction de ses besoins et de ses capacités.

## De plus en plus subtil : le style Wu/Hao

Tout bon disciple doit se faire un nom. Wu Yuxiang fut un disciple de Yang (le père) au début du XIX^e siècle, et il travailla dur à atteindre la perfection et à développer sa propre version du Tai Chi. Il étudia non seulement avec Yang, mais aussi avec un des neveux de Chen qui lui enseigna un style Chen légèrement différent.

C'est ainsi qu'un style de plus était apparu : le style *Wu*. Mais on l'appelle parfois le *Hao*. Parfois même, on parle de *Wu/Hao*, comme je le fais. C'est qu'il existe deux styles Wu (voir « Encore Wu », plus loin dans ce chapitre). Les noms chinois déroutent les esprits occidentaux, si bien qu'on ne distingue pas toujours bien les noms des deux fondateurs. Hao Weizhen est l'homme à qui l'on doit d'avoir fait connaître cette forme. C'est ainsi que le Wu de Wu Yuxiang a fini par être connu sous le nom de Wu/Hao.

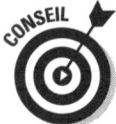

Le style Wu/Hao – le quatrième plus connu des styles de Tai Chi, mais le troisième à être apparu – est une forme très affinée, dont les mouvements sont les plus réduits (ils sont très subtils), et de tous les styles, ce serait, selon certains, celui qui se rapproche le plus de la méditation.

## Chen, Yang, Wu et les autres

Le Chen et le Yang sont les deux styles les plus répandus, et le Wu/Hao est le troisième dans l'histoire, mais vous pouvez trouver des styles similaires qui ont évolué à force d'être étudiés, enseignés et personnalisés.

Comme cela se produit pour le yoga, la danse et tout autre art du mouvement, il se peut que votre professeur de Tai Chi apporte à cette discipline son propre style, que vous apprécierez ou que vous n'apprécierez pas.

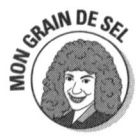

Aucun style ne peut vraiment être à rejeter, tant que l'on reste fidèle aux postures correctes et aux bonnes règles. Ce peut être simplement un chemin différent menant au même but ultime, qui est de parvenir à un plus haut degré de conscience. À vous de déterminer quel style vous convient le mieux et vous permet le mieux de suivre le bon chemin.

### Pour le Sun

Le style Sun est un mélange des styles d'un certain nombre de maîtres. Initialement, Sun était un maître de la boxe. À Pékin, il fut le disciple de Hao et créa son propre style, dans lequel on bouge très vite les mains tout en effectuant des mouvements lents et gracieux avec les jambes.

### Encore Wu

Il existe un autre style qu'on appelle Wu : celui de Wu Jianquan, qui est apparu quelques décennies après le style Wu/Hao.

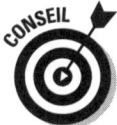

Dans ce dernier style Wu, les postures sont plus en hauteur et les mouvements circulaires sont plus réduits que dans les styles Chen et Yang. On se penche légèrement vers l'avant, à partir de la taille, et les mouvements se succèdent rapidement. Aujourd'hui, ce style arrive probablement en troisième parmi les plus connus. Selon certains de ses adeptes, il ne s'agirait, en réalité, que d'une variante du style Yang.

# Chapitre 6

# Autour de la pratique du Tai Chi

Ce livre est principalement consacré aux *formes* du Tai Chi – c'est-à-dire aux enchaînements de mouvements dans la méditation – et je parie que vous avez hâte de vous y mettre. Je commence par une introduction aux règles et aux formes dont traitent les chapitres 7 à 11. Cependant, il est d'autres aspects de la pratique du Tai Chi que vous pouvez étudier ou laisser de côté, en fonction de votre emploi du temps et de ce qui vous intéresse.

Dans ce chapitre, je traite d'abord des fondements du Tai Chi : c'est le premier aspect. J'évoque aussi rapidement trois autres aspects, dont l'étude vous permettra de pratiquer dans les meilleures conditions : le Chi Gong, la poussée des mains et le maniement des armes. Il existe un autre aspect encore : l'étude plus approfondie de la philosophie classique du Tai Chi. Sachant que cette étude peut demander une vie entière, je n'y consacre ici qu'un petit paragraphe. Si les citations taoïstes et les autres petits bouts de philosophie que vous trouvez dans ce livre éveillent en vous un intérêt particulier, peut-être est-ce là un domaine que vous choisirez d'étudier plus avant.

## La forme par les formes

Les gens qui ont entendu parler du Tai Chi ont tendance à penser aux mouvements (voir chapitres 8 à 11). Or, le Tai Chi ne consiste pas simplement à faire des mouvements du corps d'une certaine façon (ce qu'on appelle réaliser les formes du Tai Chi). En réalité, il s'agit avant tout d'appliquer les règles qui concernent le mouvement en conscience (voir chapitre 7), car c'est ainsi qu'on tire les bienfaits de cette pratique (pour plus de détails sur les bienfaits du Tai Chi, voir chapitres 2 et 4).

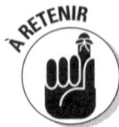

Quel que soit votre niveau actuel de connaissance et de pratique du Tai Chi, et quel que soit le niveau que vous souhaitez atteindre, il vous faut garder à l'esprit ceci : chaque mouvement du Tai Chi trouve son origine dans une application combative (pour un rappel à ce sujet, lire l'histoire du serpent et de la grue, au chapitre 5). Bien sûr, les mouvements sont élégants, continus et gracieux. Cependant, derrière cette élégance, il y a le souci de savoir se défendre. Sachant cela, vous pourrez mieux apprendre les mouvements, même si vous n'avez pas l'intention de vous en servir pour vous battre : vous saurez tout de même pourquoi vous revenez en arrière et pourquoi vous placez votre main devant votre visage.

## Mettons-y les formes

Apprendre un seul mouvement est une chose. Apprendre toute la série des formes (des mouvements) qui constituent un enchaînement est une chose complètement différente. Imaginez que vous soyez en train d'apprendre à danser la valse. Vous pouvez facilement apprendre un pas, mais que va-t-il se passer quand vous voudrez non seulement enchaîner toute une série de pas, mais en même temps tourner ? Au Tai Chi, comme dans la valse, pour pouvoir se lancer et pour trouver l'énergie permettant d'aller jusqu'au bout, il faut apprendre des enchaînements complets, et non pas quelques petits mouvements isolés.

Maintenant, je ne veux pas dire que vous devez apprendre tout à la fois ! Le Tai Chi, c'est une pratique que l'on passe sa vie à apprendre. Mais si vous n'êtes pas prêt à y consacrer votre vie entière, vous pouvez pratiquer quelques minutes de temps en temps, ou bien une heure ou deux par semaine, pour apprendre les techniques des formes et leur enchaînement.

### Pratiquez avec patience

Dans l'apprentissage, la pratique est essentielle, non seulement pour la partie physique (voir chapitres 8 à 11), mais aussi pour la partie interne. Pour les règles du Tai Chi, voir chapitre 7, et pour les fondements d'une discipline corps-esprit, voir chapitres 3 et 4.

Au début, peut-être ne parviendrez-vous à réaliser qu'un ou deux mouvements, mais c'est en pratiquant avec patience que vous vous approcherez de la sensation à trouver. Une fois que vous y serez parvenu, vous serez peut-être surpris de voir à quel point un *enchaînement* est court. Sans pause, il peut ne pas durer plus de 4 à 5 minutes. Mais si vous réalisez votre forme lentement (à propos de l'importance de la lenteur, voir chapitre 7), cela peut vous prendre jusqu'à une demi-heure.

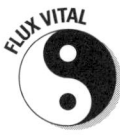

Les formes, c'est votre alphabet. Une fois que vous pouvez les lier les unes aux autres, elles constituent votre vocabulaire de Tai Chi. Prises ensemble, les formes sont indispensables au développement de l'équilibre, au progrès de la coordination et au processus de fortification (à propos des bienfaits en termes de santé et des études scientifiques, voir chapitre 2). Elles vous permettent aussi de solliciter le *chi*, à l'intérieur de votre corps (à propos du *chi*, voir chapitre 3). Les formes vous aident à réguler le flux d'énergie grâce auquel vous pouvez débloquer votre *chi*.

## Appliquez les principes

Les formes sont aussi un excellent moyen d'apprendre à appliquer les principes du Tai Chi. Même si c'est le mouvement qui vous intéresse dans le Tai Chi, ce sont peut-être les principes et les changements intérieurs que vous connaîtrez qui vous donneront envie de poursuivre. Rien ne vous permet aussi bien de découvrir les principes du Tai Chi que la pratique des formes.

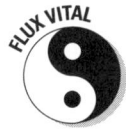

La connaissance des formes est essentielle pour apprendre à progresser dans la relaxation physique et mentale qu'exige le Tai Chi. La pratique des formes exige et développe la capacité de « se recentrer », comme aime le dire Manny, mon collaborateur, c'est-à-dire la capacité de rester concentré sur la tâche à laquelle on se consacre. Pour le dire simplement, vous ne pouvez pas pratiquer correctement le Tai Chi – que ce soit physiquement ou mentalement – tout en pensant à la liste des courses que vous devez faire ou en vous préoccupant du projet sur lequel vous allez travailler à partir de lundi prochain.

## Pratiquez pour vous perfectionner

La pratique du Tai Chi demande de la concentration, car avant de pouvoir passer à autre chose (boxe, poussée des mains, maniement des armes – ces autres aspects qui peuvent vous tenter un jour ou l'autre), il vous faut d'abord vous perfectionner dans la réalisation des formes de base. Le Chi Gong simple, c'est différent (je traite du Chi Gong dans la section suivante, « Découvrez l'énergie du Chi Gong »), mais à un niveau plus avancé, le Chi Gong peut exiger aussi davantage de temps et de perfectionnement.

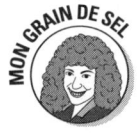

Vous voulez que je vous dise ? Réaliser les formes, c'est comme suivre un cours de dessin d'art. Au lieu de tracer des esquisses et de dessiner des arbres sans arrêt, on a envie de dessiner tout un paysage, avec des gens en train de pique-niquer ! Et pourtant, si vous n'êtes pas capable de dessiner un arbre correctement, votre paysage ne ressemblera pas à grand-chose.

Pour le Tai Chi, c'est la même chose : si vous ne savez pas appliquer correctement les principes, si vous n'êtes pas capable d'effectuer les transitions de base ou de maintenir des postures correctes, vous ne pourrez pas véritablement réaliser un enchaînement complet. C'est en pratiquant les formes qu'on voit apparaître les faiblesses techniques.

L'entraînement à réaliser les formes constitue le fondement physique et mental sain de tout ce que vous ferez avec le Tai Chi. C'est ce qui vous permet de travailler à ouvrir vos articulations, à étirer vos muscles et à développer votre *song*. Le *song*, c'est la relaxation et le relâchement de votre corps (pour plus de détails sur la sensation du relâchement, voir chapitre 7). En restant mentalement concentré, on fait en sorte que l'esprit et le corps travaillent ensemble dans l'harmonie.

## Des noms qui semblent étranges

Les noms des mouvements varient selon le style de Tai Chi, et même selon les professeurs pour un même style. Dans les chapitres 8 à 11, où je vous initie au mouvement physique des formes, je vous présente aussi quelques variantes des noms que vous entendrez peut-être occasionnellement.

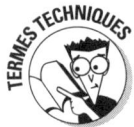

Cependant, avec ou sans variantes, les noms des mouvements peuvent paraître bizarres, exotiques, peu familiers à des oreilles occidentales. Ils peuvent même prêter à sourire (« repousser le singe », vous verrez ce que cela signifie au chapitre 9). Or, aux premiers temps du Tai Chi, les noms jouaient un rôle important. Ainsi, par exemple, pour enseigner une forme, au lieu de décrire tous les éléments constituant une technique particulière, le maître disait simplement : « La grue blanche se rafraîchit les ailes. » Ses disciples comprenaient en quoi consistait la posture. Remarquez que ces noms évoquent généralement la qualité du mouvement, sa structure et son apparence. J'essaie aussi de mettre en évidence un certain lien entre le nom d'une forme et le moment où l'on peut le mieux comprendre ce que ce nom reflète.

Quoi qu'il en soit, il ne faut pas attacher trop d'importance aux noms ni à leur justification. C'est ainsi, et puis voilà. Ce qui est bien plus important, c'est l'aspect conscient et interne du Tai Chi. Une rose reste une rose, n'est-ce pas ?

# Découvrez l'énergie du Chi Gong

Le Chi Gong, c'est tout un vaste ensemble de mouvements et de pratiques de différentes sortes, dans lesquels on doit solliciter et ressentir l'énergie du corps. Il peut s'agir aussi bien de guérir quelqu'un grâce à sa propre énergie (ce qui est bien au-delà de notre sujet) que de méditer passivement d'une manière permettant de mieux débloquer son énergie et de mieux l'utiliser (on se rapproche un peu du sujet) ou de méditer en faisant des gestes qui débloquent les méridiens, c'est-à-dire les canaux par lesquels l'énergie doit circuler – là, nous y sommes !

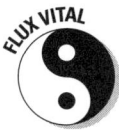

Le Chi Gong consiste avant tout à travailler avec votre *énergie* – l'aspect du *chi* (ou *qî*) – pour qu'elle circule mieux, afin que vous vous sentiez en meilleure forme et en meilleure santé. Vous trouverez des informations sur le *chi* et sur les méridiens à travers lesquels il circule au chapitre 3, ainsi qu'au chapitre consacré au Chi Gong, le chapitre 13.

Le Chi Gong, c'est une infinité de systèmes, qui concernent la guérison, la médecine, la spiritualité et même les activités de combat et qui mettent en jeu des centaines, peut-être même des milliers de mouvements, et même des pratiques passives, sans mouvement. Chaque maître, chaque école trouve ce qui lui paraît être la meilleure manière d'atteindre l'objectif de libérer l'énergie.

Pour les novices, tout cela peut sembler assez déroutant ! Par où commencer ? Faut-il ajouter quelque chose à la pratique du Tai Chi, et si oui, quoi donc ? Et pourquoi ? Aux chapitres 13 et 14, vous trouverez une introduction au Chi Gong un peu plus longue, ainsi qu'une présentation de quelques mouvements que vous pourrez essayer de façon séparée ou bien dans le cadre de votre pratique du Tai Chi.

Pour le moment, voici ce que vous devez savoir sur le Chi Gong :

- ✔ Dans une bonne pratique du Tai Chi, le Chi Gong est un élément important.
- ✔ Vous pouvez décider de faire plus de mouvements, d'en faire moins ou de n'en faire aucun, en fonction de vos besoins, de votre temps et de vos préférences.
- ✔ Le Chi Gong peut vous permettre de mieux pratiquer le Tai Chi.

Certains considèrent que c'est le Tai Chi lui-même qui est une forme complexe de Chi Gong. Il y a aussi des puristes qui contestent cette idée et qui considèrent qu'il s'agit de deux disciplines distinctes. Cependant, tout comme la danse moderne vient de la danse classique, le Tai Chi et le Chi Gong ont autant d'importance l'un que l'autre pour qui veut s'y lancer, découvrir et apprendre.

Avec un tel choix de styles et de mouvements, chacun peut très certainement trouver le style de Chi Gong qui lui convient. Il suffit de vouloir vraiment apprendre.

# *La poussée des mains : boxez sans violence*

Peut-être limiterez-vous votre pratique du Tai Chi à certaines formes, qui vous apporteront déjà beaucoup, et qui peuvent vous suffire. Il est vrai qu'on n'aurait pas assez d'une vie entière pour parfaire toutes les formes du Tai Chi.

Pour mieux tirer parti du Tai Chi, vous pouvez aussi choisir de passer à la poussée des mains.

## Être deux pour en profiter deux fois plus

La *poussée des mains* est une forme de boxe du Tai Chi, lente et contrôlée, qui consiste à essayer de déséquilibrer son adversaire tout en tâchant d'éviter d'être soi-même déséquilibré. Cette pratique est moins connue que les formes habituelles du Tai Chi, sans doute parce qu'elle nécessite un niveau plus avancé et parce qu'il faut être deux. Le plus difficile est parfois de trouver le bon partenaire. Il faut que celui-ci ait un niveau équivalent au vôtre, ou bien qu'il soit d'un niveau plus avancé et qu'il vous serve de professeur. D'un autre côté, si vous devenez assez bon à ce jeu-là, vous pourrez être le partenaire d'une personne moins avancée que vous, et la faire progresser sera pour vous un moyen de progresser vous-même. Une fois que vous aurez trouvé votre partenaire, vous pourrez essayer l'exercice de la section de ce chapitre intitulée « Poussez un peu, pour voir ».

Toutefois, avant de travailler à deux, il faut que vous ayez compris et intégré les principes de base. En effet, il ne s'agit plus seulement d'être à l'écoute de soi-même et de son énergie, il s'agit aussi, d'une certaine manière, d'être à l'écoute de l'énergie de son partenaire et de la ressentir. Cela passe en grande partie par les mains, et c'est un moyen remarquable de développer la sensibilité à l'autre et à soi-même.

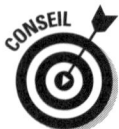

La poussée des mains, c'est un peu comme si vous promeniez la paume de votre main ouverte au-dessus d'un radiateur : vous pouvez sentir l'énergie de la chaleur qui s'intensifie dans la paume de votre main quand vous la rapprochez de la source de chaleur, et qui diminue quand vous l'éloignez.

En fait, vous aurez beau croire que vous maîtrisez l'essentiel du Tai Chi (détente, posture, équilibre et flux d'énergie), tant que vous ne vous serez pas confronté à un partenaire, vous ne pourrez pas vous rendre compte à quel point vous êtes peut-être encore tendu ou déséquilibré ! C'est pourquoi la poussée des mains, cet exercice à deux, vous permet d'approfondir la maîtrise de votre propre niveau en Tai Chi. C'est un test décisif : il faut garder l'équilibre, et plus vous devez faire d'efforts pour le garder, plus vous êtes tendu, et plus… vous perdez l'équilibre.

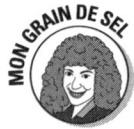

Manny, mon collaborateur, cite une maxime du Tai Chi : « Apprendre la forme vous permet de mieux vous connaître, et la poussée des mains vous permet de connaître les autres. »

L'entraînement à la poussée des mains, c'est le test du relâchement. Quand vous pratiquez individuellement des formes, vous pouvez facilement vous convaincre vous-même que vous êtes vraiment détendu. Cependant, face à un adversaire qui essaie de vous faire basculer, vous vous rendez compte rapidement si vous êtes vraiment détendu ou non. La tension musculaire qui se manifeste quelque part dans votre corps donne à un adversaire expérimenté un point d'appui, et elle déséquilibre votre structure corporelle. Au contraire, quand vous êtes capable de rester complètement détendu face aux efforts de l'adversaire pour vous déstabiliser, vous ne pouvez plus perdre pied. On dirait alors que votre adversaire essaie de pousser un nuage ou d'attraper une plume en suspension dans l'air.

Manny raconte qu'un jour, quels que soient ses efforts pour déséquilibrer son professeur, celui-ci l'envoyait valser. Cependant, c'est quand il arrêta de pousser si fort qu'il parvint à son tour à le faire basculer : quand il cessa de penser à *l'objectif* – contrer l'adversaire et le faire céder – pour se concentrer plutôt sur son propre équilibre et sur son propre pouvoir intérieur.

## *Quatre énergies pour développer votre sensibilité*

Le but de la poussée des mains est de développer la sensibilité par rapport à l'adversaire et à son attaque, de céder et d'y répondre de façon appropriée au moment où la possibilité de le faire se présente d'elle-même. En d'autres termes, il s'agit de guetter le point faible, puis de s'y précipiter – non pas tant avec les pieds qu'avec les mains.

Le tableau 6-1 explique les quatre énergies dont vous avez besoin quand vous affrontez votre partenaire-adversaire. *Partenaire* ou adversaire ? Il y a quelques minutes, c'était seulement un adversaire ! En fait, tout adversaire est un partenaire, qui vous donne l'occasion de vous entraîner. C'est en voyant les choses de cette manière que vous pourrez vous libérer des pulsions agressives qui peuvent brouiller votre perception de ce qui vous environne.

### Tableau 6-1 : Quatre énergies

| Énergie | Traduction | Capacité |
|---------|-----------|----------|
| Ting Jing | Écouter l'énergie | Savoir entendre avec vos oreilles et, plus important, avoir dans les mains, et finalement dans l'ensemble du corps, la sensibilité vous permettant d'« entendre » et de recevoir le contact de l'adversaire en toute conscience. Cela n'est possible que lorsque l'esprit et le corps sont l'un et l'autre dans un état de relâchement profond et d'écoute intense. |

| Énergie | Traduction | Capacité |
|---------|-----------|----------|
| Dong Jing | Comprendre l'énergie | Savoir percevoir l'intention de votre partenaire dès qu'il vous touche. La poussée des mains vous permet de sentir où votre partenaire tente de diriger son énergie pour vous déstabiliser. Là encore, vous ne pouvez le sentir que si vous êtes vraiment détendu. |
| Hua Jing | Neutraliser l'énergie | Savoir dévier la force de la poussée de votre partenaire en jouant avec le moment, les angles et le mouvement circulaire. Cela vous permet de contrer l'attaque tout en maintenant le contact. Vous ne devez pas sentir de pression au point de contact physique, ni perdre entièrement ce contact. En entretenant un contact détendu (voir Dong Jing), vous pouvez sentir à quel moment vous devez appliquer la quatrième capacité. |
| Fa Jing | Décharger l'énergie | Savoir appliquer votre force sur le partenaire-adversaire quand vous êtes mis en difficulté et quand vous ne le recevez pas bien. Quand vous êtes capable de le contrer correctement, vous êtes capable d'amener votre partenaire dans une position de déséquilibre. À ce moment-là, une légère application de votre force suffit à le déraciner. Vous pouvez alors l'envoyer promener, pour ainsi dire ! |

Voici comment appliquer les quatre énergies :

1. **Votre « énergie d'écoute » vous permet de recevoir le contact de votre adversaire en toute conscience.**

2. **Votre « énergie de compréhension » vous permet de sentir ce que votre adversaire essaie de faire.**

3. **Votre « énergie de neutralisation » vous permet de maintenir le contact tout en absorbant et en redirigeant la force de votre adversaire sans donner prise à sa propre poussée.**

4. **Vous amenez votre adversaire dans une position de faiblesse et vous appliquez votre « énergie de décharge » pour le repousser sans trop d'effort.**

Comme disait le professeur de Manny : « Si quelqu'un vient vers toi, laisse-le venir. Puis, écarte-toi simplement de son chemin et fais-le arriver plus vite encore là où il va. »

# *Essayez la poussée des mains, pour voir*

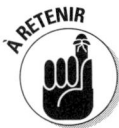

Demandez à un ami ou à un partenaire de Tai Chi d'essayer ce mouvement avec vous. N'oubliez pas que bien faire cet exercice n'est pas toujours simple. En effet, il implique la maîtrise de certaines formes de base. Vous serez plus à l'aise si vous avez déjà peu ou prou les capacités dont il est question dans ce chapitre, et si vous êtes déjà familiarisé aux principes de base du Tai Chi. Quoi qu'il en soit, essayez maintenant le mouvement suivant :

1. **Placez-vous face à votre partenaire, chacun de vous jambes écartées, le pied gauche en avant (votre pied gauche face à la hanche droite de votre partenaire, et inversement). Placez votre bras gauche en avant, en position de défense (voir chapitre 9). Le dos de votre main gauche doit être en contact avec le dos de la main gauche de votre partenaire (voir figure 6-1).**

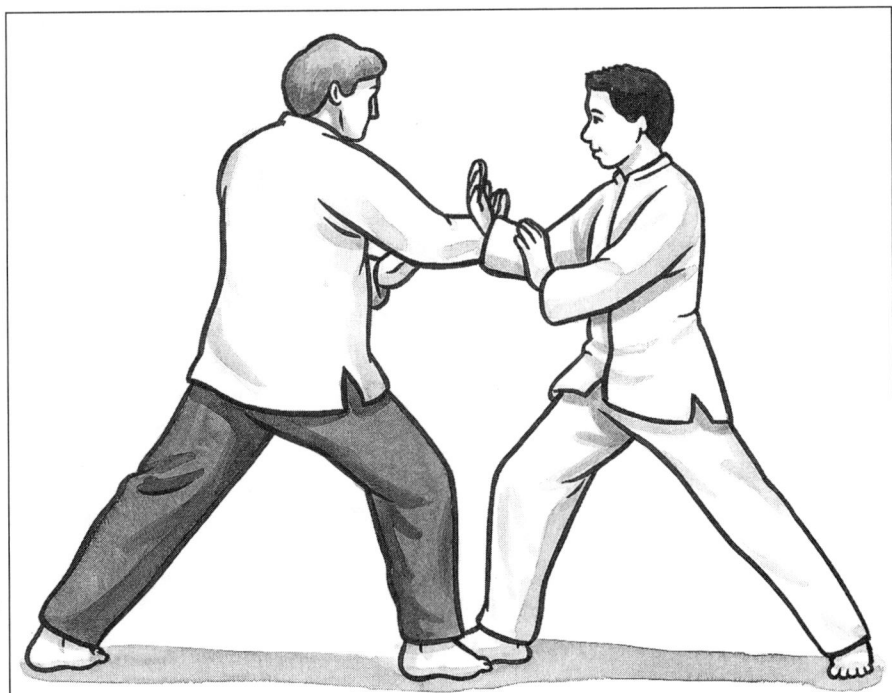

**Figure 6-1 :**
La poussée
des mains

2. **Tout en maintenant vos mains en contact permanent, l'un de vous deux (vous, par exemple) doit déplacer légèrement son poids vers l'arrière, sur son pied droit, tout en pivotant le corps vers la droite à partir de la taille.**

3. **Quand vous êtes aussi en arrière que possible tout en maintenant une posture satisfaisante, pivotez sur la gauche à partir de la taille et déplacez votre poids sur le pied gauche. Votre partenaire bouge avec vous, il avance quand vous reculez et inversement, et vous alternez le fait de pousser et de tirer. Gardez le contact des mains sans vous laisser déséquilibrer.**

   Si le contact est rompu, c'est que votre sensibilité à l'énergie n'était pas bonne. S'il y a pression au point de contact, cela signifie que votre partenaire ne cède pas assez.

4. **Continuez pendant quelques minutes, puis répétez le mouvement avec le pied droit et le bras droit en avant.**

Pour en savoir plus sur la poussée des mains, consultez l'annexe.

# Maniez les armes

Quoi, quoi, quoi ? Des armes ? Quel rapport avec le Tai Chi, cet art pacifique du mouvement en conscience ? C'est la question que vous êtes en train de vous poser ? Vous n'avez probablement pas l'intention de vous battre : vous pouvez alors sauter cette section.

Les premiers adeptes du Tai Chi se sont parfois retrouvés dans des situations dans lesquelles ils étaient obligés de se défendre à coups de sabre ou à coups de lance. C'était il y a longtemps. Depuis, les armes à feu ont remplacé les sabres et les lances.

L'entraînement au maniement des armes reste néanmoins un élément intéressant de la pratique du Tai Chi. Dans ce livre, je ne vous apprendrai pas à manier les armes, car il faut pour cela un niveau de pratique avancé. Ici, je parle des différentes armes et je vous explique les raisons pour lesquelles un entraînement à manier les armes peut être le moyen, pour celui qui pratique sérieusement, de progresser davantage pour plus de profit, en termes d'esprit et de santé.

Sans compter qu'en utilisant une arme, vous pouvez réellement prolonger votre chi au-delà de votre corps, jusqu'à la pointe de votre arme.

## Ce qu'apportent les armes

L'entraînement à manier les armes peut vous apporter principalement deux choses :

- Une discipline
- Une conscience de votre corps

Avant tout, l'entraînement avec les armes vous apprend la discipline. Il est certain que toute pratique du Tai Chi implique une bonne discipline, mais le maniement des armes exige une discipline plus particulière encore. Pour commencer, vous manipulez autour de vous-même un instrument qui peut être dangereux. Cela implique beaucoup de soin et de concentration, surtout s'il s'agit d'un exercice avec un partenaire. Vous ne voulez tout de même pas découper quelqu'un, n'est-ce pas ?

L'entraînement aux armes est un moyen particulièrement intéressant de découvrir comment « se recentrer », c'est-à-dire comment vous concentrer sur la tâche que vous êtes en train d'accomplir, sans vous laisser distraire par les petites choses qui peuvent vous passer par la tête ni par les petits événements qui peuvent se passer autour de vous.

L'entraînement aux armes vous permet aussi de devenir davantage conscient de votre corps et de ses mouvements. Le fait de brandir une lance ou un sabre vers l'extérieur a pour effet de déplacer votre centre de gravité, ce qui vous oblige à faire attention à votre corps. Pour rester debout, vous devez corriger quelque peu votre position et votre posture. Cette plus grande conscience de votre corps et de ses mouvements vous permet de progresser davantage dans les autres formes du Tai Chi ainsi que dans la poussée des mains, le Chi Gong ou toute autre forme que vous pratiquerez.

De tels progrès dans la discipline et dans la conscience de votre corps vous permettront d'élever votre niveau général en Tai Chi.

Au fait, n'oubliez surtout pas les principes de base du Tai Chi (voir chapitre 7), car ils sont indispensables également pour l'entraînement avec les armes. Ou alors, autant s'amuser à jouer avec un bâton.

## *Nommez votre arme*

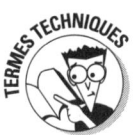

Les trois armes les plus souvent utilisées dans les entraînements de Tai Chi sont les suivantes :

- *Dao* (sabre)
- *Qiang* (lance)
- *Jian* (épée)

Il existe d'autres armes, par exemple le bâton, qu'on utilise dans d'autres formes d'arts martiaux. Mais ces trois armes sont les plus répandues. Chacune implique une technique différente et permet de progresser dans des domaines différents. De façon générale, on les apprend dans un certain ordre : d'abord le sabre, ensuite la lance, et enfin l'épée. Comme dit cette maxime du Tai Chi : « On peut apprendre le *Dao* en cent jours, mais il faut dix mille jours pour apprendre le *Jian*. »

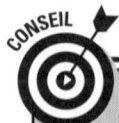
CONSEIL

---

## Révisez vos classiques

Quand vous aurez pratiqué la poussée des mains, manié un petit peu les armes et touché à quelques autres mouvements, peut-être aurez-vous envie d'en savoir davantage sur la philosophie qui est derrière ces formes. N'hésitez pas : ce sera le moyen d'élargir vos horizons et de comprendre mieux encore les formes, leur pratique et leur signification profonde. Pour en savoir plus sur cette philosophie, inutile d'apprendre le chinois ou de se lancer dans un long voyage initiatique. Les classiques du Tai Chi et les philosophes taoïstes sont là pour éclairer votre chemin. Heureusement, ils sont traduits, et l'on peut généralement les trouver dans nos librairies. Pourquoi lire les classiques, et non pas simplement des livres qui en parlent ? Pour la même raison que vous devez lire les pièces de Shakespeare et de Molière, et non pas seulement des livres qui parlent de ces auteurs ou de leurs pièces, si vous voulez savoir vraiment de quoi il retourne.

En ce qui concerne le taoïsme, les livres essentiels sont le *Tao Te King*, le *Yi-King* (appelé aussi le *livre des mutations*) et les écrits de Tchouang Tseu. Vous trouverez davantage d'informations sur ces livres dans l'annexe. Le Tai Chi étant fondé sur la philosophie taoïste, une bonne compréhension de ces ouvrages permettra

une meilleure compréhension des principes du Tai Chi. Pour approfondir davantage encore, vous pouvez vous intéresser aux traités écrits par des maîtres anciens du Tai Chi comme Chang San-Feng, Wong Chun-Yua ou Wu Yu-Hsiang (ces noms sont parfois orthographiés Zhang Sanfeng, Wang Zongyue et Wu Yuxiang). Il faut toutefois être motivé : pour un esprit occidental, ces traités concis peuvent être obscurs, difficiles à comprendre, mais avec de la patience, en les lisant et en les relisant, vous pourrez percer peu à peu les mystères du Tai Chi.

Pourquoi se donner la peine de lire ces auteurs quelque peu obscurs et ces textes poussiéreux ? Parce que c'est en lisant ces classiques (qui sont assez populaires en Chine depuis, disons, à peu près 3 000 ans) que vous découvrirez la philosophie du Tai Chi dans son état le moins altéré. Quand on essaie de traduire cette littérature (j'en suis !), certaines notions sont un peu dénaturées. Or, une petite dénaturation çà et là, plusieurs siècles durant, vous imaginez ce que cela finit par donner. Si vous voulez connaître la substance même dans son état d'origine, le nectar non frelaté, une seule chose à faire : lisez directement les anciens maîtres.

---

### Maniez le Dao

Le *Dao*, ou sabre, est une arme de grand format, recourbée, à un seul tranchant, adaptée pour couper ou découper (figure 6-2). On le manie avec des gestes circulaires et décisifs qui mobilisent une grande énergie de rotation. La pratique du Dao vous permet d'avoir davantage conscience de l'énergie produite par l'arme. Comme le Dao est une arme relativement lourde, il permet de s'entraîner d'une manière particulièrement adaptée aux arts martiaux.

Chaque coup doit être porté avec le poids du corps. En même temps, cependant, le corps doit rester détendu et enraciné. Cet entraînement vous permet d'apprendre à bouger rapidement et à frapper avec une force incroyable tout en restant détendu.

**Figure 6-2 :**
Ça, c'est un
sabre !

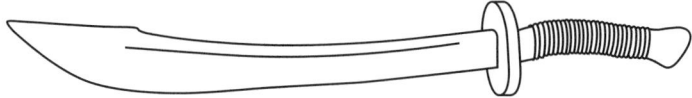

### À coups de lance

La lance, ou *Quiang*, est une arme toute en longueur qui se tient de la façon suivante : la main droite à l'avant et la main gauche à l'arrière (voir figure 6-3). L'apprentissage consiste généralement à pratiquer seul des exercices combinant quelques techniques fondamentales : en général, deux techniques de blocage et une technique pour planter la lance. Il faut répéter ces exercices encore et encore, des centaines de fois, pour apprendre à décharger son énergie d'un seul coup.

Vous pouvez aussi faire un exercice à deux, dans lequel vous devez essayer de maintenir le contact avec la lance de l'adversaire. Cet exercice ressemble assez à la poussée des mains. Il permet de développer la capacité de sentir les intentions de l'adversaire et d'y répondre.

**Figure 6-3 :**
Une lance :
Oh, la belle
pointe !

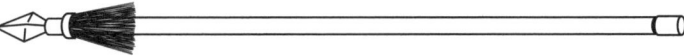

### À la pointe de l'épée

L'épée, ou *Jian*, était considérée comme l'arme du gentilhomme (voir figure 6-4). Elle se manie avec attention et subtilité. Rien de mystérieux. Attention, la lame est à double tranchant ! Les mouvements ne sont pas aussi lourds qu'avec le sabre. Ici, le mouvement flexible de la taille est plus important, il y a davantage de rotation du corps. Ce type d'entraînement peut permettre de travailler les pieds de façon rapide et efficace.

**Figure 6-4 :**
Un petit duel
à l'épée ?
N'y pensez
pas !

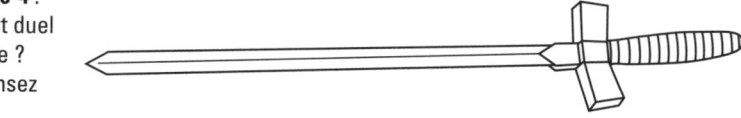

# Chapitre 7

# Assimilez les règles

• • • • • • • • • • • • • • • • • • • • • • • • • • • • • • • • • • • • • •

*Dans ce chapitre :*

▶ Relâchez le corps et l'esprit

▶ Pensez à des courbes

▶ Rendez les choses simples

▶ Les contraires s'attirent

**D**ans le Tai Chi, ce qui compte, ce ne sont pas seulement les *mouvements* (ou formes) : les principes, les règles qui gouvernent ces mouvements n'ont pas moins d'importance (pour plus de détails sur les formes, voir chapitres 7 à 9). Si vous appliquez correctement les règles, vous découvrirez la tranquillité dans le mouvement et vous sentirez l'énergie traverser votre esprit. Si vous négligez les règles, le Tai Chi ne sera plus qu'une série mécanique de pas de danse.

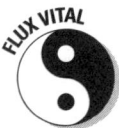

Dans ce chapitre, je vous présente les bases mêmes du Tai Chi. Il ne s'agit pas de paraître plus gracieux pendant qu'on fait les mouvements – même si c'est aussi un effet souhaitable. Il s'agit plutôt de se concentrer sur les aspects internes, dont dépendent les bienfaits que vous pourrez en tirer en termes de santé et de bien-être (pour plus d'informations sur les bienfaits du Tai Chi, voir chapitre 2). Avant de pouvoir commencer à vous aventurer dans le royaume de l'énergie et dans celui de l'esprit, vous devez faire un travail sur l'intérieur de vous-même.

Ne négligez pas les dix règles du Tai Chi que je vais vous présenter dans ce chapitre. Elles vont de pair avec toutes les autres informations que contient ce livre, concernant la culture et l'histoire (voir chapitre 5), ainsi qu'avec les bases et les formes des chapitres 8 à 11.

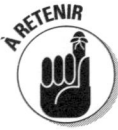

La liste des règles du Tai Chi, comme celle des formes et celle des noms, peut varier légèrement selon l'école, le professeur ou le style. Il n'existe pas de liste précise qui se serait transmise entre les générations : ce serait trop simple. Cependant, si vous êtes attentif, vous vous apercevrez que d'une forme de Tai Chi à une autre, l'essentiel ne change jamais.

Par conséquent, ne vous contentez pas de lire ces règles : réfléchissez-y et assimilez-les.

# Règle n° 1 : Toujours plus lent

Si vous ne deviez retenir qu'une seule chose sur le Tai Chi, que ce soit celle-ci : allez lentement. Ça, c'est la Grande Règle, la règle ultime, la Règle avec un grand « R ». Quand vous faites les mouvements du Tai Chi, pensez que vous êtes la tortue qui concourt contre le lièvre. En allant vite, vous n'atteindrez aucun but : sûrement pas l'équilibre en conscience, et encore moins l'illumination. Je pense que les yogis, sur leurs montagnes, ne se précipitaient pas vers le sommet sans jamais profiter de la vue.

Pensez à ce que votre corps est en train de faire, et concentrez-vous sur ce qui va arriver ensuite. Ralentir vous permet aussi de trouver, sur votre chemin, des moments pour faire attention à ce que votre corps est en train de faire et de ressentir, au lieu de laisser passer cette chance. En d'autres termes, ralentissez pour pouvoir sentir les pâquerettes.

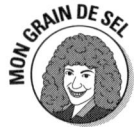

Il y a un certain nombre d'années, quand Manny avait pris son premier cours de Tae Kwon Do, le professeur avait commencé par expliquer aux élèves comment ils allaient apprendre un certain nombre de postures au cours de la première phase. Une jeune femme avait alors demandé : « Quand allons-nous commencer à apprendre les sauts de jambe ? » Le professeur lui avait répondu : « Vous ne savez même pas marcher correctement, et vous voulez apprendre à voler ? »

Pour pouvoir voler pour de bon, commencez donc par prendre le temps d'apprendre à marcher.

Les raisons d'aller lentement ne sont pas seulement d'ordre physique. Le fait d'aller lentement vous permet aussi de trouver une tranquillité d'esprit qui peut permettre à votre chi de circuler correctement. Ça, c'est le but ultime.

Le calme que permet la lenteur est ce qui caractérise le mouvement du Tai Chi. Trouvez la tranquillité dans votre mouvement lent, et trouvez le mouvement dans la tranquillité.

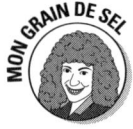

Quand Manny fait travailler une forme à ses élèves, il leur dit : « Le premier qui a terminé est un toquard. » Ah, l'humour, quelle chose merveilleuse !

# Règle n° 2 : Tranquille

Dans notre monde occidental, la règle de vie, c'est de forcer les choses. Les gens ont tendance à faire les choses dans la tension, en forçant (physiquement ou mentalement). Le mantra du Tai Chi, c'est tout le contraire : allez-y tranquillement. Soyez calme. Détendez-vous.

Regardez vos mains : vos doigts ne se crispent-ils pas sur un stylo ? Et vos pieds, ne sont-ils pas croisés ? Pensez maintenant à vos épaules : vous cherchez à toucher vos oreilles avec, ou quoi ? Relâchez-moi tout ça ! Bien sûr, je ne vous demande pas d'aller vous affaler dans un canapé. C'est bien de ne pas vouloir être raide comme un bout de bois, mais il ne faut pas non plus devenir mou comme un spaghetti. Pensez que vous êtes un serpent : souple, détendu et relâché, mais avec une énergie prête à jaillir.

## Au Tai Chi, les perfectionnistes ne font pas de bons élèves

Voulez-vous savoir où chaque cil de votre paupière doit se poser, quand vous faites du Tai Chi ? Je connais ça. Je demande toujours « Où ? », mais Manny explique que les perfectionnistes, en consacrant trop de temps à s'inquiéter de faire correctement leurs mouvements externes, passent souvent à côté de l'aspect le plus important, l'aspect interne. Pour comprendre l'essentiel, les perfectionnistes ont généralement besoin de plus de temps : ou bien ils n'y parviennent jamais (et ils abandonnent), ou bien ils finissent par franchir le pas décisif, en renonçant à leur perfectionnisme. Dans la vie quotidienne aussi, y renoncer peut aider.

Évitez de vous attacher à *l'aspect externe*, à la position du corps et à son allure. Concentrez-vous plutôt sur *l'aspect interne*, sur les mouvements calmes, détendus et faciles de la respiration selon les règles du Tai Chi. Vous devez faire bien les mouvements physiques, mais si vous trouvez l'équilibre interne, vous finirez par trouver les bons mouvements. D'après Manny, « tout à coup, ça se met en place, tout simplement ».

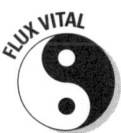

Utilisez votre esprit pour détendre votre corps, et utilisez votre corps pour reposer votre esprit. Vous ne pourrez pas apprendre les formes en vous forçant. Au contraire, en vous détendant et en utilisant simplement l'énergie nécessaire, vous pourrez sans doute apprendre les formes plus rapidement – et mieux.

Toute tension supplémentaire dans votre organisme est une dépense d'énergie supplémentaire, et au Tai Chi, c'est ce qu'il faut éviter. Économisez votre énergie pour le moment où vous en aurez vraiment besoin : pendant vos formes.

# Règle n° 3 : Pensez aux courbes

Les mouvements du Tai Chi sont rarement droits et linéaires : ils sont courbes et circulaires, et c'est ce qui permet d'enchaîner les mouvements de façon homogène.

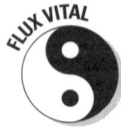

Observez le fameux symbole du yin et du yang (figure 7-1) : il ne comporte aucune ligne droite. La ligne qui sépare le blanc du noir est incurvée : elle représente les cycles du changement. Ce qui est droit, au contraire, représente la stagnation. Pensez à un bassin d'eau stagnante, saturé de saletés en décomposition : vous ne voulez tout de même pas que l'intérieur de vous-même ressemble à cela ?

Dans les arts martiaux, les gestes circulaires du Tai Chi servent à dissimuler à l'adversaire le début et la fin du mouvement, ce qui facilite la victoire. Les mouvements courbes du Tai Chi vous permettent d'intercepter ceux de votre adversaire et de bouger avec lui. En gardant le contact avec lui, vous pouvez davantage éviter d'être pris au dépourvu.

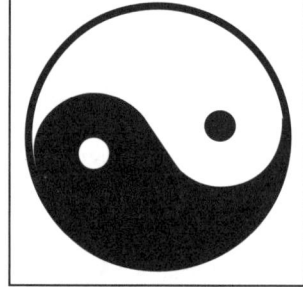

**Figure 7-1 :**
Les lignes courbes du yin et du yang

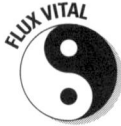

Par rapport à l'esprit et à la conscience, une articulation ou un membre arrondi signifie un meilleur flux d'énergie à travers le corps. Une articulation anguleuse, au contraire, c'est comme une paille pliée pour boire : le jus de fruit 100 % naturel issu de l'agriculture biologique ne pourra pas parvenir à votre bouche, quels que soient les efforts que vous ferez.

Dans la pratique du Tai Chi, vos coudes ne sont jamais fermés, pas même quand vous poussez ni quand vous portez un coup. Vos genoux ne sont jamais raides, même quand vous donnez un coup de pied. Vos poignets ne sont jamais pliés ni en avant ni en arrière. À tout moment, vous devez éviter de bloquer vos articulations : il faut qu'elles restent souples et arrondies.

Quand votre *chi* circulera en souplesse, vous comprendrez pourquoi vous avez travaillé en soignant les courbes, et votre être intérieur vous en sera reconnaissant.

# Règle n° 4 : Restez simple

La notion de *simplicité* renvoie à l'idée de vivre pleinement et naturellement, en évoluant et en ressentant les choses de la meilleure manière possible. Pour la plupart des gens, il peut être difficile de parvenir à ce résultat, compte tenu du rythme frénétique de la société d'aujourd'hui, où vous êtes incité à penser à ce que vous ferez demain tout en gardant l'oreille sur le téléphone portable.

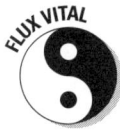

La pratique du Tai Chi exige la simplicité, mais cette simplicité, elle vous l'apporte aussi. Elle vous donne la possibilité de mettre le reste du monde en attente pendant un moment, pour laisser votre esprit s'installer dans un contexte plus simple.

La notion de simplicité renvoie aussi à la capacité de faire les choses avec seulement l'effort nécessaire. Vous avez sans doute déjà vu des images montrant des individus qui font preuve d'une force incroyable sans même paraître faire davantage d'effort que s'ils tuaient un moustique. C'est parce que ces individus sont capables de décomposer la tâche de façon simple et de limiter l'effort au strict nécessaire. Il leur suffit de contracter leurs muscles à un moment précis, d'une façon bien précise, puis de pousser simplement.

La simplicité, c'est aussi faire avec ce qui semble naturel à votre corps. Si le fait de passer d'une forme à une autre semble artificiel ou forcé, c'est probablement artificiel ou forcé. Vous vous concentrez sans doute trop sur le mouvement. Ne pensez pas. Videz votre esprit, puis réessayez, en laissant votre corps prendre naturellement la posture appropriée : en général, ça marche bien ! Mais ne passez pas la nuit à essayer.

Évitez de trop penser, de trop analyser. Restez simple.

## Règle n° 5 : Relâchez-vous plus bas

Fléchir les genoux pour vous relâcher en descendant davantage – une des clés d'une bonne technique de Tai Chi – ne sert pas simplement à faire travailler les jambes. Le Tai Chi, comme les autres disciplines corps-esprit, n'est pas un moyen de faire de la gymnastique, même s'il permet effectivement d'être plus en forme et de se fortifier. L'exigence d'un relâchement vers le bas provient de ce qui constitue le fondement même du Tai Chi : l'entraînement au combat (voir chapitre 5). En vous relâchant plus vers le bas que votre adversaire, vous pouvez vous poster au-dessous de son centre de gravité et le faire basculer cul par-dessus tête. Plus la personne reste en hauteur, plus elle est facile à déraciner.

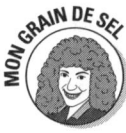

Ne vous êtes-vous jamais trouvé sur un bateau soumis au roulis ? Ou bien dans un autobus ou dans un train qui se balançait, et qui cahotait peut-être un peu en démarrant ou en s'arrêtant ? Pour ne pas tomber à la renverse, qu'avez-vous fait naturellement ? Vous avez fléchi les genoux. Cela s'applique aussi au Tai Chi. En vous détendant vers le bas, vous pouvez vous enraciner fermement dans le sol. Vous pouvez aussi rassembler un peu d'énergie dans vos muscles, pour libérer cette énergie d'un seul coup en vous relevant ou en vous déplaçant. Ainsi, par exemple, au basket, si vous essayez de marquer un panier, vous fléchirez les genoux pour pouvoir sauter plus haut. Au contraire, si vous essayez de sauter à partir d'une posture où vos jambes sont tendues, vous n'irez pas bien haut.

N'ayez pas peur de vous surpasser un peu. Essayez ce mouvement de relâchement vers le bas. Pourquoi ne pas aller un peu plus bas encore ? Fléchissez les genoux naturellement, mais en faisant attention que votre postérieur ne sorte pas. Il faut que votre coccyx se détende vers le bas, pour gagner en puissance et pour ne pas finir dans une mauvaise position.

La première fois que vous ferez du Tai Chi, vos genoux seront peut-être un peu trop tendus, par manque de vigueur et de flexibilité. Ce n'est pas gênant. En progressant, vous pourrez fléchir vos genoux davantage. Ceux qui ont un niveau avancé descendent souvent très près du sol !

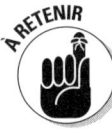

Ne fléchissez pas les genoux jusqu'à être dans une situation inconfortable. Au Tai Chi, il ne s'agit pas d'avoir mal. Trouvez un niveau d'effort qui ne soit pas trop difficile pour vous, mais qui représente tout de même un défi.

Le relâchement vers le bas est aussi une caractéristique comportementale du Tai Chi. En d'autres termes, vous devez vous en tenir à une vision humble de vos propres capacités, quel que soit votre niveau. Je suis sûre qu'il vous est déjà arrivé de rencontrer ce genre de personne avec qui vous entamez facilement une discussion : la personne semble assez sympathique, et pas fière. Plus tard, vous découvrez qu'elle est l'auteur d'un best-seller, qu'elle a participé aux Jeux olympiques ou qu'elle s'est vu décerner un prix Nobel.

La philosophie du *Tao Te King* dit sagement ceci : « Tous les fleuves vont à la mer, parce qu'elle est plus basse qu'eux. Ce qui confère à l'océan sa puissance, c'est sa volonté d'être plus humble et plus bas que les fleuves. » (Pour plus de détails sur cette référence, voir annexe.)

# *Règle n° 6 : Appréciez les contraires*

Toute forme et tout enchaînement de Tai Chi est un mélange des contraires, de la même manière que toutes les choses, dans l'univers, sont un jeu cyclique des contraires. Se rappeler la règle des contraires est un bon moyen de suivre son niveau de progression dans une forme – pour ne pas dire dans la vie – et peut-être aussi de ne pas perdre le cap. Les formes du Tai Chi sont toujours une application de la règle des contraires : vers l'avant et vers l'arrière, avec poids et sans poids, force et relâchement, haut et bas, aller chercher et revenir, monter et descendre. Jamais vous n'irez vers l'avant puis à nouveau vers l'avant. Un mouvement en avant est toujours suivi d'une forme ou d'une autre de mouvement en arrière, qui prépare, en quelque sorte, le prochain mouvement en avant.

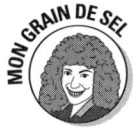

Pensez, par exemple, au tennis : une fois que vous avez renvoyé la balle, vous n'allez pas garder votre raquette dans la position où elle se trouve à la fin de votre coup droit ! Ce n'est pas ainsi que vous pourriez à nouveau la renvoyer. Vous allez plutôt ramener votre raquette vers l'arrière pour pouvoir à nouveau la ramener vers l'avant en frappant la balle.

Cette règle des contraires illustre l'antique philosophie chinoise du yin et du yang, que symbolise la figure 7-1. De façon générale, les mouvements *yin* sont des mouvements de réception, sans poids, en revenant, et qui font plus appel à l'énergie émotionnelle. Au contraire, les mouvements yang sont des mouvements d'attaque ou de préhension, expansifs, avec un poids, et qui font plutôt appel à l'énergie musculaire. Dans la philosophie chinoise, le yin représente la nature féminine de l'univers, tandis que le yang en représente le versant masculin.

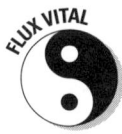

Le Tai Chi consiste à essayer de trouver et de maintenir un équilibre entre le yin et le yang dans les mouvements, au moyen d'une sorte de danse souple, harmonieuse et rythmique : la danse des contraires. Cette harmonie s'applique aussi à votre vie. Si, dans votre caractère, vous créez et maintenez une subtile harmonie entre les contraires (par exemple, en étant ordonné et en vous autorisant aussi un peu de désordre, ou bien en aimant vous amuser mais en sachant aussi être sérieux), vous serez une personne plus saine et plus équilibrée.

Dans *The Complete Book of T'ai Chi Chuan*, Wong Kiew Kit écrit : « S'il n'y a que du yin et pas de yang, ou le contraire, alors, il n'y a pas de Tai Chi Chuan. » (Pour plus d'informations sur ce livre, voir annexe.)

# *Règle n° 7 : Gardez l'équilibre*

Dans le Tai Chi comme dans la vie, le problème de l'équilibre est le même pour tous, au niveau physique comme au niveau mental. L'équilibre physique est essentiel pour une pratique correcte du Tai Chi. Eh oui, c'est essentiel, pour pouvoir traverser le couloir menant à la salle de Tai Chi sans s'étaler de tout son long, ou pour pouvoir renvoyer une balle de tennis sans se casser la figure. Le Tai Chi exige et apporte non seulement la simplicité (voir la section « Règle n° 5 : Relâchez-vous plus bas », précédemment dans ce chapitre), mais aussi l'équilibre. Des études montrent que la pratique du Tai Chi peut être profitable pour les personnes âgées – et pour quiconque a besoin d'améliorer son sens de l'équilibre (pour plus de détails sur les études, voir chapitre 2), mais les professeurs eux-mêmes voient aussi la différence chez leurs élèves.

Manny a eu dans ses cours un certain nombre de personnes âgées qui, au bout de plusieurs semaines, disaient avoir fait des progrès au niveau de leur sens de l'équilibre dans les tâches quotidiennes, ainsi qu'au niveau de leur confiance dans le mouvement. Comment expliquer cela ? Le Tai Chi fortifie les jambes, les hanches et l'abdomen, il permet d'être mieux conscient de la position de son corps, et il apporte de l'aisance dans les mouvements, que ce soit en avant, en arrière ou vers le côté.

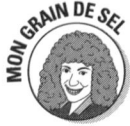

Un certain nombre de gens pensent que l'équilibre physique vient naturellement. Pourtant, comme la forme physique ou la force dans les jambes, l'équilibre physique est une question de pratique. Je me suis aperçue qu'il y a plusieurs années, quand j'étais une athlète de niveau national, je me foulais la cheville et je continuais ensuite à la tordre. J'avais besoin de faire des exercices d'équilibre, mais j'en fais toujours actuellement.

Le Tai Chi nous apprend aussi à avoir de l'équilibre dans notre vie quotidienne. On découvre alors comment vivre plus centré et plus calme, et comment éviter les deux extrêmes de l'échelle des tempéraments.

Un passage du *Tao Te King* dit ceci : « Le moment le plus opportun pour faire tomber un arbre, c'est soit quand il est encore petit et facile à déraciner, soit quand il est vieux et déjà prêt à tomber. À mi-chemin de ces deux extrêmes, il est difficile de le faire tomber. »

# Règle n° 8 : C'est l'ensemble qui doit bouger

Vous avez sûrement entendu dire que le tibia était accroché à l'os du genou, et que celui-ci était accroché au fémur. Eh bien, c'est valable aussi au Tai Chi. Votre corps tout entier est un ensemble indissociable, et tout mouvement effectué par une partie du corps entraîne une action ou une réaction dans une autre partie. Vous ne bougez pas simplement une main, ou un pied, et puis c'est tout. Le corps bouge comme un serpent, selon un certain rythme (sauf que votre corps à vous est vertical).

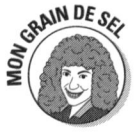

Quand vous étiez enfant, ne vous est-il jamais arrivé de tordre une serviette de toilette mouillée pour titiller votre petit frère ou votre petite sœur ? Vous donniez une impulsion à votre bras, et l'énergie passait à travers la serviette. Au Tai Chi, il se passe quelque chose de similaire dans votre corps, même si c'est plus lent. Le mouvement commence quelque part (par exemple dans vos pieds, plantés sur le sol) et se propage à travers votre corps, jusqu'à vos bras et vos mains.

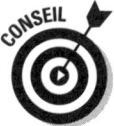

Pensez unité, continuité et coordination. Sans ces trois conditions, l'action devient désordonnée. Vous ne voulez tout de même pas faire un Tai Chi désordonné !

Un autre aspect du mouvement du Tai Chi est le fait qu'il ait lieu dans trois dimensions. En effet, les mouvements de cet ensemble qu'est votre corps se produisent de façon simultanée dans chacune des trois dimensions de l'espace. Parfois, ils se superposent aussi, ce qui permet de produire de la force avec peu d'effort. Cependant, l'idée n'est pas évidente à appréhender au début. En fait, vous n'avez sans doute pas envie de vous retrouver empêtré dans des considérations techniques. Vos mouvements risquent de ne pas s'enchaîner sans à-coups s'ils sont forcés (voir la section « Règle n° 2 : Tranquille », précédemment dans ce chapitre).

## C'est surtout une affaire de posture

Au chapitre 8, vous trouverez des instructions détaillées concernant les mouvements de base, les postures et les positions. Cependant, il existe aussi des règles de base pour la posture : elles sont liées aux aspects mentaux du Tai Chi. Si vous vous tenez correctement, le flux énergétique à travers votre corps sera plus satisfaisant, car vous serez mieux relié à la terre. Et ainsi, vous n'aurez pas de « coudes » à votre tuyau d'arrosage du *chi*. Dans la liste suivante, vous trouverez les règles posturales fondamentales, de la tête aux pieds, à suivre au cours de votre pratique :

- **La tête est levée comme si elle était suspendue par un cordon.** C'est ce qui permet à votre esprit de gagner le sommet de votre corps, c'est-à-dire votre tête, pour être mentalement plus éveillé.

- **Les dents se touchent légèrement mais ne sont pas serrées.** Des dents serrées bloquent la circulation du *chi.*

- **La langue touche le palais, juste derrière vos dents de devant.** Cela vous permet de relier entre eux deux canaux énergétiques (voir chapitre 10), afin que le *chi* puisse mieux circuler entre l'avant et l'arrière.

- **Les épaules se détendent vers le bas, mais sans être abaissées par la force.** Des épaules haussées ou abaissées avec force impliquent une tension musculaire qui peut ensuite se déplacer à travers votre corps, le *chi* risquant alors de monter et d'affaiblir votre organisme.

- **Le corps tient sur « cinq arcs ».** Cela signifie que votre buste doit être concave et que vos coudes et vos genoux doivent être fléchis avec souplesse. Si le buste est trop droit, le *chi* monte : vous avez alors trop de poids dans la partie haute de votre corps, et votre enracinement devient plus difficile.

- **Le coccyx reste au-dessous et s'abaisse dans la détente.** Là encore, pas de coudes dans le tuyau. Avec une tête haute, ce système allonge votre colonne vertébrale et ouvre davantage encore la circulation de votre *chi.*

- **Les genoux fléchissent mais ne vont pas au-delà de vos orteils, et votre poids s'abaisse vers la terre.** Cette règle vous permet de maintenir à coup sûr l'énergie avec le flux.

- **Les pieds s'enracinent fermement dans la terre, le corps étant centré.** Cette règle vous permet de relier à la terre le point d'acupuncture situé juste derrière la pointe de vos pieds et, ainsi, de capter le *chi* de la terre dans votre corps.

Si vous appliquez toutes ces règles correctement, vous serez « solide comme un chêne » au-dessous de la taille et « léger comme un saule » au-dessus : ainsi, la règle des contraires sera respectée ! (Voir la section « Règle n° 6 : Appréciez les contraires », précédemment dans ce chapitre).

Le regretté Zhang Lu Ping, un maître du Tai Chi, connaissait bien la technique de la spirale. Manny avait eu " le privilège d'être renversé par lui " (ce sont ses propres mots !) au cours d'un stage organisé sur un week-end. Manny croyait avoir bien préparé son mouvement d'attente, mais il dit que le maître le souleva aussi facilement que s'il avait été une feuille. Au moment où Zhang fit monter la force de la spirale dans ses bras et dans ses mains, celle-ci fut irrésistible.

Quand vous découvrirez comment faire bouger toutes les parties de votre corps selon une combinaison harmonieuse, vous pourrez donner à vos mouvements une force surprenante.

# *Règle n° 9 : Allez dans le sens du flux*

Le Tai Chi, c'est la continuité et la circulation sans interruption dans le temps ni dans l'espace. La qualité de la circulation, comme celle de l'équilibre (voir règle précédente), se caractérise physiquement et mentalement.

Physiquement, le mouvement du Tai Chi est souple, ronronnant et ininterrompu. Vos jambes, vos pieds et vos bras atteignent leur position finale en même temps, quelle que soit la distance qu'ils doivent parcourir. Cependant, ils ne s'arrêtent pas. Aux chapitres 8 à 11, il peut m'arriver de parler d'une « fin » dans une forme, mais en réalité, les formes n'ont jamais de fin. Sur le fleuve du Tai Chi, il ne saurait exister aucun barrage perturbant le flux. Quand vous arrivez à ce qui semble être une fin, vous franchissez ce moment et vous poursuivez le flux vers le prochain lieu. Cependant, les novices et autres Occidentaux non habitués à ce style de mouvement préfèrent envisager un mouvement avec un début et une fin, avant d'être capables de le concevoir comme un long fleuve qui coule.

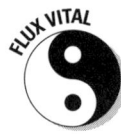

Avec le temps, la répétition de ce type de mouvement de flux vous permet de manifester votre chi.

Mentalement, votre esprit doit être placide, et il doit pouvoir rester concentré et conserver la conscience de votre corps. La capacité d'aller dans le sens du flux a aussi des implications sur votre vie quotidienne. Elle peut vous aider à réduire le stress et la pression de tous les jours. Vous concevez un moyen d'éviter de vous acharner ainsi, et vous vous rendez compte qu'il est beaucoup plus facile de se laisser porter par le courant du fleuve que de nager contre lui.

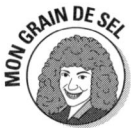

Voici une leçon de Manny : « Nous avons grandi en Caroline du Sud, près du bord de mer. On nous disait toujours que si nous nous retrouvions pris dans un courant sous-marin, nous devrions nager dans son sens jusqu'à ce qu'il s'apaise, pour pouvoir regagner la surface. C'étaient ceux qui luttaient contre ce courant qui se noyaient. » Il en tire la conclusion suivante : « La vie est parfois comme cela, aussi : des événements surviennent, sur lesquels vous n'avez aucun contrôle. La seule chose à faire est d'aller dans le même sens jusqu'à ce que vous puissiez trouver le moyen d'en sortir. C'est bien plus facile si votre esprit est calme et détendu et s'il va dans le sens du courant, que si votre esprit lutte et essaie en vain de forcer quelque chose. »

# Règle n° 10 : Restez enraciné

Même les pieds sur le sol, vous pouvez parfois vous retrouver en déséquilibre, ou peut-être simplement avoir la sensation d'être momentanément dans une position donnée. Au Tai Chi, il faut au contraire qu'à chaque mouvement vous vous sentiez fermement enraciné dans le sol.

Quand vous pratiquez le Tai Chi, le poids du corps est centré sur une verticale située entre la pointe du pied et le talon, et à égale distance des deux pieds. Cela, non seulement pour que votre adversaire invisible mais omniprésent ne puisse pas vous renverser avec un doigt, mais aussi pour que votre point énergétique soit tout à fait en contact avec la terre, afin de capter le chi dont votre corps a besoin.

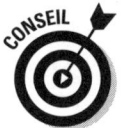

Essayez cet exercice que le professeur de Manny faisait faire à ses élèves. Il vous faut un partenaire. Commencez par enchaîner une série de formes. À un moment donné, sans vous avoir prévenu, votre partenaire devra crier « stop ». Vous devrez alors vous immobiliser immédiatement, quels que soient votre mouvement et votre position. Vous devrez pouvoir le faire sans chanceler, sans perdre l'équilibre et sans avoir à faire le moindre geste. Si vous en êtes capable, c'est que vous êtes bien enraciné et bien équilibré. Sinon, si vous utilisez votre élan, c'est que vous n'êtes pas assez bien enraciné, et que vous avez dû aller trop loin dans les formes par rapport à votre niveau.

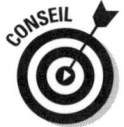

Évitez de vous asseoir sur vos talons et de vous pencher en vous appuyant sur la pointe de vos pieds. Ce sont des positions assez courantes, mais qui ne sont pas sûres. Vous devez aussi éviter, quand vous êtes debout ou quand vous marchez, d'avoir votre poids sur le côté intérieur ou extérieur de vos pieds. D'ailleurs, à la longue, si vous marchez ainsi, que ce soit dans la rue ou au Tai Chi, vous pourriez même en souffrir. Et vous ne devez jamais souffrir. Essayez simplement de vous tenir debout et de vous concentrer sur vos pieds : où sentez-vous la pression sur le sol ? Est-elle bien centrée, ou bien s'applique-t-elle sur un côté, ou sur l'autre ?

# Maître, combien de temps me faudra-t-il pour être le meilleur ?

Un jeune homme qui avait approché un vénérable maître du karaté lui demandait : Combien de temps faut-il que je m'entraîne pour devenir le meilleur karatéka de tout le Japon ?

— Dix ans, répondit le maître.

— Dix ans, c'est long, fit le jeune homme. Et si je pratique en faisant deux fois plus d'effort que tous les autres ?

— Vingt ans, répondit le maître.

— Et si j'y mets toute mon ardeur, jour et nuit, en ne m'arrêtant que pour manger et pour dormir ?

— Trente ans, répondit le maître.

— Maître, s'exclama le jeune homme, comment se fait-il qu'à chaque fois que je dis que je ferai davantage d'efforts, vous me répondiez que cela me demandera plus de temps ?

— C'est que, lorsqu'on ne cesse pas de fixer l'objectif à atteindre, il ne reste plus qu'un œil pour trouver le chemin.

# Troisième partie
# Passez aux choses sérieuses

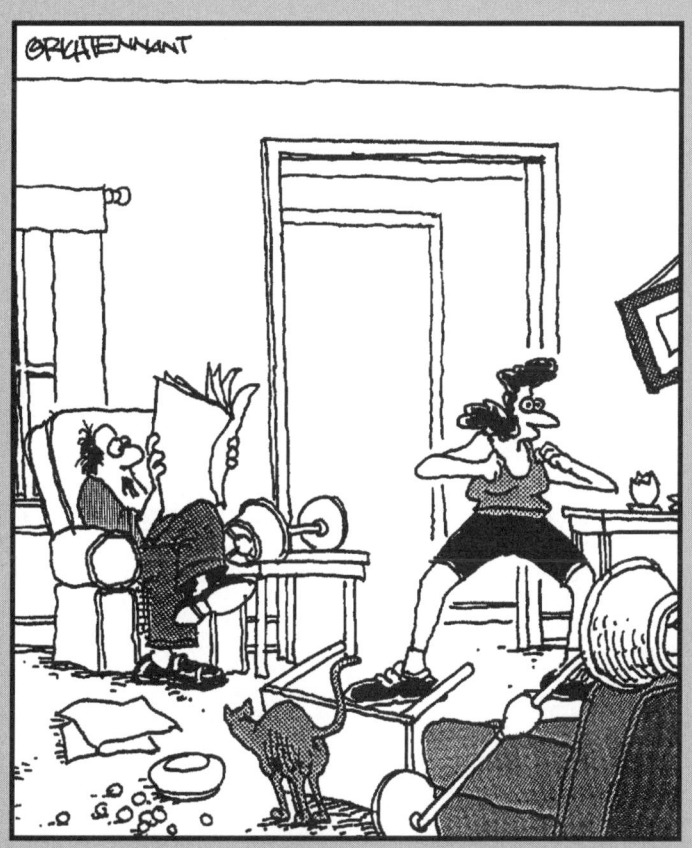

« Toi, le Tai Chi, ça te détend ! Eh bien, tu m'en vois ravi ! »

## Dans cette partie...

Dans les deux premières parties de ce livre, vous avez commencé à découvrir ce qu'était le Tai Chi. Vous avez peut-être apprécié cet aperçu des traditions et ces quelques éléments d'histoire, et vous avez dû trouver intéressantes ces règles destinées à vous permettre de tirer profit du Tai Chi.

Il est temps maintenant de passer à l'action.

Dans cette partie, non seulement vous apprendrez les postures de base, les techniques de respiration et d'autres éléments qui sont fondamentaux pour toute forme de pratique du Tai Chi, mais vous allez aussi commencer à pratiquer certains enchaînements et certaines formes. Vous allez apprendre comment les enchaîner pour sentir vraiment la continuité du flux. Vous allez vous intéresser à la forme courte du style Yang traditionnel – une forme courte qui est assez longue pour remplir trois chapitres – et à une forme plus courte conçue pour les débutants, pour les personnes âgées et pour quiconque recherche un moyen plus facile de commencer.

# Chapitre 8
# Acquérir les bases

. . . . . . . . . . . . . . . . . . . . . . . . . . . . . . . . . . . . . . . . . . .

*Dans ce chapitre :*

▶ Familiarisez-vous avec les mouvements de base

▶ Sachez comment tenir vos mains et vos bras

▶ Prenez une bonne position

▶ Échauffez-vous pour faire vos formes sans problème

▶ Un aperçu des grandes transitions

. . . . . . . . . . . . . . . . . . . . . . . . . . . . . . . . . . . . . . . . . . .

*L*e Tai Chi a derrière lui toute une philosophie, une langue, une culture et une histoire : tout un univers fascinant à étudier – dont je vous donne un aperçu dans les parties I et II – pour mieux comprendre le pourquoi et le comment de chaque mouvement.

Cependant, si vous voulez vraiment pratiquer le Tai Chi – si vous voulez vraiment *faire* les mouvements constituant ce que l'on appelle le Tai Chi, et non pas seulement vous instruire à ce sujet –, vous pouvez vous lever et commencer. Rien ne vaut une expérience directement vécue.

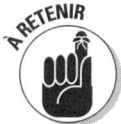

Quelle que soit l'école, quel que soit le professeur, quel que soit le style de Tai Chi que vous apprenez, certaines notions reviendront encore et toujours. Dans ce chapitre, je commence par les aborder l'une après l'autre, depuis la manière de se tenir et de respirer jusqu'à la manière de tenir vos mains et vos pieds, en passant par le langage du Tai Chi.

Ensuite, je vous montre comment appliquer certaines de ces notions fondamentales à un ou deux mouvements d'enchaînement qui reviennent encore et toujours dans un certain nombre de formes, notamment celles expliquées aux chapitres 9 à 12.

Une fois que vous avez vu tout cela, je vous parle d'une séquence – d'un exercice, si vous préférez – qui vous aidera à assimiler l'essentiel, et je vous montre aussi comment vous échauffer avant de faire les formes, en tirant parti de l'expérience des séances d'échauffement par lesquelles mon collaborateur, Manny, a l'habitude de commencer ses cours. C'est là que vous commencez à bouger vraiment. Alors, décollez-vous donc de votre chaise, trouvez un espace agréable, qui vous permette de vous libérer l'esprit, et respirez un bon coup... Vous voilà prêt à commencer le Tai Chi !

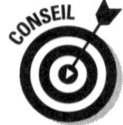

Pour mieux faire les mouvements du Tai Chi, il vous faut assimiler les bases que je présente dans ce chapitre : les détails sur les mains et sur les pieds, les instructions concernant les enchaînements et la manière de vous échauffer, etc. Cependant, la première chose que vous devez vous rappeler est celle-ci : il ne faut pas trop s'attacher aux détails. Si vous passez tout votre temps à vous demander si l'écart entre vos deux pieds n'est pas légèrement trop grand ou trop petit, vous ne parviendrez jamais à éprouver la véritable sensation du Tai Chi, et si votre cerveau est trop occupé à analyser la posture de votre corps, vous n'apprendrez sans doute jamais à laisser circuler votre *chi*. Par conséquent, essayez d'appliquer correctement les règles fondamentales, mais sachez aussi lâcher prise pendant que vous pratiquez. Avec le temps, tout se mettra en place.

# Le plus essentiel

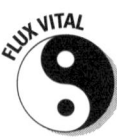

Deux choses, la posture et la respiration, sont essentielles non seulement pour le Tai Chi, mais aussi pour votre existence en général. C'est d'ailleurs ce qui fait la beauté du Tai Chi : ses fondements, ses règles et ses notions de base sont des choses que vous pouvez apprendre et appliquer de façon presque immédiate dans votre vie quotidienne. Par conséquent, dites-vous que ces deux choses essentielles vous aident à vous tenir debout. Et comme vous le savez bien, avant de marcher et de courir, il faut savoir se tenir debout. Vous apprendrez aussi dans ce chapitre à respirer pleinement, et ainsi, vous pourrez également mieux vivre.

## La posture du Tai Chi

La posture, vous en avez sans doute entendu parler souvent, et depuis tout petit, que vous y ayez fait attention ou non. Combien de fois avez-vous entendu quelqu'un vous dire « tiens-toi droit(e) », « assied-toi correctement » ou « redresse-toi » ? À force d'être ainsi corrigé, ou malgré cela, vous avez dû prendre une des habitudes suivantes :

- Vous tenir très bien selon les critères occidentaux, c'est-à-dire vous tenir très droit, de façon inflexible, ce qui vous oblige à vous raidir tout le temps.

- Vous tenir très mal, au point de ne plus savoir faire autrement. Peut-être avez-vous tendance à vous tenir avachi, à vous casser en deux, à sortir les fesses ou à laisser votre menton pendre sur votre poitrine.

✔ Vous tenir de façon extrêmement rigide, comme un militaire, ce qui signifie que vous vous tenez peut-être bien droit, mais que votre poitrine est comprimée, tendue, et que vos épaules sont étroitement tirées en arrière.

Malheureusement, aucune de ces façons de se tenir ne convient bien au Tai Chi, et la tension qu'elles impliquent chacune est peut-être la raison pour laquelle vous avez mal quelque part : au dos, aux épaules ou au cou.

### Prenez conscience de votre posture habituelle

Avant de pouvoir travailler sur une posture de Tai Chi vraiment chouette, prenez un moment pour voir si vous avez bien conscience de ce que vous êtes en train de faire actuellement.

Tenez-vous debout comme vous avez l'habitude de le faire. À présent, examinez dans une glace les courbes de votre colonne vertébrale, d'abord de face, ensuite de profil. Les courbes naturelles de votre colonne vertébrale doivent rester visibles : ce sont elles qui lui permettent de mieux supporter les impacts (les courbes ondulant d'avant en arrière comme un S gracieux au niveau du cou, au milieu du dos et au bas du dos ont toutes trois leur importance). Cependant, à mesure que vous examinez votre posture, posez-vous les questions suivantes :

✔ Ces courbes ne sont-elles pas excessivement accentuées ?

✔ Le bas de votre dos n'est-il pas trop creusé, d'où un ventre qui sort ?

✔ Vos épaules ne sont-elles pas un peu ramassées vers l'avant, d'où une poitrine creusée ?

✔ Votre tête et votre menton ne s'avancent-ils pas, de telle sorte que la verticale du lobe de votre oreille atteindrait le sol en avant de votre poitrine ?

### Redressez-vous et détendez-vous en adoptant une posture de Tai Chi

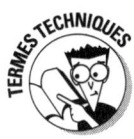

Vous voilà prêt pour le « Grand Ultime ». Comment ? Mais oui, vraiment, la posture de base du Tai Chi par excellence, la posture Wu Chi, peut être appelée ainsi : le Grand Ultime. En effet, tant que vous ne vous tiendrez pas correctement, vous ne pourrez pas bouger correctement, et tant que vous ne bougerez pas correctement, vous ne sentirez jamais votre *chi*.

Il ne s'agit pas simplement de vous tenir droit, mais de vous tenir droit avec de la puissance et en même temps sans tension, tout en gardant le contrôle total de ce que vous faites.

Je vais à présent vous décrire la posture de base (appelée aussi « position du cavalier »), en commençant par les pieds :

1. **Tenez-vous droit, vos pieds écartés de la largeur de vos épaules environ, ou peut-être écartés de 10 à 20 cm, et parallèles.**

2. **Avancez légèrement les genoux, de façon qu'ils ne soient pas bloqués. Pensez que vous devez assouplir vos articulations.**

3. **Laissez descendre légèrement votre coccyx en même temps que vous avancez les genoux.**

   Ne forcez pas. Votre coccyx doit simplement descendre légèrement à la verticale quand vous détendez vos articulations des genoux. La courbe de vos lombaires (du bas du dos) doit s'aplatir un peu.

   Jusqu'ici, ce que vous avez fait n'a eu aucune incidence sur tout ce qui est au-dessus de votre taille, n'est-ce pas ? Bien. Passons donc maintenant au haut du corps.

4. **Relâchez votre buste et vos épaules.**

   Je ne vous demande pas de vous avachir, on est bien d'accord ? Adoptez simplement un maintien moins militaire.

5. **Laissez votre buste s'afaisser légèrement.**

   Là encore, je vous ne demande pas de ressembler au bossu de Notre-Dame. Détendez simplement votre poitrine vers le bas, qu'elle soit légèrement concave du fait que vous relâchez vos épaules.

6. **Sentez vos bras pendre naturellement de chaque côté.**

7. **Imaginez que votre tête est suspendue au-dessus de votre corps, comme si une cordelette fixée en son sommet la tirait vers le haut. Sentez votre cou s'allonger et se relâcher.**

8. **Ouvrez les lèvres, mais très légèrement, comme si vous alliez sourire.**

9. **Faites que vos dents se touchent légèrement, et que votre langue touche votre palais, juste derrière vos incisives.**

   On dit que cela permet de réguler le flux de salive pendant la séance.

   Ne serrez pas les dents ! Cela entraînerait une pression supplémentaire sur l'ensemble de votre corps !

10. **Enfin, relâchez tous vos muscles, respirez pleinement (je traite de la respiration dans la section qui suit) et faites en sorte que votre regard se tourne « vers l'intérieur » : vous regardez droit devant vous, mais vous ne regardez rien en particulier.**

Vous voilà à présent dans la position du Grand Ultime, la grande posture du Tai Chi (voir figure 8-1). Si une cordelette tendue par un léger poids descendait tout droit du sommet de votre crâne, elle traverserait votre torse, passerait par le milieu de votre bassin et atteindrait un point situé juste entre vos pieds.

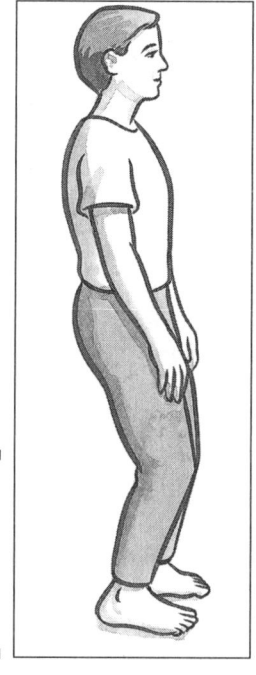

**Figure 8-1** :
La posture
du Tai Chi :
de la puis-
sance dans
la relaxation

# La respiration du Tai Chi

La respiration est une chose naturelle. Vous pouvez arrêter de respirer, mais pas longtemps. Et la respiration sera la dernière chose qui cessera. Pourtant, respirer pleinement n'est pas si naturel. On a plutôt tendance à rester bloqué et à respirer de façon superficielle, avec la tension et le stress – ou même simplement parce qu'on contracte tout le temps ces foutus abdos.

Pour pratiquer le Tai Chi de façon profitable, une respiration pleine et bien comme il faut est essentielle.

La respiration du Tai Chi est :

- ✔ Lente, tout comme le sont les mouvements.
- ✔ Pleine, mais sans jamais forcer.
- ✔ Coordonnée aux mouvements, pour optimiser le flux.

## Respirez avec le ventre

La respiration du Tai Chi fait appel aux abdominaux, et non au haut du corps. À la naissance, quand vous n'êtes encore qu'un nourrisson qui braille, vous utilisez vos abdominaux : vous savez très bien que c'est de cette façon que vous avez le plus de puissance pour hurler – et pour capter l'attention de maman ou de papa. En grandissant, vous vous habituez à bloquer votre respiration, à l'empêcher d'atteindre le ventre : ainsi, vous n'utilisez pas toute la capacité de vos poumons, et il est certain que vous perdez aussi en puissance.

Alors, maintenant, le ventre !

Une inspiration saine, pleine et profonde descend jusqu'à la région abdominale (le ventre, quoi !) et a pour effet de la pousser vers l'extérieur. Si vous soufflez dans un ballon, il ne restera pas plat, n'est-ce pas ? Votre ventre, c'est pareil. C'est quand le ventre se gonfle que davantage d'air dans les poumons. Davantage d'air entre dans les poumons, cela signifie aussi davantage de bon oxygène dans le sang, et davantage de mauvais gaz carbonique expulsé.

Ne forcez pas ces inspirations profondes en contractant ou en gonflant le ventre et la poitrine plus que ce que vous pouvez faire naturellement. Et, une fois pour toutes, ne haussez pas les épaules sous prétexte de chercher à inspirer davantage d'air.

Quand vous expirez, votre ventre se détend pour laisser simplement l'air ressortir de vos poumons. De même que vous ne devez pas cesser d'inspirer avant que votre ventre y participe, vous ne devez pas cesser d'expirer avant que l'air soit entièrement libéré. Ne cherchez pas non plus à aller plus loin que ce qui sort naturellement.

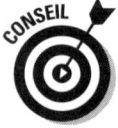

En inspirant, essayez de centrer votre respiration autour du Dan Tien (pour plus de détails à ce propos, voir chapitre 13). En expirant, pensez que l'énergie provient du Dan Tien, remonte par la colonne vertébrale, ressort par vos mains et descend par vos jambes, jusqu'à vos pieds.

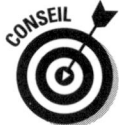

Imaginez une vague qui traverse votre corps à chaque inspiration et à chaque expiration. Cette vague parcourt tout votre torse, des épaules au pubis.

### Coordonnez votre respiration et vos mouvements

Pour respirer comme le Tai Chi l'exige, il ne faut pas seulement respirer avec le ventre. Il faut aussi inspirer et expirer aux bons moments, en fonction des mouvements. Ainsi, vous aurez davantage de puissance au moment où vous en aurez besoin, et vous serez plus détendu quand ce sera nécessaire.

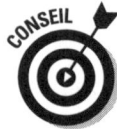

Si vous suivez des cours, peut-être votre professeur ne parlera-t-il pas de la respiration tant que vous n'aurez pas appris les mouvements. D'autres, plus avisés, en parlent dès le premier jour, car ils considèrent que cela aide à rendre les mouvements plus lents et plus souples.

Il faut que vous sachiez qu'en matière de technique de respiration, il existe différents courants de pensée : pour certains, il vaut mieux ne même pas y penser. J'ai là-dessus un avis très simple : n'oubliez pas, tout simplement, de respirer de la façon que vous sentez être la meilleure. La technique, vous y penserez plus tard (si vraiment vous voulez y penser).

Voici quatre conseils fondamentaux pour respirer :

- 🖛 Quand vous levez les bras, inspirez, et quand vous les abaissez, expirez.
- 🖛 Quand vous ouvrez les bras, inspirez, et quand vous les refermez, expirez.
- 🖛 Quand vous poussez, expirez, et quand vous tirez ou ramenez vers vous, inspirez.
- 🖛 Quand vous frappez (de la main ou du pied), expirez, et quand vous retirez la main ou le pied, inspirez.

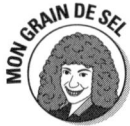

Franchement, ne vous torturez pas les méninges avec cette histoire de respiration. Il n'y a pas de quoi se congestionner et rester noué. C'est surtout une question de bon sens. Laissez simplement votre corps faire ce qui lui est naturel, puis pensez-y. Il y a toutes les chances pour que ce que vous faites soit déjà ce qui convient.

Pour conclure là-dessus : n'arrêtez pas de respirer. Retenir sa respiration, c'est pire que respirer « mal ».

## Maintenant, on bouge

Maintenant que vous réussissez à bien vous tenir debout et à bien respirer (ma parole, c'est comme si vous étiez de nouveau un marmot !), il est temps de bouger un peu. Attention, il s'agit de marcher, pas encore de courir !

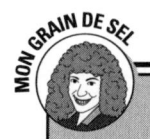

### Débarrassez-vous des vieilles habitudes

Comme toute personne apprenant le Tai Chi, vous devez avoir l'expérience d'une autre forme de mouvement : qu'il s'agisse de la danse, de la course à pied, du judo, etc. Vous pouvez donc avoir des habitudes qui auront un impact sur votre manière d'assimiler les bases, concernant la façon de tenir vos mains et vos pieds.

Pour ma part, j'ai pratiqué plusieurs sortes de danses, et mes mains ont spontanément envie de se comporter comme celles d'une danseuse de ballet, avec des poignets légèrement souples et un majeur qui a tendance à tomber un peu. Les professeurs de Tai Chi me le font remarquer, et j'essaie de changer cela, mais les vieilles habitudes ont tendance à revenir. Faites preuve de patience envers vous-même : tout cela demande du temps.

Certains professeurs se refuseront à séparer le problème de la position des pieds ou des mains et à enseigner ces positions séparément des formes elles-mêmes. C'est peut-être mon esprit occidental qui m'influence, mais je veux savoir à quoi ressemble telle ou telle partie de mon corps pour que tout se passe bien quand je commencerai à faire les mouvements. Voici donc les positions de base des mains et des pieds, ainsi qu'une ou deux transitions qu'on retrouvera souvent.

## Prenez la bonne direction

Généralement, dans le Tai Chi classique, l'orientation du mouvement peut être définie de deux manières : selon les points cardinaux (nord, sud, est, ouest) ou selon la position des aiguilles d'une horloge (midi, six heures, etc.). Certes, par rapport à la gymnastique traditionnelle des Occidentaux, dans laquelle on doit simplement faire face au professeur, puis pivoter à gauche ou à droite, il faut utiliser un peu plus ses méninges.

Quant à savoir quelle est la meilleure méthode, il existe plusieurs écoles. Avec la méthode de l'horloge (celle que j'utilise dans ce livre), midi est devant vous, quelle que soit votre position (pas toujours, je vous l'accorde). C'est là qu'existe une autre exception : pour certains, le vrai midi, c'est derrière. N'oubliez pas ceci : Rien de ce qui est cohérent et de ce qui a sa raison d'être ne peut vraiment être faux ou erroné. Pour vous, si midi est devant vous, alors vous avez trois heures à votre droite, six heures derrière vous et neuf heures à votre gauche. Je préfère cela, car midi reste midi. Point barre.

D'un autre côté, avec les points cardinaux, vous pouvez entendre le professeur dire « face au nord » sans qu'il s'agisse vraiment de la direction du pôle Nord. Il peut s'agir simplement d'une façon de se représenter la direction qui se trouve être celle de devant. C'est pourquoi je trouve que cette méthode a quelque chose de perturbant. Un autre moyen de désigner les directions consiste à appeler simplement les positions devant, derrière, droite et gauche. Malheureusement, avec les déplacements mesurés du Tai Chi, la méthode risque d'être très inexacte. Deux heures (nord-est), est-ce devant à droite ? La figure 8-2 vous donne une idée de ce que tout cela peut rendre.

Mon collaborateur Manny voit les choses un peu différemment, et nous nous sommes amusés, lui et moi, à parler des formes en utilisant ces différents « langages » sur les directions. Pour lui, il existe véritablement une « horloge » différente pour le corps (la colonne vertébrale étant le point central autour duquel bougent les mains et le torse) et pour les pieds (le talon étant le point central). Quand vous en serez aux bases, plus loin dans ce chapitre, et aux formes, dans les chapitres 8 à 11, vous remarquerez que je dis parfois que votre torse doit être tourné vers X heures tandis que vos pieds doivent être tournés vers Y heures.

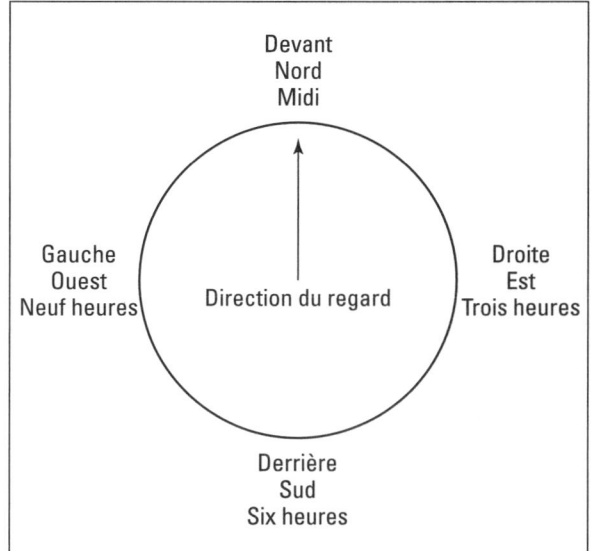

**Figure 8-2** :
Une carte et
une boussole

## Que faites-vous de vos mains et de vos pieds ?

Prenez quelques minutes pour examiner ces positions statiques. En les considérant – et en les ressentant – de façon séparée, vous pouvez ensuite améliorer un mouvement ou une position. Bien sûr, tout au long de cet apprentissage, vous pourrez vous aider des illustrations et les imiter, si cette façon d'apprendre vous convient.

### Le bras et la main

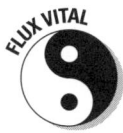

Pour vos bras et vos mains, l'objectif est qu'ils restent recourbés et souples, mais toujours pleins d'énergie, avec de la puissance et sans mollesse. N'écartez pas le majeur comme le font les danseurs (et comme j'ai l'habitude de le faire). Le principe de cette position recourbée mais solide, c'est de permettre la circulation du *chi* à travers votre corps, vers les mains et vers les pieds. La figure 8-3 vous montre comment tenir vos bras et vos mains.

1. **Tenez vos deux bras droit devant vos épaules, paumes orientées vers l'avant, doigts droits, mains tendues et coudes droits.**

2. **Assouplissez légèrement vos doigts et votre pouce pour que la paume de la main soit légèrement incurvée, comme si vous essayiez de tenir un ballon de taille moyenne avec une seule main. Vos doigts doivent être détendus sans subir de pression.**

3. En même temps, détendez et écartez légèrement vos coudes (un geste qu'ils ont tendance à vouloir faire automatiquement quand vous détendez vos mains). Toutefois, vos coudes ne doivent pas être tombants.

4. Maintenant, imaginez que vous teniez un ballon très, très gros entre vos mains. Déplacez-le vers le haut et vers le bas, devant vous, sans rien changer à la position de vos mains.

Vous formez maintenant une ligne courbe qui part de votre épaule et passe par l'extérieur de votre coude et par le dos de votre poignet et de votre main, pour finir au bout de vos doigts. N'oubliez pas que la courbe est un des principes fondamentaux du Tai Chi. Pour en savoir plus sur ces principes, voir chapitre 7. Le poignet est souple, mais ne forme pas un angle abrupt entre l'avant-bras et le dos de la main. Tout angle abrupt pourrait engendrer un pli dans le circuit de votre *chi*.

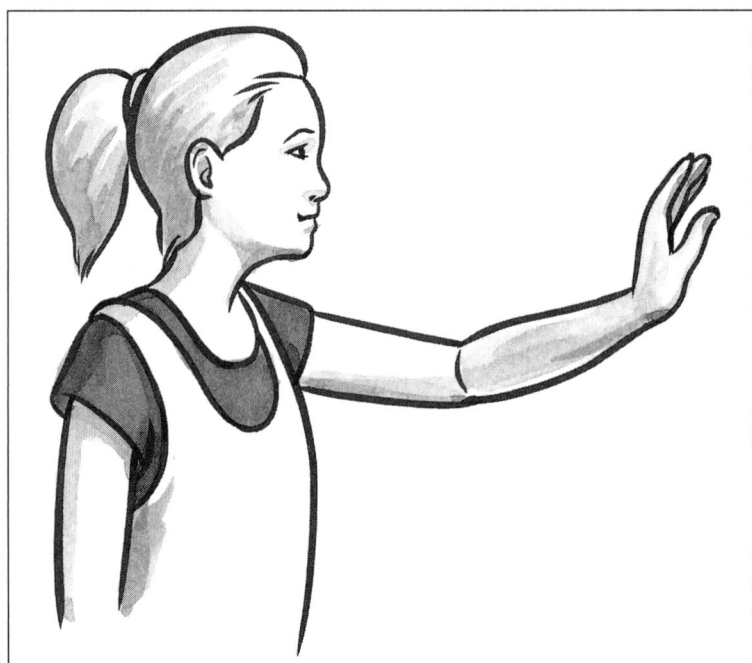

**Figure 8-3** : Le bras et la main au Tai Chi

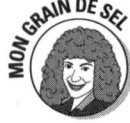

Dans cette position recourbée du bras et de la main, si vous teniez votre paume orientée vers le sol, un chapelet d'eau pourrait couler de votre coude vers le dos de votre main.

### « Tenir le ballon »

On dit aussi « Tenir la boule ». Les noms que l'on donne à cette position sont inspirés de ce qu'elle évoque. J'ai un point faible pour l'appellation « Tenir le ballon », car elle évoque chez moi l'idée de la légèreté, de la souplesse et de ce qui flotte.

Dans cette position, vous avez l'impression de tenir un ballon devant vous (non, pas possible ?). Vos bras et vos mains, au-dessus et au-dessous, paraissent suivre la circonférence d'un gros ballon bien gonflé (voir figure 8-4).

Tenez-vous tout d'abord pieds parallèles, de sorte que vous n'aurez pas besoin de vous demander jusqu'où vous devez lever un pied ou l'autre. Une fois que vous aurez assimilé la position « Tenir le ballon », vous pourrez l'essayer aussi à d'autres étapes de l'enchaînement, notamment le « Pas de centrage », dont je parle un peu plus loin dans ce chapitre, là où j'aborde les transitions.

1. **Amenez la main gauche, paume vers le ciel (ainsi que le bras) devant vous au niveau des hanches, mais sans l'amener au-delà de votre côté droit.**

2. **Amenez la main droite, paume vers le sol (ainsi que le bras) devant vous au niveau du buste, mais sans l'amener au-delà de votre côté gauche.**

3. **Détendez les deux coudes, et n'oubliez pas que vous pratiquez un Tai Chi de base : à présent, entre vos mains, vous tenez un ballon.**

4. **Essayez cette même position en inversant les mains : dans les formes, vous devrez souvent pratiquer ce genre d'inversion.**

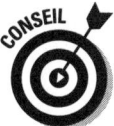

La position des mains et leur hauteur peuvent changer légèrement, en fonction de la forme que vous êtes en train de commencer ou de terminer. Elles peuvent aussi changer un peu selon le style du professeur ou selon l'école de Tai Chi.

### Le « Poing du Tai Chi »

Le style de poing du Tai Chi que j'utilise dans ce livre est le poing vertical. En d'autres termes, si vous ouvriez votre poing, on pourrait croire que vous êtes sur le point de serrer la main de quelqu'un (au lieu de le boxer). Ainsi, les os de l'avant-bras et de la main sont dans une position plus solide et plus stable, comme à la figure 8-5. D'autres écoles utilisent d'autres types de poings.

1. **Tenez votre main devant vous comme si vous alliez serrer la main de quelqu'un.**

2. **Refermez les doigts pour former un poing. Votre pouce doit être posé sur les phalanges des autres doigts et vers le centre du corps, et non pas pris à l'intérieur des autres doigts. Votre poing doit être entièrement fermé, mais sans être serré.**

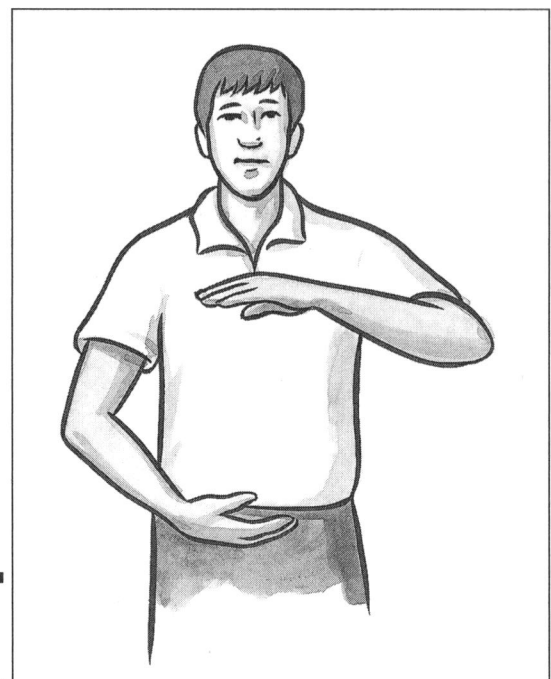

**Figure 8-4 :**
Tenir le
ballon

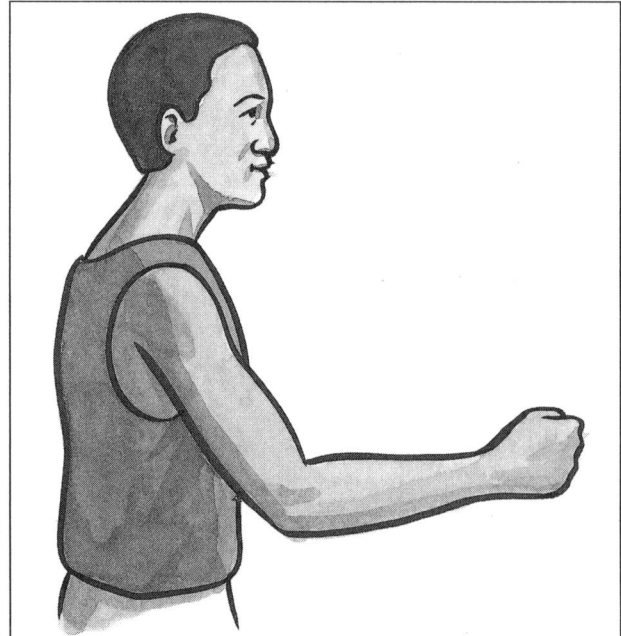

**Figure 8-5 :**
Le Poing du
Tai Chi

Votre poignet ne doit pas former d'angle derrière le poing : ce serait une faiblesse. Au contraire, assurez-vous que le dos de votre main soit *grosso modo* dans le même plan que votre avant-bras.

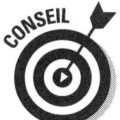

La différence avec le poing des boxeurs occidentaux, c'est que les muscles de l'avant-bras et de la main doivent rester détendus. Pour former le poing, inutile de déployer davantage d'énergie !

### La « Main qui retombe »

La « Main qui retombe », aussi appelée « Position des cinq doigts réunis », « Crochet » ou « Bec de grue », est une position typique du Tai Chi. Dans la forme Yang, version courte, que j'explique aux chapitres 9 à 11, la « Main qui retombe » n'apparaît que pour le « Simple fouet ». Cependant, elle est assez inhabituelle, à mon avis, pour mériter d'être illustrée ici. Si vous poursuivez votre apprentissage du Tai Chi, vous pourrez la retrouver dans d'autres formes.

Le plus dur, c'est peut-être de faire la « Main qui retombe » tout en maintenant l'autre main détendue (voir figure 8-6). Au début, vous aurez l'impression que c'est comme si vous deviez vous masser l'estomac tout en vous tapotant la tête !

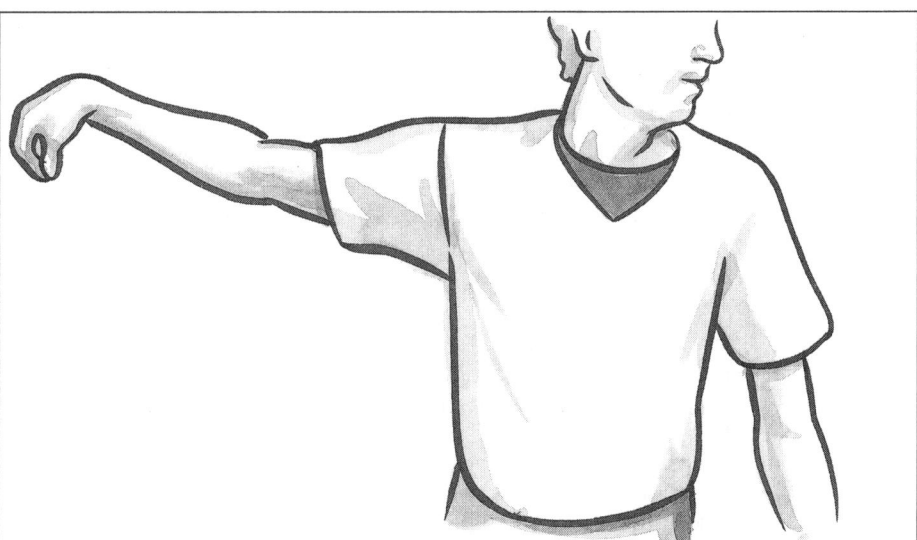

**Figure 8-6** :
La Main qui
retombe

1. **Levez un bras vers le côté, paume vers le sol.**

2. **Abaissez vos doigts tout en réunissant leurs extrémités avec celle de votre pouce (sauf celle de votre petit doigt, qui doit arriver entre l'annulaire et le pouce).**

3. **Détendez légèrement les phalanges, de telle sorte que votre main, quand vous la levez en laissant pendre vos doigts, ressemble au bec d'une grue. Comme pour le poing, les doigts et l'avant-bras doivent rester détendus.**

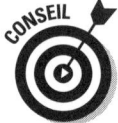

Ce doit être comme si vous tentiez de saisir un objet vraiment tout petit, sur une table. En fait, si vous posiez vos doigts sur une surface plane, ils seraient tous en contact avec cette surface.

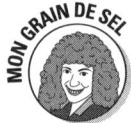

C'est comme si vous jouiez aux ombres chinoises, en choisissant de représenter d'abord une grue (ou une oie) !

## À la base, tout est dans les pieds

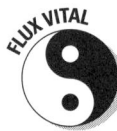

Comme vous êtes en appui sur vos pieds, leur position revêt une grande importance. C'est même de vos pieds que dépendra la réussite ou l'échec de votre apprentissage. Si vos pieds ne sont pas positionnés correctement, vous risquez de perdre le *chi* (ce fameux flux d'énergie), et donc de perdre votre force. Même si vous n'avez pas l'intention de combattre (ce qui est très probablement le cas), il serait dommage de compromettre votre capacité de vous détendre et de ressentir la paix et la tranquillité qu'un bon flux d'énergie peut vous apporter.

Dans la forme abrégée dont je traite aux chapitres 9 à 11, deux positions reviennent encore et encore : les positions « Pas carré avant » et « Pas carré arrière ». J'en présente tout de même deux autres – les positions « Sur une jambe » et « À cheval » – qu'il est bon de pratiquer en raison de l'équilibre (ou pouvoir de méditation) qu'elles permettent d'acquérir et de la force qu'elles donnent aux jambes. Si vous vous mettez sérieusement au Tai Chi, ces deux positions feront partie de votre capital.

### La position « Pas carré avant »

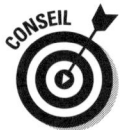

Pratiquez la position « Pas carré avant » sans craindre d'en abuser, car elle constitue le fondement d'un certain nombre de mouvements du Tai Chi. Elle est appelée aussi « Position de l'arc » (ou « Position de l'arc et de la flèche ») parce que vous devez recourber votre jambe de devant un peu comme s'il s'agissait d'un arc que vous bandez, tandis que votre jambe de derrière reste plus droite, comme une flèche prête à partir. Attention, c'est simplement une image, pour mieux vous rappeler la position : votre jambe de derrière ne doit pas être vraiment droite. La figure 8-7 vous montre la position. Cette position n'est pas aussi symétrique que les autres, par conséquent elle met davantage vos muscles à l'épreuve. Vous pouvez aussi la pratiquer conjointement avec diverses positions des mains, et vous en servir également pour la méditation.

1. **Tenez-vous tout d'abord debout, les pieds parallèles et écartés de la largeur du bassin, en direction de midi. Fléchissez légèrement les genoux, en gardant le poids du corps centré sur les deux pieds et le bassin légèrement rentré. Si vous avez besoin d'un rappel, révisez la posture du Tai Chi (ou « Position du cavalier »).**

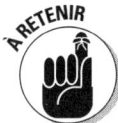

   Cette position des pieds parallèles est caractéristique du début et de la fin des formes. Elle est aussi celle qui convient pour la méditation.

2. **Déplacez légèrement le poids du corps sur le pied gauche, puis tournez légèrement le pied droit vers l'extérieur (d'environ 45°, soit à une heure et demie) en pivotant sur le talon.**

   Cela vous permet de garder le bassin relâché et la colonne vertébrale alignée, sans avoir le dos cambré. À présent, déplacez le poids du corps sur le pied droit.

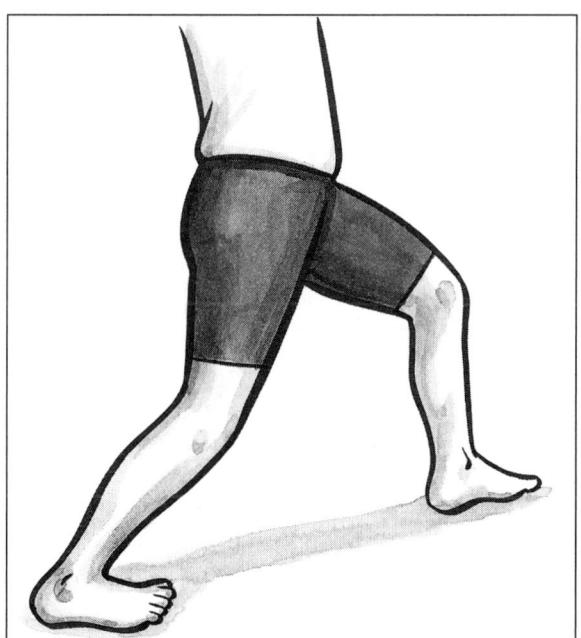

**Figure 8-7 :**
La Position
de l'arc

3. **À peu près en même temps que vous pivotez sur le talon, commencez à recourber légèrement le genou droit et à transférer le poids du corps sur le pied droit. En même temps, redressez le genou gauche, tout en décollant les orteils du sol et, en partant du talon, faites un pas. Posez d'abord le talon sur le sol (doucement) puis déroulez le reste du pied jusqu'à le mettre à plat.**

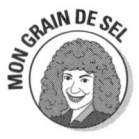

Imaginez que vous soyez en train de vous approcher de quelqu'un à pas feutrés, en voulant rester vraiment très discret !

**4. Au moment de reposer le pied gauche, la jambe droite doit presque devenir droite, et vous transférez 60 à 70 % du poids du corps sur la jambe de devant, recourbée au niveau du genou. Vous semblez alors être en mouvement vers l'avant.**

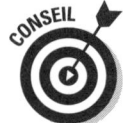

Dans cette position, les orteils du pied gauche doivent être dirigés vers l'avant. Les orteils du pied droit doivent être légèrement tournés vers l'extérieur. Par ailleurs, vos pieds doivent être un peu écartés (de la largeur des épaules, à peu près) – comme si vos talons étaient disposés sur les coins opposés d'un carré tracé sur le sol.

### La position « Pas carré arrière »

Dans la position « Pas carré arrière », le pied arrière supporte *tout* le poids du corps, tandis que le pied droit est libre de toute pression. Dans ces deux notions opposées, on retrouve l'application du principe du yin et du yang.

Comme le montre la figure 8-8, cette position constitue une étape, elle n'est pas précédée d'une simple position debout. Suivez pas à pas mes instructions pour pouvoir prendre une position correcte et l'assimiler de façon statique avant de la mettre en pratique dans le mouvement.

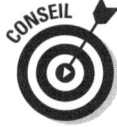

La position « Pas carré arrière » ressemble beaucoup au « Pas de centrage » (voir « Pas de centrage » un peu plus loin, dans la partie consacrée aux transitions), sauf qu'ici, la hanche du côté du pied qui est sans poids est tournée vers l'intérieur, et la pointe du pied se trouve devant le pied qui supporte le poids du corps, plutôt qu'à côté. Remarquez que, dans ma présentation de cette position, le pied de devant, celui qui est sans poids, est entièrement sur le sol. Au contraire, certains maîtres soulèvent le talon du pied avant, en n'en laissant que la pointe au sol. D'autres font même le contraire. Comme toujours, il faut garder l'esprit ouvert aux divers styles d'enseignement.

**1. Tenez-vous tout d'abord debout, les pieds parallèles et écartés de la largeur du bassin. Fléchissez légèrement les genoux, en gardant le poids du corps centré sur les deux pieds et le bassin légèrement rentré. Placez la pointe dea pieds comme pour toucher une ligne droite imaginaire sur le sol, devant vous.**

**2. Faites un pas en avant du pied gauche, et placez le talon au-delà de la ligne imaginaire.**

**3. Déplacez le poids du corps vers l'arrière, en fléchissant les deux genoux autant que cela vous est possible.**

Vous devez être en équilibre sur votre jambe droite, et assez fortement enraciné pour pouvoir soulever le talon, la pointe et tout le pied gauche sans tomber ni devoir corriger votre posture.

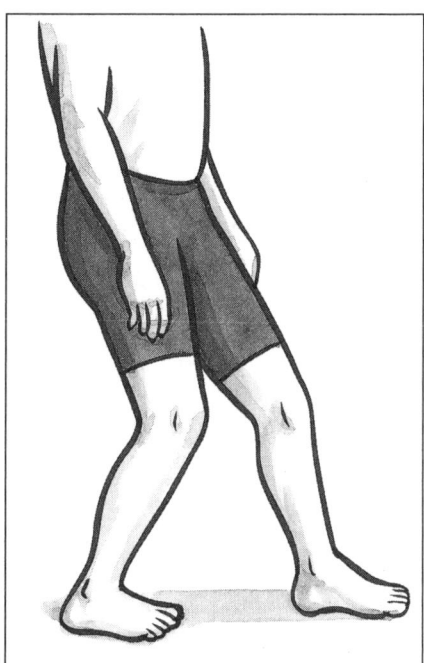

**Figure 8-8** :
Pas carré
arrière

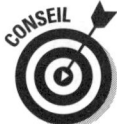

Pour sentir vraiment le déplacement du poids du corps, essayez de basculer lentement vers l'avant et vers l'arrière, d'un pied à l'autre. Transférez la plus grande partie du poids du corps sur le pied avant, puis en arrière sur l'autre pied (en prenant le temps de trouver votre équilibre), puis levez légèrement le pied avant. N'oubliez pas d'alterner le pied que vous avancez : on a toujours un côté du corps plus fort que l'autre.

### La position « Sur une jambe »

S'il ne s'agit pas là d'une étape de transition ni d'une position apparaissant dans presque tous les mouvements comme le « Pas carré avant », cette posture demande tout de même assez de pratique pour qu'en la perfectionnant de façon statique, vous puissiez bien vous préparer à passer par elle dans un contexte dynamique plus tard (voir figure 8-9).

1. **Tenez-vous debout, les pieds parallèles et écartés de la largeur du bassin, en direction de midi. Fléchissez légèrement les genoux, en gardant le poids du corps centré sur les deux pieds. Laissez vos bras pendre de chaque côté.**

   Avant d'aller plus loin, veillez à trouver une posture de Tai Chi solide et centrée. Sinon, au moment de lever une jambe, vous allez chanceler, et peut-être même perdre l'équilibre.

2. **Déplacez simplement un petit peu plus le poids du corps sur le pied droit.**

3. **Levez progressivement le genou gauche jusqu'à avoir la cuisse parallèle au sol. Si vous n'y parvenez pas, levez simplement le genou aussi haut que possible. Évitez de chanceler !**

4. **Immobilisez-vous un moment, puis redescendez lentement le pied et replacez-le en souplesse dans sa position initiale.**

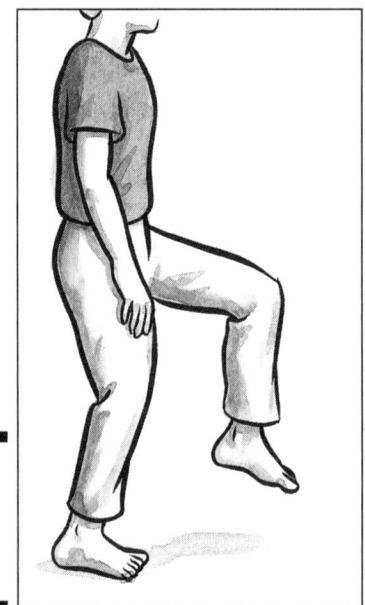

**Figure 8-9** :
Sur une jambe, comme les échassiers.

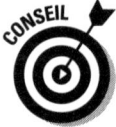

Contrôlez et travaillez ainsi votre équilibre en effectuant cette posture des deux côtés. Nous sommes tous meilleurs sur un côté que sur l'autre. Une fois que vous aurez vu quel côté vous pose le plus de problèmes, travaillez davantage sur ce côté-là.

### La position « À cheval »

Même si elle sert surtout pour l'entraînement et pour le renforcement des jambes, la position « À cheval » (ou « Position du Tai Chi ») est une posture de base qui semble naturelle à votre corps. Une fois que vous aurez assez de force dans vos jambes dans cette position, vous pourrez en faire une position de méditation.

La première fois, écartez les pieds seulement un petit peu plus que la largeur de vos épaules. Une fois que vous aurez acquis davantage de force, vous pourrez les écarter de plus en plus : bien sûr, de cette façon, vous solliciterez de plus en plus les muscles des jambes et des fesses ! (Voir figure 8-10.)

1. Commencez par la posture du Tai Chi de base, ou posture Wu Chi (voir figure 8-1).

2. Déplacez légèrement le poids du corps sur le pied droit et écartez le pied gauche pour obtenir un écartement juste un peu plus grand que la largeur de vos épaules.

3. Une fois reposé le pied gauche, fléchissez les genoux, mais en contractant les muscles des fesses pour que vos genoux soient légèrement tournés vers l'extérieur, plutôt que vers l'intérieur. Gardez la posture et laissez-vous descendre. Vous vous sentirez comme si vous étiez vraiment à cheval.

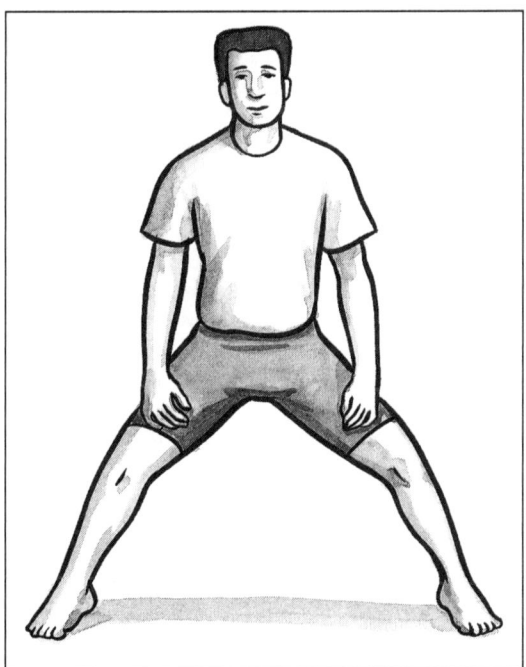

**Figure 8-10** :
Tagada,
tagada…

Veillez à garder le coccyx légèrement rentré. Si vous essayez d'écarter les jambes ou de descendre au-delà de ce que votre flexibilité et votre force peuvent vous permettre, vous risquez de sortir les fesses et de cambrer le dos.

Surtout, ne laissez pas vos genoux flancher ni partir vers l'intérieur : vous risqueriez une élongation de l'articulation. Si vous ne parvenez pas à garder les genoux ouverts, rapprochez les pieds l'un de l'autre.

# Des transitions pour enchaîner

Si vous avez lu le chapitre 7, consacré aux règles du Tai Chi, peut-être vous rappelez-vous la section traitant du flux ? Ce qui est beau – et difficile – dans un bon Tai Chi, c'est d'enchaîner tous les mouvements, ceux des mains et ceux des pieds ensemble, de telle sorte qu'il n'y ait aucun arrêt, aucune pause, aucune anicroche. D'où l'importance des bonnes transitions : elles vous permettent de maintenir le flux, surtout quand vous êtes encore débutant.

## Le Pas de centrage

Cette phase consiste essentiellement à faire passer le poids du corps d'un côté à l'autre, mais si vous le faites bien, vous connaîtrez un moment de pur bonheur : vous aurez l'impression de flotter au-dessus du sol et d'exercer un contrôle total sur les mouvements de votre corps. Ce qui vous permettra d'atteindre cet ineffable instant de grâce, c'est le travail de l'équilibre.

Normalement, vous ne devez pas vous contenter de rester dans la position du Pas de centrage (ou Pas de T) comme sur la figure 8-11 : cette position vous sert à aller vers une autre position. Avec la forme Yang, version courte des chapitres 9 à 11, et avec la forme courte de Manny présentée au chapitre 12, vous passez par le Pas de centrage à certains moments. Dans la plupart des cas, une fois que vous avez vraiment trouvé un bon équilibre, vous pouvez ignorer cette phase et passer simplement à la position suivante.

Utilisez donc cette position comme exercice de positionnement et d'équilibre.

1. **Tenez-vous debout, les pieds parallèles et écartés de la largeur du bassin. Fléchissez légèrement les genoux (relâchez simplement les articulations), en gardant le poids du corps centré sur les deux pieds et le coccyx légèrement rentré.**

2. **Faites passer votre bassin (et le poids du corps) d'une position centrée sur les deux pieds à une position centrée sur le pied droit, en fléchissant un peu plus le genou droit.**

3. **En même temps, soulevez le pied gauche et ramenez le dessous de la pointe de ce pied sur le sol, près de l'avant du pied droit.**

4. **Écartez légèrement le genou gauche et la hanche gauche, en sollicitant les muscles des fesses et du bassin.**

Il s'agit d'une position dans laquelle le *qua* est ouvert. Pour savoir ce que c'est que ce qua dont je vous parle, consultez l'encadré ci-après.

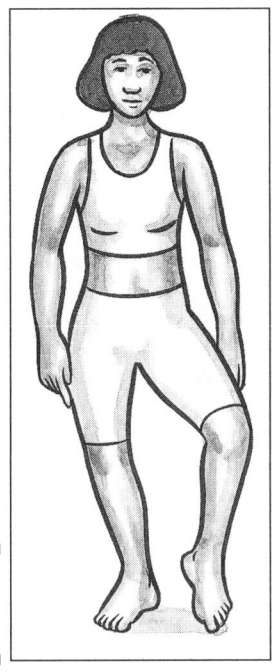

**Figure 8-11** :
Pas de
centrage

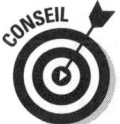

Vous devez pouvoir vous tenir dans cette position équilibrée, sans aucun poids sur le genou que vous soulevez. Essayez de maintenir un moment votre pied au-dessus du sol : vous devez pouvoir le faire sans perdre l'équilibre.

### Le Pas d'ouverture

Certaines de ces transitions ne sont pas vraiment des pas : celle-ci, par exemple (et la suivante). J'ai isolé ces deux pas de la forme des 24 mouvements, parce qu'on les retrouve plusieurs fois. Là encore, je vous conseille de les apprendre d'abord de façon isolée pour pouvoir ensuite les reconnaître dans les formes et savoir quoi faire.

Observez la figure 8-12. Comme le Pas de centrage, ce pas vous permet tout simplement de changer de côté. Vous l'utiliserez, par exemple, pour passer de la forme « Saisir la queue de l'oiseau » sur la gauche à la forme « Saisir la queue de l'oiseau » sur la droite (les deux dernières formes du chapitre 9).

J'appelle ce pas le Pas d'ouverture parce que, comme vous pouvez le voir, vous ouvrez les bras et vous vous ouvrez vers le devant.

# À la recherche du *qua*

Le *qua* (ou *kwa*) est une région du corps située devant ce que les Occidentaux appellent le pelvis, ou le bassin. On ouvre le *qua* en gardant les genoux et les pieds ouverts, plutôt que de les tourner l'un vers l'autre. Si vous avez déjà fait, par exemple, de la danse classique, cela vous rappellera quelque chose. Au Tai Chi, le *qua* doit toujours, toujours rester ouvert. Physiquement, c'est lorsque votre *qua* est ouvert que vous pouvez plus facilement rentrer le coccyx (comme je vous l'ai demandé dans la section consacrée à la posture du Tai Chi, précédemment dans ce chapitre). D'un point de vue énergétique, c'est aussi ce qui vous permet de garder le dos droit, pour que les méridiens dorsaux restent ouverts et permettent au *chi* de circuler. Méditer debout est un très bon moyen d'apprendre à garder le *qua* ouvert, mais cela demande de la force et de la flexibilité au niveau de certains muscles et ligaments que les Occidentaux n'ont pas l'habitude de solliciter. C'est pourquoi, comme toujours et plus particulièrement encore quand vous essayez de prendre conscience de votre *qua*, il est recommandé d'être patient.

1. Tenez-vous tout d'abord dans la Position de l'arc, le pied gauche en avant (voir figure 8-7), en direction de neuf heures. Laissez pendre vos bras de chaque côté.

2. Déplacez le poids du corps sur le pied droit, en gardant le genou fléchi. Ensuite, faites une rotation du corps pour vous retrouver à midi (c'est le Pas d'ouverture). Étendez la jambe gauche, mais l'articulation du genou ne doit pas se bloquer, et faites pivoter le pied gauche en même temps que le bassin, pour que la pointe du pied gauche soit aussi à midi.

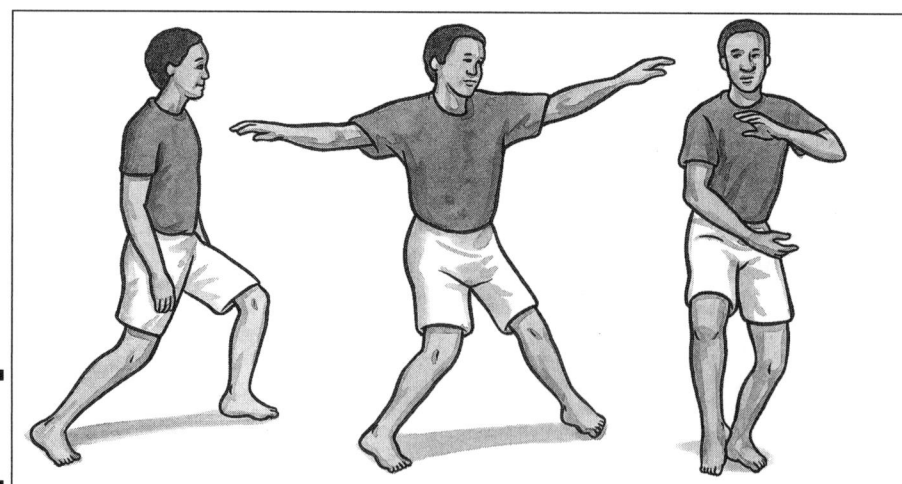

**Figure 8-12 :**
Pas
d'ouverture

3. **En même temps que vous pivotez en vous ouvrant, écartez les deux bras, paumes vers le sol. Soyez comme un oiseau qui serait prêt à s'envoler.**

4. **Pour finir, déplacez à nouveau le poids du corps sur le pied gauche. Ramenez la pointe du pied droit pour faire un Pas de centrage (voir figure 8-11) sur votre pied gauche, les bras dans la position « Tenir le ballon » (voir figure 8-4), le bras gauche étant au-dessus.**

### Du Pas carré avant au Pas carré arrière

La figure 8-13 vous indique comment faire. Lorsque cette transition vous sera demandée au cours d'une forme, dans les chapitres 9 à 12, vous saurez que vous pouvez revenir ici pour ne pas vous tromper. Il s'agira tout d'abord du début du mouvement « La grue blanche déploie ses ailes », le troisième mouvement de la forme Yang, version courte présentée au chapitre 9.

Comme pour le Pas d'ouverture ou le Pas de centrage, utilisez cette transition pour passer en souplesse d'une position à une autre ou d'une direction à une autre.

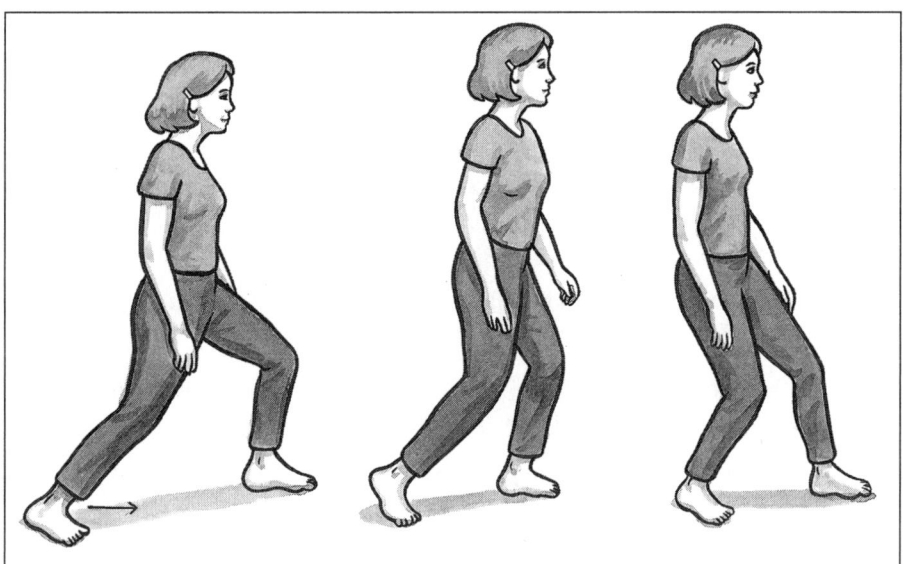

**Figure 8-13 :**
Du Pas carré avant au Pas carré arrière

1. **Tenez-vous tout d'abord dans la Position de l'arc, le pied gauche en avant (voir figure 8-7), en direction de neuf heures.**

2. **Faites basculer le poids du corps vers le pied gauche, de façon à libérer le pied droit.**

3. **Avancez alors doucement le pied droit pour le rapprocher du pied gauche (un demi-pas). À présent, faites basculer le poids du corps à nouveau vers le pied droit, de façon que votre pied gauche, qui est devant, soit sans charge : vous êtes maintenant dans la position « Pas carré arrière ».**

# Vous allez commencer à bouger

Les bases, ce ne sont pas seulement des positions et des transitions. Il s'agit aussi d'apprendre à bouger, de façon progressive, bien sûr. Il faut que vous appreniez à enchaîner quelques éléments, et à vous échauffer.

## Échauffez-vous

Comme on l'a vu au chapitre 7, une des règles fondamentales du Tai Chi est la lenteur des mouvements. Vous vous demandez peut-être pourquoi vous devriez vous échauffer avant de pratiquer une activité qui est bien assez lente pour être elle-même un échauffement ?

Eh bien, dans certains cas, en effet, vous échauffer avant n'est pas nécessaire :

- ✔ Si vous êtes suffisamment avancé pour pouvoir bien connaître les besoins de votre organisme.
- ✔ Si vous vous en tenez à des postures de méditation, sans mouvement ou avec très peu de mouvement.
- ✔ Si vous vous êtes déjà échauffé en pratiquant une autre activité avant votre séance de Tai Chi.

Au contraire, un certain nombre de gens ont besoin d'un échauffement, et vous aussi, si vous êtes dans un des cas suivants :

- ✔ Vous n'avez jamais pratiqué aucune discipline physique.
- ✔ Vous êtes en train de vous remettre d'une blessure ou d'une élongation, ou vous souffrez de douleurs, du côté des lombaires par exemple, ou d'arthrite.
- ✔ Vous avez besoin de vous « échauffer » l'esprit et d'apprendre à vous concentrer sur votre corps.

Le Tai Chi, même très lent, sollicite les jambes, les genoux et le bassin. Même si vous pratiquez d'autres activités physiques, vous risquez de vous faire mal si vous ne vous êtes pas échauffé. Avec un petit échauffement, vous vous sentirez mieux au moment de commencer, et vous vous sentirez vraiment mieux après la séance, ainsi que le lendemain.

Les effets physiologiques de l'échauffement sont les suivants :

✔ L'échauffement vous permet d'assouplir vos muscles et vos articulations et, ainsi, de bouger plus facilement et plus en souplesse, d'où un moindre risque d'élongation et de douleurs.

✔ L'échauffement fait monter la température à l'intérieur du corps (pourquoi croyez-vous qu'on appelle cela un échauffement ?)

✔ L'échauffement améliore l'utilisation de l'oxygène par l'organisme (et surtout par les muscles).

Pour vous échauffer, vous pouvez opter pour d'autres activités, vous pouvez enchaîner des formes et des positions bien plus facilement en fléchissant moins les genoux, et à un rythme peut-être un peu plus rapide, ou bien vous pouvez faire quelques exercices qui concernent les régions du corps les plus sollicitées par le Tai Chi. Manny, lui, s'échauffe en faisant les mouvements décrits ci-dessous : pourquoi ne pas faire comme lui ?

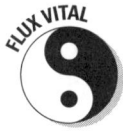

Une séance d'échauffement, ce n'est pas seulement la préparation des muscles et des articulations : c'est aussi un moment pour apaiser son esprit. C'est le moment de se préparer à pratiquer les formes avec davantage de concentration et d'attention pour l'aspect interne comme pour l'aspect externe, le moment de recentrer son énergie, d'oublier toutes les contrariétés, de commencer à respirer pleinement, d'éliminer toutes les tensions, et même de trouver quelle tension vous devez éliminer.

Répétez chaque mouvement d'échauffement pendant 30 à 60 secondes. L'échauffement doit durer entre 5 et 10 minutes. Si vous avez une difficulté avec un de ces mouvements, ou s'il vous semble inutile, renoncez-y. Sentez-vous libre de le remplacer par un autre mouvement qui vous semble mieux vous convenir.

Faites les mouvements suivants, dans l'ordre dans lequel ils sont présentés.

### Torsions molles

Essayez ces exercices faciles de torsion pour réveiller vos muscles et pour vous assurer que vos pieds sont bien enracinés. Comme l'indique le nom de l'exercice, soyez mou comme une poupée de chiffon.

1. **Tenez-vous pieds parallèles et écartés de la largeur des épaules, genoux légèrement fléchis. Laissez pendre vos bras sur les côtés.**

2. **Faites osciller votre corps d'un côté à l'autre, sans force, en laissant les bras pendre et suivre le mouvement comme des spaghettis : peut-être viendront-ils même vous fouetter. Surtout, continuez à respirer.**

3. **Continuez à regarder droit devant vous.**

 Si vous avez des problèmes de dos, ou si vous en avez eu dans le passé, consultez votre médecin avant d'essayer ces échauffements. Et si le médecin vous donne le feu vert, faites tout de même des mouvements réduits et plus contrôlés.

### Bras mous

Dans cet exercice d'échauffement, c'est un peu comme si vous pataugiez dans l'air, sans réussir à avancer.

1. **Tenez-vous pieds parallèles et écartés de la largeur des épaules, genoux légèrement fléchis. Laissez pendre vos bras sur les côtés.**

2. **Levez les bras devant vous, à l'horizontale, en les recourbant un peu comme indiqué dans le paragraphe « Le bras et la main » (voir figure 8-3, précédemment dans ce chapitre).**

3. **Balancez vos bras en arrière en leur donnant une forte impulsion, comme si vous étiez en train de pagayer. Laissez vos bras aller aussi loin qu'il est naturel.**

4. **Laissez vos bras revenir passivement vers l'avant, dans le même élan d'énergie. Là encore, l'ampleur du mouvement ne doit absolument pas être accentuée. Continuez de respirer pleinement et naturellement.**

### Dites « Je ne sais pas »

Dans cet exercice d'échauffement, c'est comme si vous répondiez à plusieurs reprises « Je ne sais pas ». Cependant, vous savez ce que vous êtes en train de faire : vous vous échauffez les épaules. Voir figure 8-14.

1. **Tenez-vous pieds parallèles et écartés de la largeur des épaules, genoux légèrement fléchis. Laissez pendre vos bras sur les côtés. Ils n'ont ici aucun rôle à jouer !**

2. **Inspirez tout en haussant une épaule aussi haut que vous le pouvez, puis laissez-la retomber en expirant sans retenue.**

3. **Inspirez tout en haussant l'autre épaule aussi haut que vous le pouvez, puis laissez-la retomber en expirant sans retenue.**

4. **Répétez 8 à 10 fois ce qui précède, puis commencez à dire « Je ne sais pas » (voir 5.)**

5. **Haussez les deux épaules en même temps, tout en inspirant, puis relâchez-les en expirant et en ayant la sensation d'un relâchement complet.**

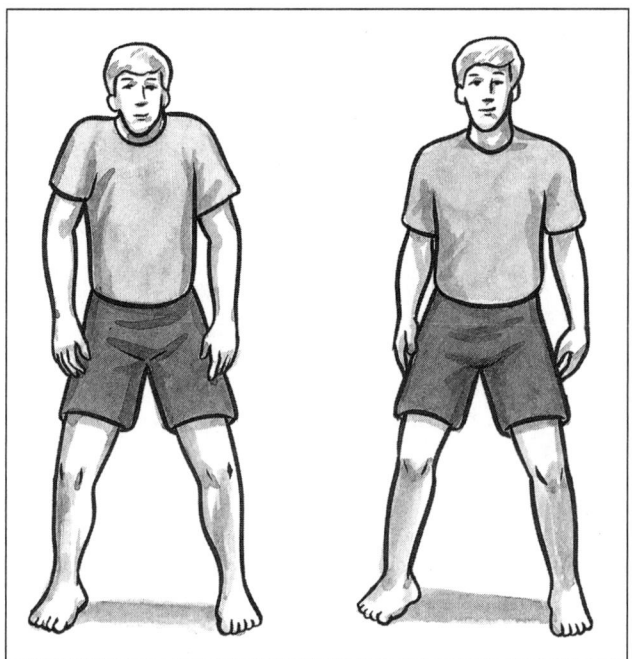

**Figure 8-14** :
« Je ne sais
pas »…

## Des cercles avec les épaules

Les épaules jouent un grand rôle au Tai Chi, c'est pourquoi ce type d'échauffement est utile aussi.

1. **Tenez-vous pieds parallèles et écartés de la largeur des épaules, genoux légèrement fléchis. Laissez pendre vos bras sur les côtés. Haussez les deux épaules comme précédemment et restez ainsi. En même temps, vous devez inspirer.**

2. **Tout en gardant les deux épaules relevées vers les oreilles, faites-les pivoter vers l'arrière, puis commencez à les faire redescendre, en éprouvant au niveau du buste une sensation d'étirement. Commencez à expirer.**

3. **Puis, faites redescendre vos épaules comme si vous teniez dans chaque main un seau rempli de sable mouillé.**

4. **Terminez en ramenant vos épaules vers l'avant comme si vous aviez froid et tentiez de vous recroqueviller un peu. Finissez d'expirer, inspirez, expirez à nouveau puis recommencez toute cette séquence.**

5. **Répétez 10 à 12 fois cette séquence, en pensant à ouvrir le buste et à éliminer toute tension au niveau des épaules. Aidez-vous de votre respiration.**

### Des cercles avec le cou

Dès qu'il est question de faire des rotations avec le cou, il faut être très prudent. Ne laissez jamais retomber le poids de votre tête vers l'arrière, et ne coincez pas vos vertèbres cervicales. Voir figure 8-15.

Si vous avez déjà eu une blessure au niveau du cou, de la tête ou du haut du dos, consultez un médecin avant de faire ce qui suit. Et si jamais, en essayant ces échauffements, vous avez la moindre douleur, renoncez-y définitivement !

1. **Tenez-vous pieds parallèles et écartés de la largeur des épaules, genoux légèrement fléchis. Laissez pendre vos bras sur les côtés, ou bien placez vos mains sur votre taille.**

2. **Tout en regardant toujours droit devant vous, faites une rotation du cou dans un sens, une dizaine de fois. Puis faites la même rotation dans l'autre sens.**

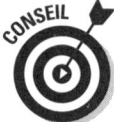

Ne vous tordez pas le cou, et n'essayez pas de regarder ce qui se passe en bas, en haut ou derrière votre épaule. Si vous étiez devant une glace, vous devriez vous regarder vous-même droit dans les yeux d'un bout à l'autre de l'exercice.

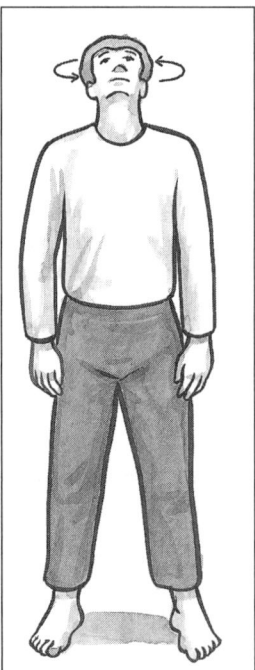

**Figure 8-15** :
Rotation du cou

### *Des cercles avec le torse*

Un petit mouvement de la taille peut aussi vous aider à vous échauffer pour le Tai Chi. Voir figure 8-16.

1. **Tenez-vous pieds parallèles et écartés de la largeur des épaules, genoux légèrement fléchis. Placez vos mains sur votre taille et penchez très légèrement le haut du corps vers l'avant.**

2. **Tout comme pour la rotation du cou, regardez toujours droit devant vous. Faites une rotation du haut du corps, à partir de la taille, 5 à 8 fois dans un sens, puis autant dans l'autre.**

3. **Si vous le sentez bien, ajoutez environ 5 rotations dans chaque sens en gardant non plus les mains sur la taille mais les bras sur les côtés.**

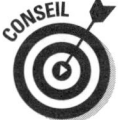

Ne vous tordez pas le corps. Quand vous vous penchez en avant, sentez simplement un léger étirement au bas du dos. Quand vous vous inclinez vers l'arrière, sentez un léger étirement au niveau de la taille ou des muscles abdominaux.

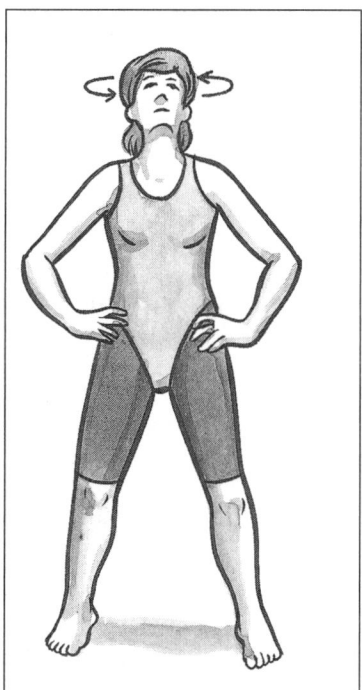

**Figure 8-16** :
Rotation du
torse

### Nagez

Avec cet exercice, vous assouplissez aussi vos épaules, en effectuant cette fois des rotations complètes.

1. Tenez-vous les pieds un peu plus écartés que la largeur des épaules, mains sur les hanches, genoux légèrement fléchis.

2. Commencez à simuler un mouvement de natation avec les bras : ramenez le bras droit vers le bas et vers l'arrière, puis vers l'avant, par-dessus la tête. Au moment où votre bras droit se retrouve au niveau de votre front, amenez le bras gauche vers l'arrière, puis vers l'avant, par-dessus la tête. Quand l'un des deux bras est ramené vers l'avant, l'autre est vers l'arrière, et inversement.

3. Laissez le corps accompagner le bras vers l'avant, comme pour atteindre quelque chose qui est plus loin devant vous.

4. Répétez une quinzaine de fois ce mouvement vers l'avant, puis inversez le sens de la rotation comme pour aller en arrière.

### Un déhanchement

Quand vous essayerez cet exercice, vous ne voudrez pas être la seule personne dans la salle à le faire !

1. Tenez-vous les pieds un peu plus écartés que la largeur des épaules, mains sur les hanches.

2. Fléchissez légèrement les genoux et balancez doucement le bassin pour décrire un cercle complet, comme pour faire osciller un cerceau sans le laisser choir (mais en plus lent).

3. Répétez le mouvement 10 à 15 fois dans chaque sens, en veillant à ne pas interrompre votre respiration.

### Des cercles avec la pointe du pied

En faisant cet exercice, vous aurez l'impression de dessiner un grand cercle devant vous, dans les airs, avec la pointe du pied.

1. Tenez-vous sur un pied, en vous appuyant sur un mur ou sur un meuble pour ne pas perdre l'équilibre.

2. De la pointe de l'autre pied, dessinez 8 à 10 fois de suite un grand cercle dans l'air, puis autant de fois dans l'autre sens.

3. Changez de pied et recommencez. Veillez à ne pas retenir votre respiration !

### Des cercles avec les genoux

Pas d'inélégance ni de raideur ! Ne forcez pas.

1. **Tenez-vous sur vos deux pieds, le pied droit légèrement en avant et les deux genoux fléchis. Le pied de derrière doit supporter seulement un léger poids : juste assez pour garder l'équilibre. Toute la plante du pied reste en contact avec le sol.**

2. **Effectuez avec le genou une rotation dans l'air, comme pour tracer un cercle dans un plan parallèle au sol. En fait, le mouvement doit venir du bassin.**

3. **Faites ainsi 8 à 10 cercles, puis changez de sens, puis changez de côté pour en faire autant sur l'autre pied.**

### D'un côté à l'autre

Cet exercice peut être fait avec les genoux plus ou moins fléchis, selon votre force et votre souplesse. Inspirez-vous de la figure 8-17.

Évitez de vous pencher jusqu'à sentir une tension dans votre dos (ne vous penchez pas plus que le personnage de la figure 8-17). D'ailleurs, si vous avez des problèmes de dos, évitez cet exercice.

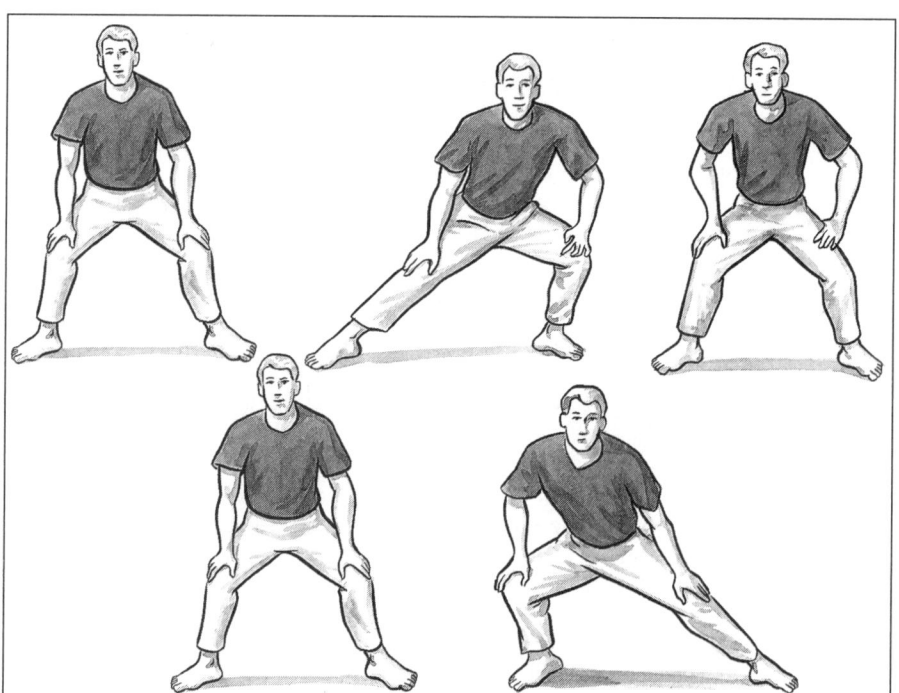

**Figure 8-17** :
D'un côté à
l'autre

1. Écartez les pieds comme sur la figure 8-17 (plus que la largeur des épaules). Tournez légèrement la pointe de chaque pied vers l'extérieur (d'environ 45°). Fléchissez les genoux et penchez-vous juste un peu en avant pour pouvoir poser les mains sur les cuisses. Vous voilà presque dans la position d'un gardien de but !

Vos mains et vos cuisses vous aideront à supporter le poids du corps pendant vos mouvements latéraux.

2. Déplacez le poids du corps vers le côté droit : votre genou gauche doit se tendre.

3. Maintenant, déplacez-vous vers la gauche (en restant aussi bas que possible !) en fléchissant le genou gauche et en faisant basculer le poids du corps de l'autre côté, c'est-à-dire vers la gauche : votre genou droit doit se tendre.

4. Recentrez-vous.

5. Recommencez en vous penchant et en transférant le poids du corps sur la jambe gauche. Répétez 3 à 4 fois le mouvement de chaque côté.

## Faites vos gammes de Tai Chi

Les adeptes du Tai Chi sacrifient généralement peu aux préliminaires : parce qu'ils ont des contraintes de temps – pourquoi passer du temps à faire des exercices préliminaires, alors qu'on peut tout de suite entrer dans le vif du sujet ? – et parce que la tradition le veut : il s'agit de se jeter à l'eau, pour ainsi dire.

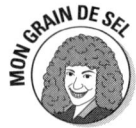

Pour moi, les exercices préliminaires, ce sont les « gammes du Tai Chi ». Quand on apprend le piano, on ne commence pas par la *Fantaisie-Impromptue* de Chopin, même prise très lentement, note par note. On commence par apprendre de petits exercices, jusqu'à devenir assez adroit pour aborder Bach et Mozart.

La première fois que vous essayez de faire du Tai Chi, vous avez aussi besoin de commencer par vous exercer un peu : de faire vos gammes, en quelque sorte. Je vous présente ici un exercice mis au point par mon collaborateur Manny, qui ne fera pas toujours partie de vos enchaînements. Au début, vous en ferez peut-être votre programme complet. Plus tard, vous en ferez une partie sous la forme d'une séance brève, ou simplement d'un échauffement avant de commencer à pratiquer les formes. À la fin, vous le laisserez de côté. Mais peut-être êtes-vous le genre de personne à vouloir, dès le début, aller droit au but, et ce n'est pas une mauvaise chose ! Faites ce qui vous paraît être le mieux pour vous. Faites toujours ainsi. Je vous présente ici une autre possibilité.

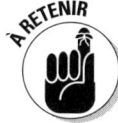 Si vous décidez d'essayer l'exercice qui suit, faites attention non pas seulement aux gestes, mais aussi à votre connexion avec l'énergie qui est en vous, ainsi qu'à toutes les règles de base de ce chapitre concernant la position, et aux règles de base du Tai Chi exposées au chapitre 7.

Aux chapitres 17 à 19, vous trouverez d'autres combinaisons et d'autres formes qui pourront enrichir votre pratique du Tai Chi à mesure que vous progresserez. Vous y trouverez aussi quelques idées.

### Mettons tout cela bout à bout

Vous allez maintenant intégrer plusieurs des éléments de base dans vos premiers exercices. Pour toutes les instructions et illustrations nécessaires, voir les sections précédentes de ce même chapitre.

1. **Posture Wu Chi, direction midi.**

2. **Pas carré arrière, quatre fois, en avançant (pied gauche, puis pied droit, puis gauche, et finissez avec le pied droit en avant).**

3. **Position de l'arc, gauche.**

4. **Position de l'arc, droite : pivotez de 90° vers la droite, pour vous retrouver à trois heures.**

5. **Position de l'arc, gauche : pivotez de 90° vers la gauche, pour vous retrouver à midi.**

6. **Pas de centrage, avec la position « Tenez le ballon », le bras gauche en haut.**

7. **Position de l'arc, droite.**

8. **Position de l'arc, gauche : pivotez de 90° vers la gauche, pour vous retrouver à neuf heures.**

9. **Position de l'arc, droite : pivotez de 90° vers la droite, pour vous retrouver à midi.**

10. **Pas de centrage, avec la position « Tenez le ballon », le bras gauche en haut.**

11. **Pas carré arrière, quatre fois, en reculant (pied droit, puis pied gauche, puis droit, et finissez avec le pied gauche en arrière).**

12. **Posture Wu Chi, direction midi.**

13. **Position « À cheval ».**

### Pour mieux travailler

Dans la section qui précède, vous avez la liste des positions dans l'ordre. Voici quelques instructions pour vous aider.

1. **À partir de la posture Wu Chi, transférez lentement le poids du corps sur la jambe gauche et tournez le pied droit vers l'extérieur de 45° en levant la pointe du pied et en pivotant sur le talon. Votre pied se retrouve ainsi entre deux et trois heures. Vos bras restent sur le côté.**

2. **Transférez maintenant le poids du corps sur la jambe droite. Faites un pas en avant du pied gauche, lequel doit se retrouver devant votre hanche gauche sans supporter aucun poids. Pendant cette série de pas carrés, vous pouvez relever les mains si vous le souhaitez, paumes vers le sol à hauteur des hanches, comme si vous posiez vos mains sur une table.**

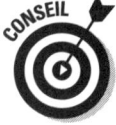

Pour vous assurer que votre pied de devant ne supporte vraiment aucun poids, ramenez le pied gauche à côté du pied droit en faisant le Pas de centrage. Si, pour cela, vous êtes obligé de pousser du pied gauche ou de modifier la position de votre corps dans l'espace, c'est que votre pied gauche n'était pas sans poids. Répétez plusieurs fois la manœuvre jusqu'à ce qu'il soit vraiment sans poids.

3. **À partir du Pas carré, pied gauche devant, tournez le pied gauche vers l'extérieur de 45° (comme toujours, en soulevant la pointe du pied et en pivotant sur le talon). Transférez le poids du corps sur la jambe gauche et faites un Pas carré vers l'avant, pied droit devant.**

4. **Faites à nouveau un pas en avant, comme précédemment mais avec le pied gauche. Terminez la série en faisant à nouveau un pas en avant avec le pied droit. Vous n'aurez avancé qu'un petit peu.**

5. **Tournez le pied droit vers l'extérieur de 45° (vous savez comment, maintenant !) et déplacez le poids du corps sur la jambe droite.**

6. **Avancez le pied gauche pour prendre la Position de l'arc. Vous pouvez levez les bras en gardant les coudes légèrement fléchis, selon les règles du Tai Chi, et pousser en avant avec la paume des mains.**

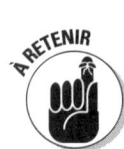

N'oubliez pas que dans la Position de l'arc, vos talons sont aux deux coins opposés d'un carré imaginaire (un carré, donc longueur = largeur). La jambe de devant doit supporter entre 60 et 70 % du poids du corps.

7. **Transférez le poids du corps sur la jambe droite. Votre pied gauche, libéré, pivote alors sur le talon de 45° vers la *droite* (vers l'intérieur). Transférez le poids du corps sur la jambe gauche en tournant le corps de 90°vers la droite. Vous êtes maintenant à trois heures. Avancez le pied droit en direction de trois heures pour prendre la Position de l'arc. Vous pouvez faire un Pas de centrage pour vous entraîner, ou si vous avez besoin de retrouver l'équilibre. Laissez maintenant reposer vos bras sur les côtés.**

8. **Transférez le poids du corps sur la jambe gauche pour libérer le pied droit. Tournez le pied droit vers la *gauche* (vers l'intérieur) de 45°, en pivotant sur le talon. Tournez le corps pour vous retrouver à nouveau à midi. Avancez le pied gauche en direction de midi pour prendre la Position de l'arc. Si vous le désirez, vous pouvez passer par un Pas de centrage. Là aussi, vous pouvez pousser en avant avec la paume des mains.**

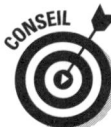

Dans les deux derniers mouvements, remarquez que les pieds pivotent vers l'intérieur. Ne bâclez pas cet exercice, car il fait partie des formes présentées dans les chapitres 9 à 12.

9. **Transférez le poids du corps sur la jambe droite pour libérer le pied gauche qui va pivoter vers l'extérieur de 45°. Transférez le poids du corps sur la jambe gauche. Avancez le pied droit en faisant le Pas de centrage, de façon que la pointe du pied droit frôle le sol (et ne supporte aucun poids), près de la cheville du pied gauche. Avec vos bras, formez la position « Tenez le ballon », le bras gauche en haut.**

10. **Faites un pas en avant vers midi avec le pied droit, pour prendre la Position de l'arc. Répétez maintenant la même série de positions de l'arc, comme aux points 7 et 8 mais de l'autre côté. Vous vous dirigez donc vers la gauche, c'est-à-dire vers neuf heures. Vous tournez d'abord la jambe gauche vers neuf heures, puis vous pivotez à nouveau vers midi, la jambe droite en avant.**

11. **Répétez le transfert du poids du corps vers l'arrière, comme au point 9, sauf qu'ici vous allez en arrière sur la jambe gauche. Puis faites un nouveau Pas de centrage, le même qu'au point 9 mais avec le poids du corps sur la jambe gauche, la pointe du pied droit frôlant le sol et les bras dans la position « Tenir le ballon », bras gauche au-dessus.**

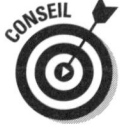

Dans le Pas de centrage, si c'est le pied droit qui est sans poids, alors c'est le bras gauche qui est au-dessus du ballon – et inversement.

12. **Maintenant, pied droit *en arrière* pour un Pas carré arrière, le pied gauche restant devant vous, sans poids bien entendu. Répétez les étapes qui précèdent en allant en arrière, ce qui vous donne une série de Pas carrés arrière, et vous terminez avec le pied droit en avant. Là encore, vous pouvez, si vous voulez, placer vos mains à hauteur de vos hanches, paumes vers le sol, comme pour les poser sur une table.**

13. **Pour finir, ramenez le pied droit sous votre corps pour prendre la posture Wu Chi. Replacez le poids du corps à parts égales sur les deux pieds. Redressez-vous légèrement et laissez pendre vos mains et vos bras sur les côtés.**

14. **Enfin, fléchissez à nouveau les genoux. Écartez le pied gauche pour prendre la Position « À cheval ». Gardez cette position aussi longtemps que vous le pourrez. Suivez les règles de la posture du Tai Chi et de la respiration du Tai Chi. Placez vos mains dans une position qui soit confortable, par exemple à vos côtés, paume vers le sol, comme au point 13.**

# Chapitre 9

# Ouvrez la porte (style Yang)

*Dans ce chapitre :*

▶ Découvrez une forme bien plus courte

▶ Enchaînez les huit premières formes

▶ « Saisissez la queue de l'oiseau »

*E*n réalité, il n'existe pas une forme Yang unique. Avant, oui, c'est vrai, il n'y en avait qu'une, mais avec le temps, les adeptes du Tai Chi, dans le monde entier, ont ajouté, modifié, trafiqué ceci ou cela pour adapter la forme à leurs propres conceptions ou pour promouvoir ce qui leur semblait être le meilleur.

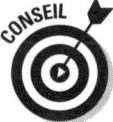

Pas de panique. Toutes les formes Yang, version courte (on dit aussi forme Yang simplifiée, forme courte du style Yang, forme courte Yang ou forme courte Yang de 24 mouvements) se ressemblent beaucoup, même si elles peuvent parfois comporter 37 mouvements au lieu des 24 mouvements de la forme que je vais vous présenter ici. Aucune de ces variantes n'est mauvaise : elles sont simplement différentes. En découvrant des concepts différents, vous finissez par en connaître davantage, et puis voilà.

Dans la première partie de la forme Yang à 24 mouvements, on retrouve un certain nombre des mouvements typiques de la forme Yang, version longue. L'ordre d'apparition des mouvements dans ce chapitre est le suivant :

✔ Commencement : ouvrez la porte

✔ Séparez la crinière du cheval sauvage

✔ La grue blanche déploie ses ailes

✔ Brossez le genou

✔ Jouez du pipa

✔ Repoussez le singe

✔ Saisissez la queue de l'oiseau (gauche)

✔ Saisissez la queue de l'oiseau (droite)

# Tout vient de la forme Yang, version longue

Dans toutes les formes Yang, le fondement est le même. Tout vient d'une forme Yang, version longue, qui, en fait, paraissait assez longue à la plupart de ceux qui s'y essayaient. Cette forme comportait entre 88 et 108 mouvements, selon la façon dont on les comptait, sans parler des différents éléments dont pouvait se composer chaque mouvement. Au fait, sachez que la série de 88 mouvements était alors considérée comme une forme simplifiée. Eh oui, 88 mouvements, une forme simple ! Bon, disons une forme *plus simple*. Pratiquées correctement, ces formes représentaient en tout entre 20 et 30 minutes. Ce n'est pas si long, mais il fallait d'abord apprendre tout un ensemble de mouvements d'enroulement, de rotation, de balancement, et cela pouvait demander des années – pour ceux qui n'abandonnaient pas en cours de route.

Le Tai Chi ne consiste pas simplement à mémoriser une série d'étapes. Il consiste aussi à les accomplir correctement, avec toutes les transitions et toute la continuité du flux énergétique. Les premiers adeptes du Tai Chi étaient capables de consacrer leur vie entière à apprendre et à parfaire leur art, car ils commençaient souvent très jeunes et pratiquaient plusieurs heures par jour, en ayant parfois d'abord satisfait aux autres exigences de l'existence. Cependant, je suppose que vous ne vous êtes pas procuré ce livre pour consacrer votre vie entière au Tai Chi. La vie actuelle comporte tant d'autres exigences qu'elle ne vous laisse peut-être que quelques heures par semaine pour ce genre d'activité – et encore, si vous avez de la chance.

Vous pouvez vous servir de cette forme courte Yang traditionnelle comme d'un tremplin pour l'étude d'une autre forme de Tai Chi ou d'une autre discipline chinoise de type corps-esprit comme le Chi Gong (découvrez le Chi Gong en lisant les chapitres 5, 13 et 14). Vous pouvez aussi la pratiquer comme une forme complète se suffisant à elle-même, et vous en contenter même durant votre vie entière.

Selon certains adeptes, professeurs et disciples, la pratique de la forme longue apporte davantage de bienfaits en termes de santé que la forme plus courte, même répétée plusieurs fois. Cependant, ne faites pas abstraction de ce qu'une forme plus courte peut vous apporter. Même pour un adepte du Tai Chi déjà expérimenté, la forme courte peut constituer une « pause Tai Chi » de courte durée, qui a l'avantage de pouvoir être terminée au bout de quelques minutes.

N'allez pas non plus vous imaginer que parce qu'il s'agit « seulement » de la forme courte, il n'est pas nécessaire d'y accorder autant d'attention ni autant d'importance. En vérité, vous devez faire les mêmes efforts sincères pour réussir cette forme courte que pour réussir n'importe quelle autre forme plus longue. Alors, ouvrez l'œil et restez concentré, d'accord ?

Si vous avez moins de mouvements à apprendre, vous pouvez donner davantage d'importance à chaque mouvement.

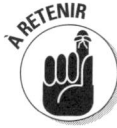

Un peu de quelque chose, c'est mieux que beaucoup de vide. C'est ce que dit Manny, mon collaborateur.

---

### Tout ce qui est long peut être raccourci

En Chine, avec les exigences de plus en plus importantes de la vie quotidienne, la culture du Tai Chi a eu tendance à disparaître au sein de la population : apprendre une série de mouvements qui demande un temps si long, c'était plutôt décourageant. De moins en moins de gens ont continué à pratiquer le Tai Chi et à en ressentir les bienfaits au niveau physique et au niveau mental (à propos des bienfaits du Tai Chi, voir chapitre 2). Confronté à ce dilemme, le gouvernement chinois s'en est mêlé. En 1956, la commission nationale pour la Culture physique et les Sports a mis au point une forme plus courte, comportant 24 mouvements. L'essentiel du Tai Chi, version Mao, en somme. Tous ces mouvements provenaient de la forme longue Yang traditionnelle, et étaient conçus selon les mêmes règles. Cependant, ces mouvements étaient désormais plus courts et plus praticables car il fallait moins de temps pour les apprendre — et pas plus de 4 à 6 minutes pour les effectuer. C'est ainsi que la Chine a su préserver cet élément de son patrimoine culturel.

---

# La forme courte du style Yang, première partie

Même un petit enchaînement en souplesse de 24 mouvements peut paraître un peu compliqué, surtout que chacun de ces mouvements se décompose en réalité en plusieurs mouvements. C'est pourquoi je consacre trois chapitres à cette forme courte. Dans ce chapitre, nous allons nous contenter des huit premiers mouvements.

Je sais que leurs noms pourront vous sembler un peu curieux, mais vous en comprendrez mieux le pourquoi et vous les mémoriserez mieux à mesure que vous connaîtrez les mouvements.

Chacun de ces mouvements illustre au mieux le principe des contraires, c'est-à-dire le principe du _yin_ et du _yang_ : une partie du corps part en retrait quand l'autre s'avance, une partie descend quand l'autre se lève (voir chapitre 7), une partie du mouvement comporte un aspect offensif tandis qu'une autre partie comporte un aspect défensif. Tout cela nous donne au bout du compte une grande variété de mouvements à réussir sur un intervalle de temps réduit.

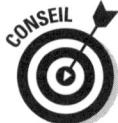

Le mouvement « Repoussez le singe » (plus loin dans ce chapitre) peut être très bénéfique pour quiconque a des problèmes d'équilibre ou est âgé. Ce mouvement vous apprend à aller en arrière avec grâce et en souplesse, une chose que beaucoup de gens, avec l'âge, à la suite de quelques blessures ou simplement par manque d'habitude, ne savent plus faire. Aussi, pour mieux vous connecter à votre chi et à vos racines, n'hésitez pas à contrer le cousin poilu.

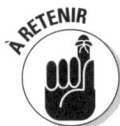

Chaque mouvement procède du précédent et s'enchaîne sur le suivant, sans qu'il y ait le moindre arrêt. Du moins, c'est là la théorie, une fois chaque mouvement appris. Chaque mouvement part de la position et de la direction dans lesquelles se termine le mouvement qui le précède.

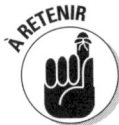

Les positions et les postures de base qui sont le fondement même de ces formes sont traitées en long et en large au chapitre 8. Vous y trouverez des instructions détaillées concernant la Posture du Tai Chi, la position des mains et des bras, la Position de l'arc, le Pas de centrage, le Pas carré et la position « Tenir le ballon ».

# Commencement

### Une forme appelée aussi « Ouvrir la porte » ou « Ouverture »

Toutes les formes, dans toutes les écoles et selon tous les styles, commencent à peu près de la même manière. Non, je ne parle pas du salut, même si je suppose que vous pouvez considérer ce mouvement comme une façon de saluer votre *chi*. Qu'est-ce qui peut changer ici, selon l'école ou le professeur ? Simplement le fait de fléchir plus ou moins le genou, la durée et l'écartement des pas.

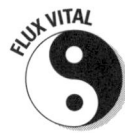

Fondamentalement, le Commencement vous permet de rassembler votre énergie, de vous concentrer et de respirer pleinement avant de commencer la série des mouvements qui constituent la forme. Il est temps de vous lancer : prenez modèle sur la figure 9-1.

1. **Placez-vous en direction de midi, pieds peu écartés, genoux détendus, bras pendant sur les côtés.**

   C'est le moment pour vous de trouver la Posture du Tai Chi et, en même temps, de vous détendre un peu partout.

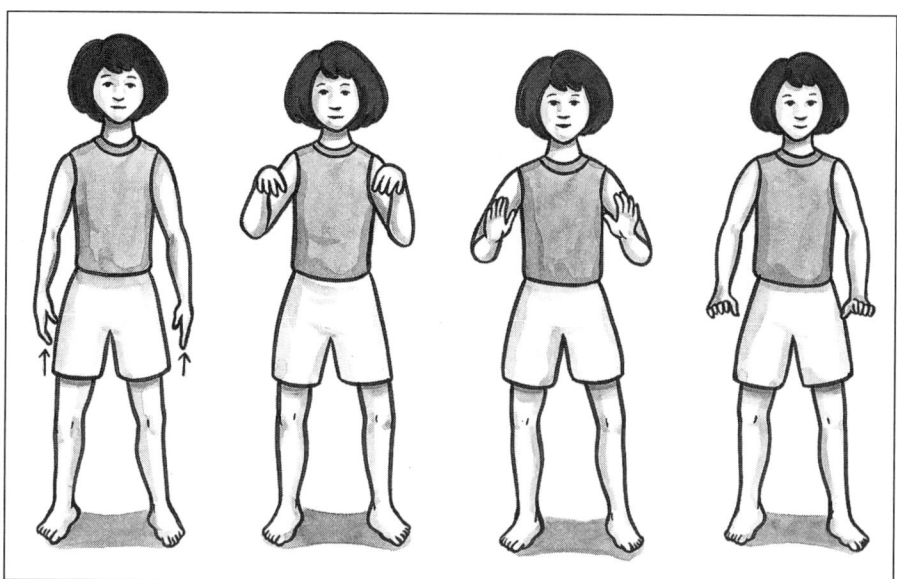

**Figure 9-1** :
Le Commen-
cement

2. **Inspirez en profondeur tout en relevant les bras pour amener les mains à hauteur des épaules (des mains en position de Tai Chi, bien entendu). En même temps, transférez légèrement et en douceur le poids du corps vers le pied gauche. Les coudes doivent rester souples et arrondis.**

3. **Dès que vos mains ont fini de s'élever, expirez et écartez le pied droit, de sorte que l'écartement de vos pieds corresponde à la largeur de votre bassin.**

4. **Descendez légèrement avec les genoux et le poids de tout le corps, tout en expirant pleinement. En même temps, laissez vos bras redescendre lentement. Finissez avec les mains au niveau du nombril, les poignets légèrement cambrés de telle sorte que les paumes de vos mains soient face au sol.**

Les coudes doivent rester détendus, souples et un peu arrondis. Sentez que vous êtes relié au sol – et au *chi* de la terre – par la plante de vos pieds.

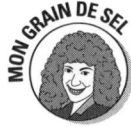

Vous pouvez répéter plusieurs fois cet exercice avant d'aller plus loin, si vous avez besoin d'un peu plus de temps pour respirer en profondeur et pour trouver votre concentration.

*Ce qu'il faut éviter :*

🗸 Sortir les fesses.

🗸 Mettre le menton en avant.

✔ Se tenir comme un militaire, en bombant le torse.

✔ S'avachir.

## Séparez la crinière du cheval sauvage

Ce premier « vrai » mouvement de notre forme illustre parfaitement bien le principe du yin et du yang, ou principe des contraires, dont je parle dans les chapitres 3 et 7 : un bras pousse en avant pendant que l'autre tire en arrière, et le bras qui pousse en avant se lève alors que le corps descend. C'est pourquoi ce mouvement, qu'illustre la figure 9-2, est à lui seul un excellent exercice. Vous pouvez le pratiquer de façon répétée, en changeant de côté à chaque fois, et vous pouvez le faire sur place ou en vous déplaçant à travers la pièce.

La forme brève qui suit doit être effectuée trois fois, en commençant par la gauche pour continuer vers la droite et finir sur la gauche.

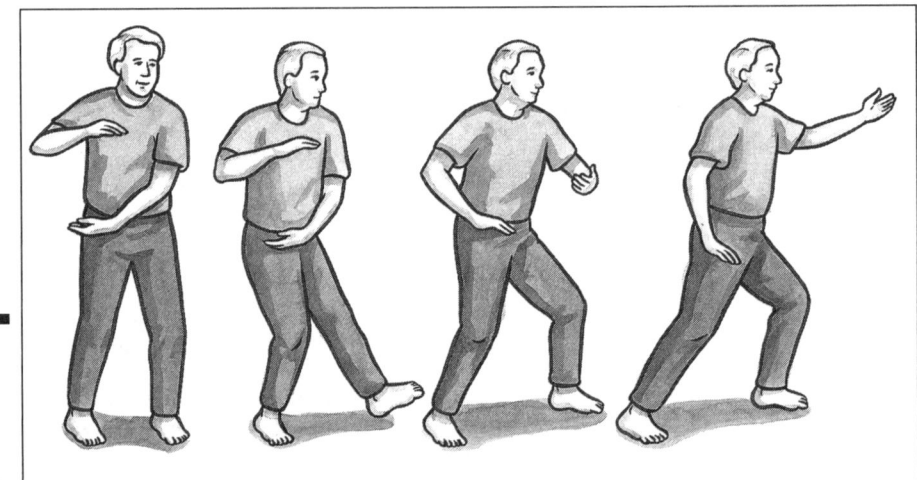

Figure 9-2 :
Séparez la
crinière du
cheval
sauvage

1. **Placez-vous en direction de midi, comme vous étiez à la fin du Commencement.**

2. **Inspirez tout en transférant légèrement le poids du corps vers le pied droit. Gardez les genoux souples et légèrement fléchis.**

3. **Faites un Pas de centrage avec le pied gauche (voir chapitre 8), en frôlant à peine le sol à hauteur de la cheville du pied droit. En même temps, formez avec les bras la position « Tenir le ballon », le bras droit au niveau de la poitrine, paume face au sol, et le bras gauche au niveau du bassin, paume vers le ciel, les deux bras arrondis.**

4. **Expirez tout en déplaçant le pied gauche dans la direction de huit heures pour prendre la Position de l'arc. En même temps, écartez la main gauche en un mouvement oblique et poussez, paume vers le sol, la main droite venant rejoindre la paume de la main gauche.**

Les deux paumes doivent se croiser, car elles se déplacent dans des directions opposées. À la fin, la main droite se trouve au niveau de la hanche droite, paume face au sol.

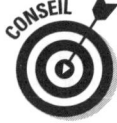

Le mouvement du bras gauche, ici, c'est plus un mouvement vers l'extérieur et vers le haut qu'une rotation comme dans « Saisir la queue de l'oiseau », le huitième mouvement de cette forme et dernier mouvement présenté dans ce chapitre.

5. **Terminez à la fois d'avancer et de déplacer le poids du corps pour vous retrouver dans la Position de l'arc en direction de neuf heures, *en même temps* que votre main gauche atteint sa position élevée.**

Suivez des yeux les doigts de la main qui est devant vous. Vos doigts doivent être légèrement recourbés, la paume face à votre cœur. Vos coudes doivent rester souples et arrondis.

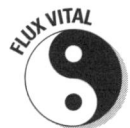

Expirez pleinement à chaque fois que vous transférez le poids du corps vers l'avant pour prendre la Position de l'arc tout en écartant le bras, et inspirez quand vous allez en arrière. Ainsi, vous libérerez votre *chi* et vous détendrez vos muscles.

Maintenant, vous êtes prêt pour répéter encore deux fois cet exercice : vous allez vous déplacer vers la droite et terminer à nouveau sur la gauche, en pivotant sur votre propre horloge (voir chapitre 8).

6. **Inspirez et basculez vers l'arrière, en transférant le poids du corps sur le pied droit, en fléchissant le genou droit et en élevant la pointe du pied gauche au-dessus du sol. Pivotez sur le talon gauche pour tourner le pied gauche vers l'extérieur et l'orienter vers sept heures.**

7. **Reposez la pointe du pied sur le sol. Ensuite, transférez le poids du corps sur le pied qui est en avant pour faire un Pas de centrage, le poids du corps sur le pied gauche et la pointe du pied droit frôlant le sol à hauteur de la cheville du pied gauche.**

8. **En même temps que vous faites le Pas de centrage en direction de sept heures, remettez vos bras dans la position « Tenir le ballon », mais cette fois, c'est le bras gauche qui est au-dessus, élégamment arrondi.**

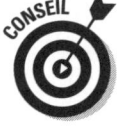

Vos mains doivent arriver dans la bonne position juste en même temps que vos pieds. Bien entendu, vous ne faites que passer par ces positions pour enchaîner vers la suivante !

9. **Préparez-vous à reprendre la Position de l'arc, de l'autre côté cette fois : expirez tout en avançant le pied droit dans la direction de dix heures. En même temps, écartez la main droite vers l'extérieur et vers le haut, en un mouvement oblique, et poussez, paume vers le sol, en dirigeant la main gauche vers l'intérieur de la main droite.**

Les deux paumes se croisent, en se déplaçant dans des directions opposées. À la fin, la main gauche se trouve au niveau de la hanche gauche, paume face au sol.

10. **Répétez tout l'enchaînement qui précède : inspirez et basculez en arrière, en transférant le poids du corps sur le pied gauche, en fléchissant le genou gauche et en décollant du sol la pointe du pied droit. Pivotez sur la hanche droite pour pouvoir tourner le pied droit vers l'extérieur et l'orienter dans la direction de onze heures.**

11. **Reposez la pointe du pied sur le sol. Transférez le poids du corps sur le pied qui est en avant pour faire un Pas de centrage, poids du corps sur le pied droit, la pointe du pied gauche frôlant le sol à hauteur de la cheville du pied droit.**

12. **En même temps que vous faites le Pas de centrage en direction de onze heures (vous vous rapprochez de votre position initiale), remettez vos bras dans la position « Tenir le ballon », mais cette fois, c'est le bras droit qui est au-dessus, élégamment arrondi.**

    N'oubliez pas l'arrondi du coude. Préparez-vous à enchaîner votre dernière Position de l'arc.

13. **Expirez tout en avançant le pied gauche dans la direction de neuf heures, comme vous l'avez fait la première fois. En même temps, écartez la main gauche vers l'extérieur et vers le haut, selon un mouvement oblique, et poussez, paume vers le sol, en dirigeant votre main droite vers l'intérieur de votre main gauche.**

Les deux paumes se croisent, en se déplaçant dans des directions opposées. À la fin, la main droite se trouve au niveau de la hanche droite, paume face au sol.

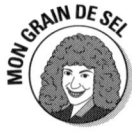

Cela vous paraît trop facile ? Essayez donc de le faire en vous tenant plus près du sol, c'est-à-dire les genoux davantage fléchis. Au bout de quelques minutes, vous verrez qu'il n'est pas facile de rester concentré, et vous vous apercevrez que les muscles de vos jambes et de votre torse fatiguent plus vite.

*Ce qu'il faut éviter :*

- Bloquer les coudes en position étendue.
- Oublier de respirer pleinement quand vous basculez vers l'arrière et vers l'avant.
- Décaler l'arrivée des mains par rapport à l'arrivée des pieds (dans un sens ou dans l'autre).

## La grue blanche déploie ses ailes

Une forme appelée aussi « La grue blanche se rafraîchit les ailes » ou « La cigogne déploie ses ailes »

En faisant ce mouvement, vous pouvez imaginer que vous êtes un grand oiseau, perché sur une patte, les ailes (c'est-à-dire les bras) déployées. Vous levez la main droite, non pas pour dire « Je le jure » mais plutôt pour protéger votre tête (le Tai Chi est aussi un sport de défense), tandis que votre main gauche, à hauteur de la hanche, vous sert à protéger votre côté gauche.

Ce mouvement, qu'illustre la figure 9-3, peut aussi être pratiqué en tant que posture stationnaire des deux côtés : vous pouvez garder la posture pendant plusieurs cycles de respiration, puis changer de côté. C'est un bon moyen de travailler son sens de l'équilibre.

Dans ce mouvement, pendant que vous bougez les bras, vous devez aussi pivoter un peu autour de la taille sans que les pieds bougent. Cela peut être un peu difficile à coordonner, mais avec un peu de pratique, vous y arriverez très bien !

1. **Partez de la dernière position de la forme qui précède : en l'occurrence, une Position de l'arc dans la direction de neuf heures, bras gauche en avant et bras droit au niveau de la hanche.**

   Pour passer de la Position de l'arc à un Pas carré, vous faites basculer le poids du corps en jouant sur le bas du corps. C'est ce que j'appelle la transition « du Pas carré avant au Pas carré arrière ». Ce n'est pas un nom standardisé, mais comme il s'agit d'une transition que l'on retrouvera plusieurs fois, j'ai préféré la présenter de façon séparée, au chapitre 8.

   Au moment où vous pivotez légèrement sur la taille, vers la droite puis vers la gauche, à la fin de la transition, prenez la position « Tenir le ballon », bras gauche au-dessus. Mais ne restez pas dans cette position ! Vos bras doivent évoluer vers la position suivante.

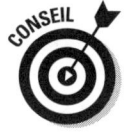

   Il s'agit non pas de se figer dans la position « Tenir le ballon » mais de passer par cette position de telle manière qu'un observateur extérieur, à moins d'être prévenu, ne la remarquerait pas.

2. **Levez verticalement la main droite, de telle sorte qu'elle frôle l'extérieur du petit doigt de la main gauche.**

   Votre main cesse de monter lorsqu'elle se trouve à hauteur de votre front, paume tournée vers vous (car vous êtes en train de vous protéger).

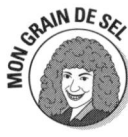

   Je sais par Manny que ce mouvement de la main droite peut faire penser à un geste d'esquive comme on apprend à les faire dans les arts martiaux. Si vous n'y êtes pas familiarisé, imaginez tout simplement que quelqu'un vient vous agresser, et servez-vous de votre bras pour l'empêcher de vous frapper. Vous pouvez aussi imaginer que la paume de votre main droite est un miroir dans lequel vous voulez voir si vous êtes bien coiffé.

3. **Pendant que votre main droite s'élève, la main gauche descend verticalement jusqu'à hauteur des hanches, paume tournée vers le sol.**

   En même temps que vos mains quittent la position « Tenir le ballon », vous basculez sur le pied droit pour libérer complètement le pied gauche et faire le Pas carré arrière. Votre corps est orienté dans la direction de neuf heures, votre regard aussi.

*Ce qu'il faut éviter :*

- ✔ Enchaîner trop vite le Pas carré.
- ✔ Écarter les mains, alors qu'il faut les mouvoir uniquement selon un axe vertical.
- ✔ Pencher en arrière le haut du corps pendant le premier transfert léger du poids du corps.

## Brossez le genou

### Une forme appelée aussi « Brossez les genoux », « Brossez vos genoux et avancez » ou « Brossez les genoux et poussez »

Voilà un mouvement qui a l'air simple : ici, pas de cheval sauvage, de grue blanche ni d'instrument de musique pour compliquer les choses. Ce mouvement s'appelle ainsi parce que la main passe devant le genou de la jambe de devant, comme dans un mouvement de blocage typique d'un art martial défensif chinois. Cependant, on donne surtout de l'importance au mouvement de la main de derrière qui pousse ou qui frappe vers l'avant. Pour gagner en puissance, votre corps descend au moment de la poussée.

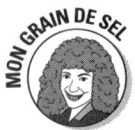

Ce mouvement est une bonne illustration d'un aphorisme des taoïstes : « Tous les cours d'eau vont à la mer, parce qu'elle est plus basse. C'est l'humilité qui fait sa force. »

Quand vous brossez les genoux, descendez pour avoir plus de force. Voyez la figure 9-4.

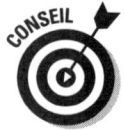

Ne vous laissez pas décourager par la longueur des instructions que je donne ! Il s'agit en réalité du même mouvement répété trois fois, en changeant de côté. Je le décompose pour plus de facilité : vous allez d'abord vous soucier uniquement du bras droit, puis uniquement du bras gauche. Ensuite, on passera au mouvement des pieds, et là, surprise ! Vous verrez que les pieds font exactement la même chose que dans la Position de l'arc du mouvement « Séparez la crinière du cheval sauvage ».

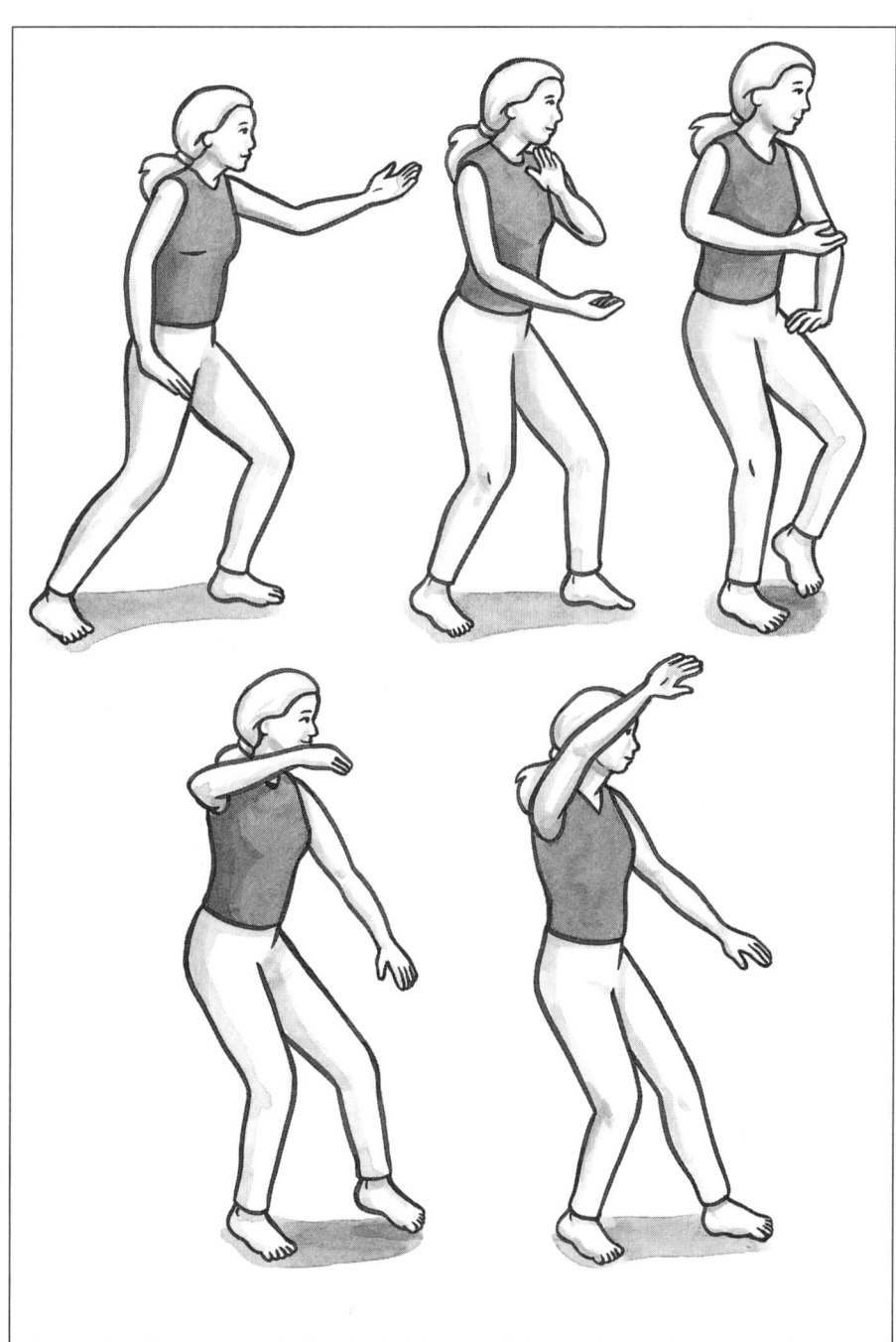

**Figure 9-3 :**
La grue
blanche
déploie ses
ailes

1. **Partez de la posture finale de la Grue blanche, à neuf heures.**

   Vous allez bouger les deux bras en même temps, mais pour que ce soit plus clair, je décris le mouvement d'un bras puis celui de l'autre.

2. **Tout d'abord, pour le bras droit : ramenez la main droite vers le bas en un mouvement circulaire, le bras pivotant autour de l'épaule de telle sorte que le coude garde le même arrondi souple. Votre paume est face au ciel et vous tournez le bassin et le torse vers la droite en même temps.**

   Poursuivez ce mouvement circulaire vers l'arrière, avec une rotation de la main de telle sorte que la paume reste face au ciel, jusqu'à ce que votre bras soit étendu vers l'extérieur à la hauteur de votre épaule. Vous êtes orienté dans la direction de onze heures, et votre main est étendue dans la direction d'une heure. Votre regard est aussi à une heure.

3. **Il s'agit maintenant de coordonner les deux bras : pendant que le bras droit descend en un mouvement circulaire pour remonter vers une heure, faites une rotation de l'avant-bras gauche à partir du coude, de telle sorte que la main pende, puis décrive un mouvement circulaire en arrière et vers la gauche, puis vers le haut jusqu'à hauteur du nez. Elle retombe alors vers la droite à hauteur du buste, paume vers le sol. Votre coude gauche monte aussi à hauteur du buste.**

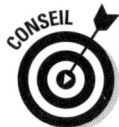

   Relâchez le dos pour pouvoir pivoter toujours vers la droite et vers la gauche à partir de la taille. Fléchir les genoux peut aider.

4. **Il s'agit maintenant de pivoter sur vous-même à l'aide de la Position de l'arc : écartez le pied gauche en l'avançant vers huit heures pour former la première des trois Positions de l'arc. En même temps, élevez le coude droit et fléchissez-le tout en poussant avec la paume, la main passant près de la joue ou de l'oreille pour aller vers l'avant, à hauteur des yeux.**

   Imaginez que vous êtes en train de repousser un adversaire.

5. **En même temps (ça va, vous ne décrochez pas ?), votre bras gauche poursuit son mouvement en courbe vers le bas en passant devant le buste et en arrivant vers le genou (on arrive à la partie « Brossez le genou » proprement dite). La main gauche termine, paume vers le sol, à hauteur des hanches.**

6. **Pour passer à la deuxième des trois phases que comprend le mouvement « Brossez le genou », basculez le poids du corps vers l'arrière sur le pied droit, le genou droit restant fléchi – les pieds font maintenant la même chose que dans « Séparez la crinière du cheval » – et élevez la pointe du pied gauche, faites pivoter le pied gauche sur le talon pour l'orienter dans la direction de sept heures et reposez la pointe au sol.**

7. **Déplacez le poids du corps sur le pied avant pour faire un Pas de centrage, poids du corps sur le pied gauche et pied droit frôlant le sol près de la cheville du pied gauche.**

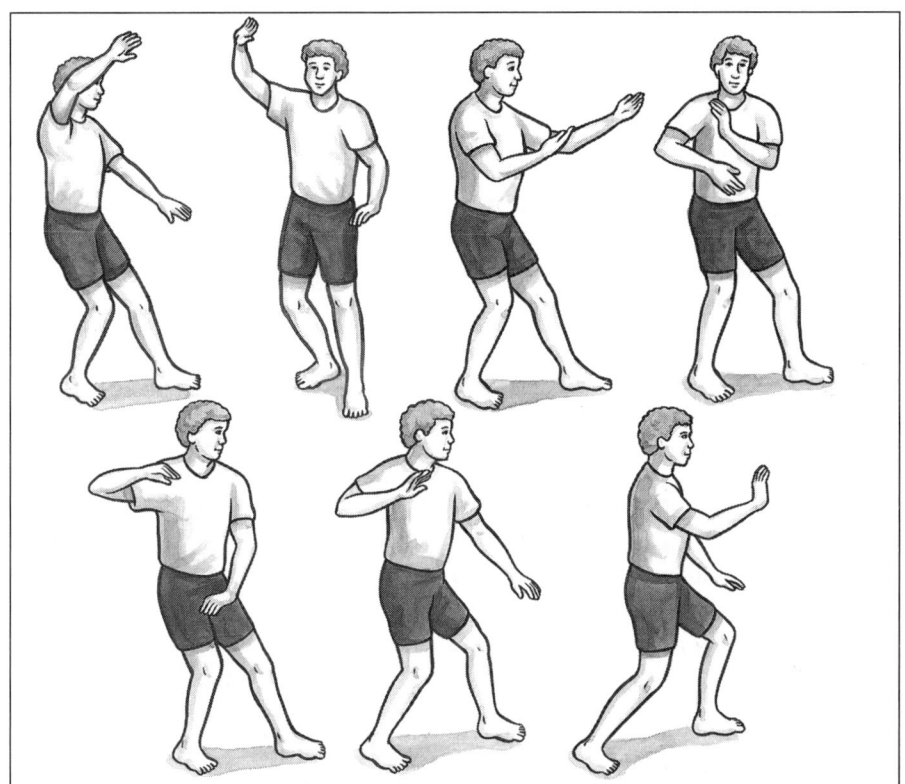

**Figure 9-4** :
Brossez les
genoux

8. **En même temps que vous faites le Pas de centrage en direction de sept heures, vos bras décrivent les mêmes mouvements circulaires que précédemment dans cette forme.**

Vos bras font les mêmes mouvements, mais en inversant les rôles : le bras gauche répète ce que faisait le bras droit (mouvement circulaire vers le bas puis vers l'arrière, coude élevé et paume vers le ciel) et le bras droit fait ce que faisait le bras gauche (mouvement circulaire vers le bas et vers l'arrière jusqu'à hauteur du buste, coude élevé également, mais paume vers le sol).

Considérez ce mouvement comme trois phases distinctes. Puis reliez ces trois phases mentalement et physiquement, cela vous aidera.

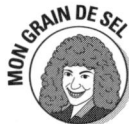

9. Il s'agit maintenant de former la deuxième Position de l'arc : faites un pas en avant avec le pied droit, dans la direction de dix heures. En même temps, le coude droit reste élevé et vous fléchissez au niveau du coude pour pousser de la paume à partir du niveau de la joue et vers l'avant, à hauteur des yeux. Le bras gauche poursuit son mouvement circulaire vers le bas, devant le buste, et plus bas vers le genou pour terminer paume vers le sol à hauteur de la hanche.

C'est là que vous pivotez sur le talon et passez par le Pas de centrage pour arriver à la troisième et dernière Position de l'arc :

10. Basculez le poids du corps vers l'arrière sur le pied gauche, le genou gauche restant fléchi. La pointe du pied droit se lève, le pied droit pivote sur le talon en direction de onze heures et la pointe se repose sur le sol.

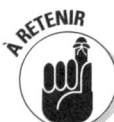

Avec tous ces basculements vers l'avant et vers l'arrière, c'est une forme qui convient très bien pour apprendre à inspirer en allant vers l'arrière et à expirer en allant vers l'avant.

11. Déplacez à nouveau le poids du corps vers le pied avant pour faire un Pas de centrage vers midi, poids du corps sur le pied droit et pointe du pied gauche frôlant le sol près de la cheville du pied droit.

12. En même temps que vous faites le Pas de centrage, vos bras font les mêmes mouvements que pendant la première phase (voir les points 2 et 3).

13. Terminez par un pas vers l'avant et vers l'extérieur avec le pied gauche dans la direction de huit heures pour former la première des trois Positions de l'arc. En même temps, le coude droit est élevé et vous fléchissez au niveau du coude pour pousser avec la paume, la main passant près de la joue pour poursuivre vers l'avant à hauteur des yeux.

*Ce qu'il faut éviter :*

- Bloquer le coude quand vous brossez, la paume devant.
- Penser trop aux bras (le mouvement en courbe doit se faire naturellement).
- Oublier de respirer de façon coordonnée avec le basculement du poids du corps vers l'arrière et vers l'avant.

## Jouez du luth

### Une forme appelée aussi « Jouez du pipa » ou « Jouez de la guitare »

Dans ce mouvement, qui paraît simple au premier abord, vous faites un Pas carré (voir chapitre 8). Imaginez que vous teniez dans vos mains un instrument à cordes (le pipa est un instrument de musique chinois), cela vous aidera à visualiser le placement correct des mains, comme à la figure 9-5.

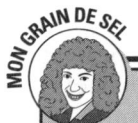

## On joue ou on lève les mains ?

Quand ce mouvement est effectué avec la main droite et le pied droit en avant, on l'appelle «Lever les mains». Voyez-vous, les anciens maîtres ont donné à ces mouvements des noms plus faciles à retenir qu'une fastidieuse description technique. Des noms comme « Jouer du pipa » ou « Lever les mains » sont devenus des raccourcis pour désigner les mêmes exercices effectués d'un côté et de l'autre. Ça, c'était une anecdote de Manny, mon collaborateur.

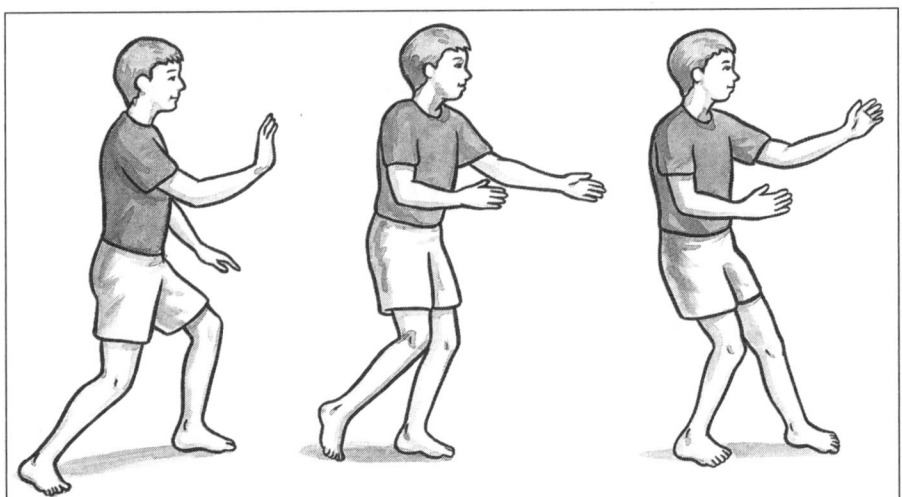

**Figure 9-5** :
Jouez du luth

Des anciens maîtres du Tai Chi, on disait que leurs mouvements n'avaient rien d'impressionnant mais que, quand ils frappaient, c'était comme si une montagne s'effondrait. Il ne s'agit pas tant de la force brutale que de la puissance que l'on peut atteindre grâce à un équilibre et un placement parfaits.

Le mouvement « Jouer du luth » – ou « Jouer du pipa » si vous préférez – est aussi une posture qui peut être pratiquée en tant que telle. C'est un bon exercice pour développer la libre circulation du chi. Si vous le pratiquez à part, plutôt que comme partie intégrante de la forme des 24 mouvements, tenez la position avec la main gauche et le pied gauche avancés pendant cinq inspirations et expirations, puis changez de côté et recommencez. Faites cet exercice dix minutes par jour, et vous finirez par accumuler la force du *chi* dans vos mains. Que la Force soit avec vous !

1. **Partez de la position finale de « Brossez les genoux », à neuf heures. Avancez le pied droit d'une quinzaine de centimètres tout en ramenant la main gauche lentement vers l'avant, le geste partant de l'épaule, et la paume, initialement face au sol, pivotant vers vous.**

2. **Transférez le poids du corps sur la jambe droite en fléchissant le genou droit, le haut du corps pivotant naturellement à droite vers dix heures. En même temps, soulevez le pied gauche et abaissez simplement la pointe du pied pour frôler légèrement le sol, sans aucun poids.**

   **Vous venez ainsi de faire un Pas carré. Cette transition est très voisine de la transition du Pas carré avant au Pas carré arrière que je présente au chapitre 8.**

3. **En même temps que vos pieds bougent, vos bras aussi : le bras gauche poursuit son mouvement jusqu'à ce qu'il soit étendu à hauteur d'épaule, paume vers vous, coude ouvert mais toujours arrondi.**

   **Vous devez avoir l'impression que vous allez serrer la main à quelqu'un, mais de la main gauche.**

4. **Le bras droit tire vers l'arrière, le coude tirant légèrement vers le bas. La paume droite est face à vous et termine son mouvement à droite du coude gauche, un peu plus bas. À la fin du mouvement, vous êtes à neuf heures.**

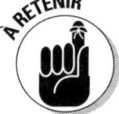

   **Une posture droite mais détendue, coccyx abaissé, vous aide à garder l'équilibre et à éviter de vaciller.**

*Ce qu'il faut éviter :*

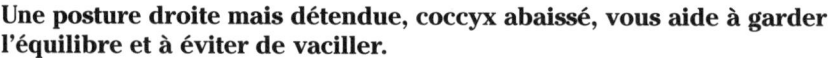

- ✔ Mettre du poids sur le pied gauche (qui est avancé).
- ✔ Raidir le genou droit.

## *Repoussez le singe*

### *Une forme appelée aussi « Reculer en poussant le singe »*

Vous n'avez pas un singe chez vous ? Cette forme est une des plus difficiles, mais les gens ont tendance à l'aimer à cause de son nom ! Ah, les noms des formes, ce n'est pas moi qui les ai choisis ! Comme le montre la figure 9-6, il s'agit d'un exercice qui est important pour apprendre à reculer avec plus de grâce et d'équilibre, une faculté que l'on perd avec l'âge, ou par manque d'habitude.

1. **Partez de la position qui termine « Jouez du luth » : le poids du corps est sur le pied droit, vers l'arrière, et les mains sont devant, comme si vous teniez un instrument. Tout votre corps est orienté en direction de neuf heures.**

2. Tournez la paume de la main droite vers le ciel, puis donnez-lui un mouvement vers le sol et vers l'arrière, en décrivant une grande courbe pour terminer à deux heures. Pivotez au niveau de la taille vers midi avec le mouvement en courbe du bras, le regard suivant la main.

3. Une fois que votre main se retrouve à hauteur de l'épaule, vers l'arrière, amenez la paume de la main en ligne droite pour frôler votre joue, comme si vous repoussiez quelque chose vers l'avant. Votre coude doit former un angle aigu au moment où votre main frôle votre oreille. Vous pivotez au niveau de la taille, vers neuf heures, avec un mouvement courbe du bras vers l'arrière.

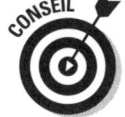

La paume de votre main est incurvée et frôle votre oreille en passant, si bien que pendant un instant, on pourrait croire que vous cherchez à mieux entendre.

4. Au moment où la main droite frôle l'oreille, le pied gauche fait un pas en arrière : c'est d'abord la pointe du pied qui touche le sol, puis le pied se déroule sous l'effet du poids du corps, et vous faites ainsi un nouveau Pas carré, avec le pied droit devant vous. Réalignez celui-ci de telle sorte que la pointe soit vers l'avant.

5. Le bras droit continue d'aller vers l'arrière, et la paume de la main droite se tourne vers le sol pendant que celle de la main gauche se tourne vers le ciel.

Les deux mains se croisent, la main droite poursuivant son chemin vers l'avant et la main gauche commençant son trajet vers l'arrière pour répéter l'ensemble du processus à partir du point 2, en changeant de côté.

6. Répétez quatre fois cette séquence : à droite, à gauche puis à nouveau à droite, à gauche, en allant à chaque fois en arrière.

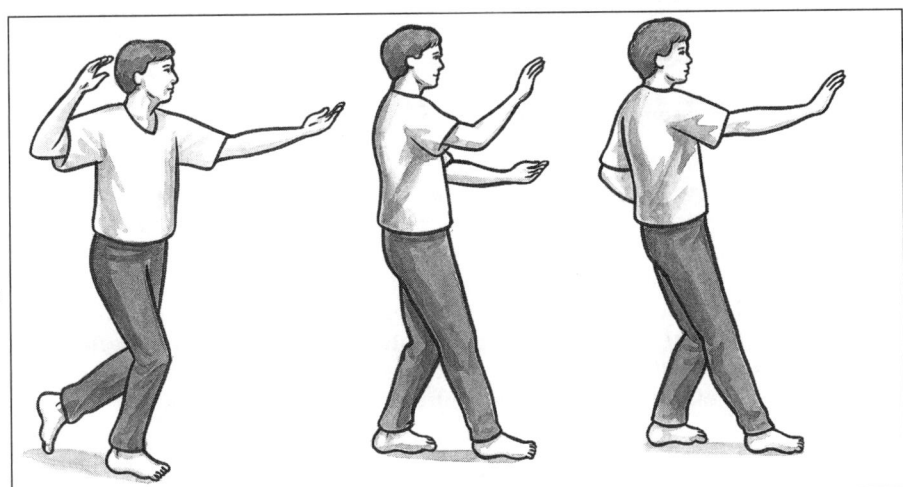

**Figure 9-6 :** Repoussez le singe (même s'il n'est pas antipathique !)

*Ce qu'il faut éviter :*

- ✔ Effectuer le mouvement arrière des pieds et le mouvement de la main de façon déconnectée.

- ✔ Poser gauchement le pied en reculant, alors qu'il s'agit de placer le pied sur le sol doucement et en souplesse.

- ✔ En reculant, franchir avec le pied la ligne qui passe par le milieu du corps.

## Saisissez la queue de l'oiseau, à gauche

### Une forme appelée aussi « Saisir la queue du moineau »

Cette forme élégante comporte la moitié des mouvements essentiels du Tai Chi. Elle se décompose en quatre parties : Parer, Tirer en arrière, Presser et Pousser. Ces parties peuvent elles-mêmes se décomposer en plusieurs éléments. Cette forme doit être pratiquée des deux côtés. Vous pouvez même consacrer des séances entières à faire ce seul mouvement d'un côté et de l'autre, encore et encore ! La figure 9-7 vous montre toutes les étapes du mouvement, pour le côté gauche et pour le côté droit.

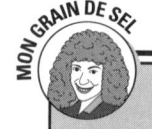

MON GRAIN DE SEL

## Quand l'herbe n'est pas la seule à repousser

Manny, mon collaborateur intrépide, raconte que son professeur faisait faire à ses élèves la forme « Repousser le singe » d'un bout à l'autre du parc, puis il leur faisait faire le tour du parc en « repoussant » encore, tout le long du chemin. Certes, ces gestes, faits en public, doivent produire une drôle d'impression, et il n'est sûrement pas possible de les faire sans attirer l'attention des passants. D'un autre côté, répéter ces mouvements ne peut que vous faire progresser dans votre sens de l'équilibre et dans l'élégance de vos gestes.

Remarquez que les quatre parties dont cette forme est constituée ont chacune un nom – Parer, Tirer en arrière, Presser et Pousser. Ces noms indiquent bien ce que vous devez faire à chaque fois.

1. **Partez de la position qui termine la forme « Repousser le singe », à neuf heures. Le corps pivote vers midi. Inspirez pendant cette rotation. Gardez le poids du corps sur le pied droit, afin de pouvoir effectuer un Pas de centrage avec le pied gauche.**

2. **En même temps, mettez vos bras dans la position « Tenir le ballon », bras droit au-dessus, paume vers le sol et bras gauche à hauteur de hanche, paume vers le ciel.**

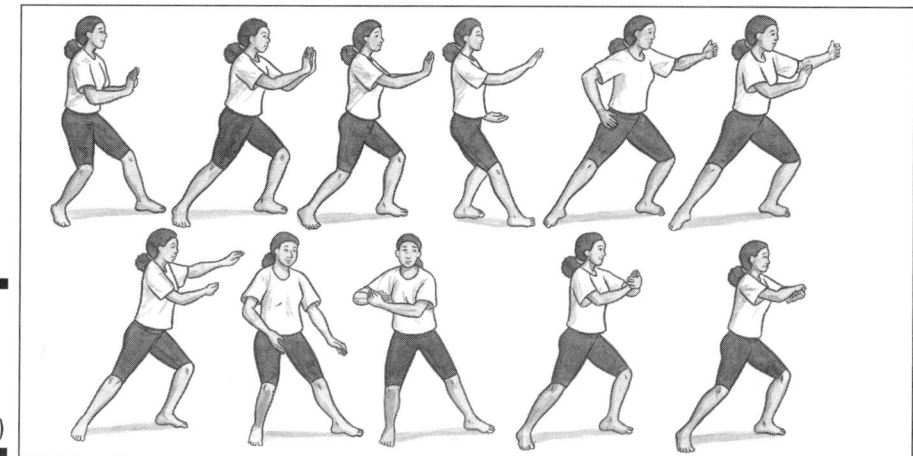

**Figure 9-7** :
Saisissez la
queue de
l'oiseau (du
côté gauche)

3. **Expirez et écartez le pied pour prendre la Position de l'arc, comme dans la première forme, le pied gauche dirigé vers huit heures.**

4. **Parez : en même temps que vous prenez la Position de l'arc, étendez la main gauche devant vous, paume incurvée et tournée vers le sol à hauteur du buste. Pointez le pouce vers le haut, de manière à faire légèrement retomber le coude.**

   La main droite est tournée paume vers le sol au niveau de la hanche droite, le coude légèrement fléchi (c'est là que vous saisissez la queue de l'oiseau, pour ainsi dire).

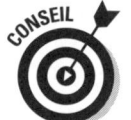

   Le mouvement des mains peut sembler similaire à celui de la première partie de la forme « Séparer la crinière du cheval sauvage » (voir la section correspondante : il s'agit du premier mouvement après le Commencement), mais si vous y faites plus attention, vous verrez et vous sentirez la différence. Vous pouvez aussi remarquer la différence en regardant la figure 9-7.

5. **Tirez en arrière : tournez simultanément la paume de la main gauche vers le sol et la paume de la main droite vers le ciel en même temps que la main droite se retrouve devant vous, jusqu'à ce que les deux paumes se retrouvent dans un même plan (vous êtes toujours dans la direction de huit heures), à hauteur du buste. La paume de la main droite est à proximité du coude gauche.**

6. **Tournez le bassin vers la droite, comme pour diriger vers deux heures le faisceau d'une lampe qui serait fixée sur votre buste. En même temps, déplacez le poids du corps sur la jambe droite et laissez les deux mains redescendre devant vous en décrivant une courbe, de telle sorte qu'elles terminent leur trajectoire orientées vers deux heures, la paume de la main droite toujours tournée vers le ciel et la paume de la main gauche toujours tournée vers le sol.**

7. **Pressez : revenez vers la gauche par une rotation de la taille dans l'autre sens. En même temps, arrondissez le bras gauche qui se dirige vers huit heures, paume vers l'intérieur, et pressez de la main droite vers le poignet gauche, presque jusqu'à le frôler.**

8. **Déplacez à présent le poids du corps vers la jambe gauche jusqu'à ce que vous soyez à nouveau dans la Position de l'arc, et poussez les mains devant.**

Quand vous prenez la Position de l'arc, évitez d'avancer le genou au-delà de la verticale de la pointe du pied, car vous risqueriez alors d'imposer trop de pression aux tendons du genou. Quand vous fléchissez le genou, celui-ci ne doit jamais aller au-delà de la pointe du pied.

9. **Poussez : vos mains pivotent de telle sorte que vous puissiez faire glisser la paume de la main droite sur le dessus du poignet gauche (certains professeurs préfèrent l'avant-bras). Ensuite, tout en déplaçant à nouveau le poids du corps sur la jambe droite, écartez les mains de la largeur des épaules, à hauteur du nombril, paumes orientées vers le sol. Une fois que le poids du corps est sur le pied arrière, le pied gauche décolle du sol.**

10. **Tirez maintenant le poids du corps vers l'arrière, à nouveau sur la jambe gauche, et en même temps, levez les paumes dans la direction dans laquelle elles sont orientées, vers l'extérieur.**

Il faut qu'on ait l'impression, en vous regardant, que vous êtes sur le point de repousser à distance un objet imposant et lourd. Vos coudes ne doivent pas être vraiment pliés ni étendus. Le mouvement des bras part des épaules.

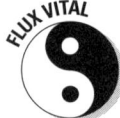

Dans la partie « Pousser », le poids du corps descend naturellement vers le sol, ce qui vous permet de puiser de la force de derrière le talon et d'amener davantage de *chi* dans votre corps.

11. **Faites une transition vers le côté droit en utilisant le Pas d'ouverture présenté au chapitre 8 : déplacez le poids du corps sur le pied droit, en gardant le genou fléchi, et pivotez vers la droite. Ouvrez pleinement le corps pour vous retrouver à midi. En même temps, écartez les deux bras, paumes vers l'extérieur, comme un oiseau qui battrait des ailes. Le pied gauche se tourne vers l'intérieur pour prendre la direction de midi.**

12. **Transférez à nouveau le poids du corps sur le pied gauche et faites le Pas de centrage avec le pied droit. En même temps, mettez les bras dans la position « Tenir le ballon », bras gauche au-dessus.**

*Ce qu'il faut éviter :*

- Tendre ou bloquer les coudes.

- Faire des gestes brusques ou s'arrêter entre deux mouvements, au lieu de coordonner tous les gestes de rotation, d'élévation et de transfert du poids du corps.

# Saisissez la queue de l'oiseau, à droite

Cette forme est exactement la même, mais de l'autre côté. Coordonner les bras et les jambes n'est pas simple, c'est pourquoi je vais tout retranscrire pour le côté droit : ainsi, vous n'aurez pas besoin d'essayer d'adapter chaque instruction en inversant les gestes.

1. **Partez de la position qui termine cet enchaînement sur le côté gauche, dans la série d'instructions qui précède.**

2. **Expirez et écartez le pied pour prendre la Position de l'arc, comme dans la forme précédente, le pied droit écarté dans la direction de quatre heures.**

3. **Parez : en même temps que vous prenez la Position de l'arc, étendez la main droite devant vous, paume incurvée et tournée vers le sol à hauteur du buste. Pointez le pouce vers le haut, de manière à faire légèrement retomber le coude. La main gauche est tournée paume vers le sol au niveau de la hanche gauche, le coude légèrement fléchi.**

4. **Tirez en arrière : tournez simultanément la paume de la main droite vers le sol et la paume de la main gauche vers le ciel en même temps que la main gauche se retrouve devant vous, jusqu'à ce que les deux paumes se retrouvent dans un même plan (vous êtes toujours dans la direction de quatre heures), à hauteur du buste. La paume de la main gauche est à proximité du coude droit.**

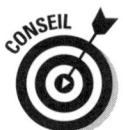

Si vous commencez à sentir une tension ou une raideur dans le dos à cette étape, fléchissez un peu plus les deux genoux, afin de libérer davantage votre colonne vertébrale.

5. **Tournez le bassin vers la gauche, jusqu'à ce que votre buste soit orienté en direction de deux heures. En même temps, déplacez le poids du corps sur la jambe gauche, et laissez les deux mains redescendre devant vous en décrivant une courbe, de telle sorte qu'elles terminent leur trajectoire orientées vers deux heures, la paume de la main gauche toujours tournée vers le ciel et la paume de la main droite toujours tournée vers le sol.**

6. **Pressez : revenez vers la droite par une rotation de la taille dans l'autre sens. En même temps, arrondissez le bras droit qui se dirige vers quatre heures, paume vers l'intérieur, et pressez de la main gauche vers le poignet droit.**

7. **Déplacez le poids du corps vers la jambe droite jusqu'à ce que vous soyez à nouveau dans la Position de l'arc, et poussez les mains devant.**

8. **Poussez :** vos mains pivotent de telle sorte que vous puissiez faire glisser la paume de la main gauche sur le dessus du poignet droit. Ensuite, tout en déplaçant à nouveau le poids du corps sur la jambe gauche, écartez les mains de la largeur des épaules, à hauteur du nombril, paumes orientées vers le sol. Une fois que le poids du corps est sur le pied arrière, le pied droit décolle du sol.

9. **Tirez** maintenant le poids du corps vers l'arrière, à nouveau sur la jambe droite, et en même temps, levez les paumes dans la direction dans laquelle elles sont orientées, comme pour repousser quelque chose vers l'extérieur.

Vos coudes ne doivent pas être vraiment pliés ni étendus. Le mouvement des bras part des épaules.

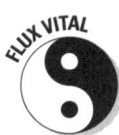

Quand vous réalisez ces formes, ne réfléchissez pas trop, laissez votre corps évoluer naturellement, et ce sera bien plus facile.

Au chapitre 10, je vous montre les sept mouvements suivants de la forme courte Yang. Comme toujours, le mouvement qui suit part de la position dans laquelle se termine le précédent.

# Chapitre 10

# Maintenez le flux (style Yang)

● ● ● ● ● ● ● ● ● ● ● ● ● ● ● ● ● ● ● ● ● ● ● ● ● ● ● ● ● ● ● ● ● ● ● ● ● ● ● ● ● ● ● ● ● ● ● ●

## *Dans ce chapitre :*

▶ Envisagez le style de votre apprentissage

▶ Abordez la deuxième partie de la forme Yang, version courte

▶ Apprenez à laisser tomber la main

● ● ● ● ● ● ● ● ● ● ● ● ● ● ● ● ● ● ● ● ● ● ● ● ● ● ● ● ● ● ● ● ● ● ● ● ● ● ● ● ● ● ● ● ● ● ● ●

*U*ne fois que vous connaissez les huit premiers mouvements de cette forme, vous êtes prêt pour la suite. D'accord, d'accord, je sais que vous n'avez pas encore fini d'assimiler tous les mouvements, pas encore. En fait, ce n'est pas un problème. N'êtes-vous pas extrêmement curieux de voir ce que nous allons faire ensuite ?

Au chapitre 8, j'explique les bases : notamment, ce qu'il faut faire avec les pieds et avec les mains pour ne pas s'emmêler les pinceaux. Au chapitre 9, je présente les huit premiers mouvements de la forme Yang, version courte, notamment des mouvements essentiels comme « Saisir la queue de l'oiseau » et « Séparer la crinière du cheval sauvage » (des mouvements qui illustrent un certain nombre des règles du Tai Chi). Ici, je présente les sept formes qui suivent :

  – « Simple fouet »

  – « Mouvoir les mains comme les nuages »

  – « Simple fouet »

  – « Flatter l'encolure du cheval »

  – « Tourner et donner un coup de talon du pied droit »

  – « Frapper les oreilles de l'adversaire avec les poings »

  – « Tourner et donner un coup de talon du pied gauche »

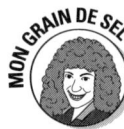

Dans ces sept formes, deux me sont particulièrement chères :

- ✔ « **Tourner et donner un coup de talon** » : celle que je préfère. Cet exercice est si bien, il m'aide à me sentir bien enracinée, quelle que soit la hauteur à laquelle monte la jambe. J'aime cette difficulté qui consiste à lever la jambe – lentement – tout en restant enracinée et en gardant l'équilibre. J'y arrive parfois… Quant à vous, il faut que vous le fassiez au moins deux fois.

- ✔ « **Mouvoir les mains comme les nuages** » : celle que préfère Manny. Je pense qu'il la préfère à cause de son nom : les nuages, le ciel… Il dit que ce mouvement est un très bon exercice à lui seul, quand on le répète encore et encore, ou bien comme échauffement. Il dit aussi que, parfois, c'est la première chose qu'il fait le matin, tout en se déplaçant d'un bout à l'autre de la pièce et en revenant, sans cesser de mouvoir ses mains. Je n'ai encore jamais eu l'occasion de le voir chez lui en début de journée, donc je ne peux que le croire sur parole.

## De quelle manière voulez-vous apprendre ?

L'apprentissage d'une discipline orientale corps-esprit comme le Tai Chi ou le Chi Gong n'est pas toujours facile pour les Occidentaux. Le premier professeur que j'avais eu n'expliquait jamais vraiment rien. Il disait simplement : « Bon, allons-y », et nous n'avions plus qu'à l'imiter du mieux que nous pouvions. Il supposait que nous comprenions ce qu'il voulait dire.

Or, j'aurais aimé lui poser tant de questions ! Quelle est la signification de ce mouvement ? Pourquoi le faisons-nous ? Pourquoi dites-vous qu'on regarde vers le nord, alors que ce n'est pas le nord ? J'avais bien essayé, une ou deux fois, de lui poser une question, mais il ne semblait pas comprendre que j'aie besoin de demander. Ainsi, je m'y étais habituée, et je m'étais mise à suivre le mouvement en m'efforçant de faire abstraction des questions qui affleuraient dans mon esprit.

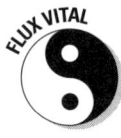

Ma première expérience constitue un assez bon exemple de ce que peuvent être les différences entre la manière chinoise d'apprendre une discipline corps-esprit et la manière occidentale. Les Chinois acceptent tout simplement ce qui arrive (je généralise, bien sûr), et ils reproduisent les formes en accordant toute leur attention aux détails qui concernent le *chi*, le flux de l'énergie et les règles du Tai Chi. Les Occidentaux, en revanche, éprouvent le besoin de décomposer chaque mouvement, de poser des questions sur le mouvement du moindre petit doigt et d'apprendre les aspects techniques avant de commencer à se concentrer sur le flux et sur l'esprit.

Il existe un certain nombre de méthodes bien compliquées pour apprendre les styles : largement de quoi préparer un mémoire de maîtrise ! Prenez maintenant le temps de réfléchir à la manière dont vous voulez apprendre le Tai Chi et à la question de savoir quel style d'apprentissage vous correspond le mieux. Vous pouvez même vous accorder aussi un moment pour réfléchir à ce que vous éprouveriez si vous aviez choisi un style tout à fait différent !

✔ La manière chinoise d'apprendre peut demander un temps très, très long, car il faut parfois des mois, des années, ou même une bonne partie de l'existence pour arriver à sentir l'énergie qui circule. Par conséquent, il peut falloir toute une vie pour apprendre correctement une séquence de Tai Chi et pour être capable de la réaliser convenablement. Bon sang !

✔ La manière occidentale – du moins chez les Occidentaux – peut apporter plus rapidement un sentiment de satisfaction et peut donner plus vite l'impression d'avoir réussi quelque chose. Mais ce que vous avez alors réussi à faire, c'est le mouvement mécanique. Vous travaillez le mouvement et le placement du bras ou de la jambe de façon externe, puis vous reprenez ce travail en essayant d'ajouter le *chi* et toutes les règles du Tai Chi.

Manny constate que ses élèves (des Occidentaux pour la plupart) préfèrent cette deuxième méthode, c'est pourquoi il décompose tout. Il préférerait ne pas avoir à le faire, mais apparemment, c'est de cette manière qu'il obtient que les élèves s'accrochent assez longtemps pour pouvoir commencer à comprendre. Et quoi qu'il en soit, ils en tirent profit sur le plan de l'esprit et de la santé.

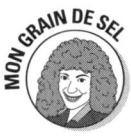

Manny a des élèves qui, comme moi, éprouvent toujours le besoin de poser des questions, de demander le pourquoi de la moindre impulsion musculaire. Parfois, il leur demande de faire simplement les formes sans poser de questions et sans analyser sans arrêt les choses, puis, deux semaines plus tard, il donne de lui-même les explications. Parfois, dit Manny, il faut laisser le cerveau gauche de côté.

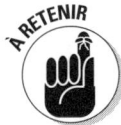

Au Tai Chi, comme au Chi Gong d'ailleurs, il n'y a pas de raccourcis. Pour pouvoir en tirer tous les bienfaits, il faut cultiver le *chi* et le flux énergétique.

En gardant cela à l'esprit, réfléchissez à la meilleure manière d'apprendre au moment où vous allez aborder la deuxième partie de la forme Yang à 24 mouvements.

# La forme courte du style Yang, deuxième partie

Dans ce chapitre, je présente les formes 9 à 15. Deux de ces formes sont répétées en tant que mouvements distincts, aussi cette section n'est-elle pas si longue. Quoi qu'il en soit, prenez le temps d'apprendre chaque mouvement en vous appliquant, en essayant de sentir vraiment le flux d'énergie et l'équilibre et en commençant à habituer votre corps à reconnaître les séquences – mais sans trop réfléchir.

Ne manquez pas nos mouvements préférés : « Tourner et donner un coup de talon », et « Mouvoir les mains comme les nuages » !

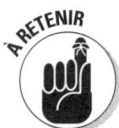

Les mouvements, postures et positions de base des pieds, des mains, des bras et des jambes sont expliqués au chapitre 8. Consultez ce chapitre à chaque fois que vous aurez besoin de vous rafraîchir la mémoire, à propos d'une forme de base.

## *Le Simple fouet*

C'est en quelque sorte le mouvement emblématique du Tai Chi, car pour la plupart des gens qui n'y connaissent rien, le « Simple fouet », c'est le Tai Chi tel qu'ils l'imaginent. Ce n'est cependant pas un mouvement facile, car il faut tenir les deux mains de façon différente, ce qui sollicite les méninges. Prenez donc le temps d'apprendre le Simple fouet : il s'agit non seulement d'un bon moyen de se sentir enraciné, mais aussi d'un exercice qui vous oblige à respirer de façon pleine et contrôlée.

La prochaine fois que quelqu'un vous demandera de lui montrer à quoi ressemble votre Tai Chi, enchaînez ce mouvement avec détermination, et vous ferez votre petit effet.

La figure 10-1 est là pour vous aider à comprendre en quoi consiste le « Simple fouet ». Sentez la force de l'appui sur le pied arrière, comme si vous étiez un ressort prêt à se détendre.

1. **Partez de la position qui termine la forme « Saisissez la queue de l'oiseau », du côté droit (voir chapitre 9), le pied droit en avant en direction de trois ou quatre heures, la main droite en avant dans la position « Poussez ».**

2. **Le poids du corps se déplace sur la jambe gauche pendant que le corps pivote au niveau de la taille pour se retrouver dans la direction de onze heures. Pendant cette rotation du corps, soulevez la pointe du pied droit et faites pivoter ce pied sur son talon, pour l'orienter aussi dans la direction de onze heures. En même temps, tournez la paume de la main droite vers vous, la main gauche décrivant dans l'air un mouvement en courbe, et tout le mouvement se faisant avec le pivot du pied droit.**

N'oubliez pas de soulever la pointe du pied avant de pivoter, car sinon vous risqueriez de vous tordre le genou.

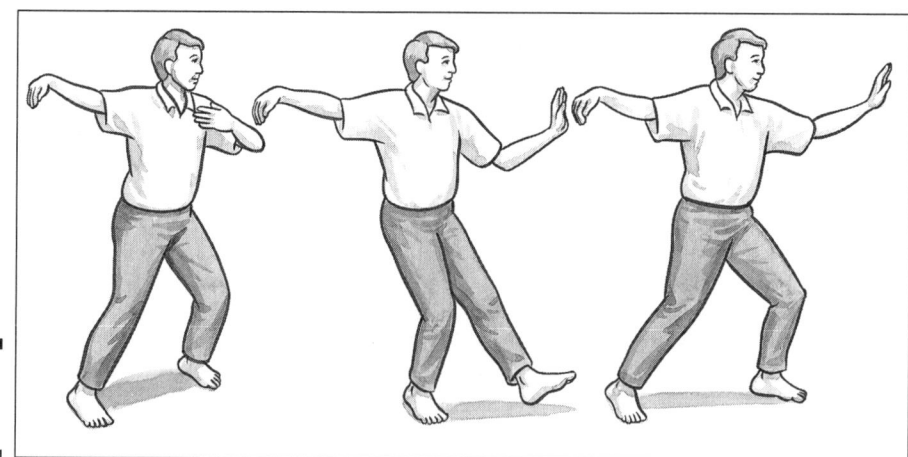

**Figure 10-1 :**
Le Simple
fouet

3. **Commencez à former avec le bras la position « Tenir le ballon », le bras droit au-dessus, puis commencez à transférer à nouveau le poids du corps sur le pied droit, en descendant sur le genou fléchi. Terminez en formant un Pas de centrage avec la pointe du pied gauche.**

4. **Tenez la main gauche devant vous, paume vers l'intérieur, à hauteur de visage (en pensant à l'adversaire que vous êtes en train de contrer), pendant que vous déplacez la main droite sur le côté (à deux heures environ), et relâchez le poignet pour former la position de la « Main qui retombe », doigts joints (voir chapitre 8, figure 8-6). Le coude est aussi fléchi et retombe légèrement.**

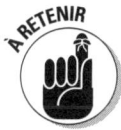

Vos mains ne doivent jamais se retrouver juste devant vos yeux, car vous ne verriez plus votre adversaire (n'oubliez pas que, même si vous n'êtes pas bagarreur, vous devez faire les mouvements en imaginant que vous affrontez un adversaire : en effet, le Tai Chi dérive des méthodes de défense – pour plus d'informations, voir chapitre 1). Dans la plupart des cas, vous devez tenir vos mains juste au-dessous des yeux : vous voyez et vous vous protégez, pour ainsi dire.

5. **Soulevez la pointe du pied gauche et écartez ce pied vers l'extérieur en direction de huit heures pour former la Position de l'arc, pendant que votre main gauche s'écarte aussi, sur le côté, paume tournée vers l'extérieur, vers neuf heures.**

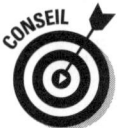

Envisagez le mouvement de la main gauche devant votre corps comme une nouvelle manœuvre de blocage et de frappe. Ainsi, vous devriez mieux visualiser le mouvement. Certains professeurs demandent à leurs élèves de pousser avec la main gauche. Gardez cela à l'esprit pendant votre apprentissage. Il n'y a pas de mauvaise méthode, il y a simplement des méthodes différentes. À vous de voir laquelle vous préférez (pour plus d'informations sur les différentes écoles et sur les différents styles, voir chapitre 4).

*Ce qu'il faut éviter :*

I ✔ Raidir les épaules et les coudes, surtout du côté de la main qui retombe.

I ✔ Tenir la main qui retombe plus haut ou plus bas qu'à hauteur d'épaule.

## Mouvoir les mains comme les nuages

Si, pour faire cette forme, le temps vous manque, ou l'énergie (ou la mémoire), faites en série « Mouvoir les mains comme les nuages » (voir figure 10-2) pendant le temps qui vous reste – même s'il ne s'agit que d'une mini pause antistress au milieu de votre journée de travail. Trouvez un petit espace isolé, un palier d'escalier ou un couloir tranquille, et c'est parti, mon kiki.

C'est le mouvement préféré de Manny, peut-être parce qu'il a réussi à entrer en contact avec son *chi* en pratiquant cette forme, alors qu'il faisait du Tai Chi depuis plus d'un an déjà. Il dit qu'il s'est soudain senti « les mains pleines », ce qui signifie que son *chi* se manifestait à travers ses points d'acupuncture, ce que j'aime appeler l'autoroute du corps (pour plus de détails, voir chapitre 13). Commencez à bouger, et peut-être vous arrivera-t-il bientôt la même chose.

Une chose qui peut vous aider à parvenir à cette sensation que le *chi* se manifeste, c'est de respirer pleinement. Respirer pleinement, cela signifie que vous respirez profondément, et que votre ventre se gonfle. Pour plus de détails sur la respiration, voir chapitres 3, 4 et 13. Dans cette forme, vous expirez au moment où vous déplacez le poids du corps vers la gauche, et vous inspirez en vous rapprochant du pied droit.

## Relâchez la main

La « Main qui retombe », n'est-ce pas un peu la position typique de la main au Tai Chi ? En fait, il ne s'agit pas simplement de laisser retomber la main ou d'en faire un « crochet ». C'est de tout un mouvement du poignet, de la main et des doigts qu'il s'agit. Je dois dire franchement que cela me fait penser au bec d'un canard. Essayez de représenter Donald ou Daffy Duck en ombres chinoises, vos doigts formant le bec, le pouce au-dessous. Maintenant, laissez simplement retomber les doigts pour qu'ils soient dirigés vers le sol, en tenant jointes les extrémités de vos doigts (fermez le bec de Donald,

pour qu'il se taise). Voilà, en gros, ce qu'est la « Main qui retombe » (pour plus de détails, voir chapitre 8).

Là aussi, on rencontre plusieurs styles. Certains tiennent leurs doigts bien droits, d'autres les tiennent recourbés, et certains font retomber davantage la main, à partir du poignet. Pour le moment, commencez simplement à ressentir l'effet de ce mouvement. C'est déjà assez de tenir une main dans cette position pendant que l'autre main fait autre chose et pendant que vos jambes bougent aussi.

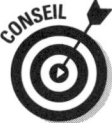

Une petite chose que vous pouvez vous répéter : allez à droite. Dans le mouvement « Mouvoir les mains comme les nuages », on se déplace vers la gauche, toujours vers la gauche… les pieds restant à peu près parallèles.

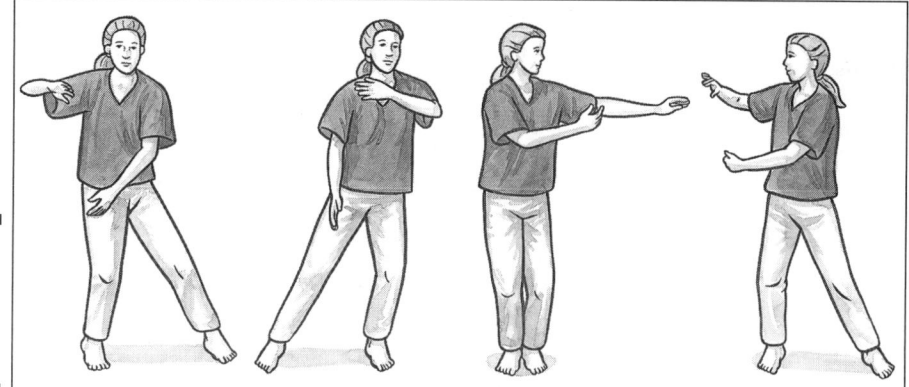

**Figure 10-2 :** Mouvoir les mains comme les nuages

1. **Partez de la position qui termine le « Simple fouet », transférez le poids du corps sur le pied droit, genou fléchi, le corps en descente. En même temps, soulevez la pointe du pied gauche, pivotez sur le genou pour orienter le pied vers l'avant et faites une rotation du torse pour vous retrouver à une heure. Pendant que les pieds se déplacent, le bras gauche fait un mouvement descendant en courbe et remonte par derrière vers la droite, à hauteur d'épaule et un peu à l'écart du corps. La main droite (celle qui retombe) s'ouvre et prend une position souple de Tai Chi (voir chapitre 8).**

Vous voilà prêt à « mouvoir les mains » en souplesse en les accompagnant avec les pieds.

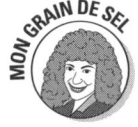

Quand vous faites ce mouvement, imaginez que vos mains tracent deux cercles devant vous, le centre de chaque cercle étant au niveau de l'articulation de l'épaule. C'est un peu comme s'il y avait deux cerceaux dans un plan horizontal, à la hauteur de vos épaules.

2. **Lâchez la main droite vers le sol, paume face à vous, pendant que vous transférez le poids du corps sur le pied gauche (expirez), ramenez le pied droit (inspirez) de façon que les deux pieds ne soient séparés que de quelques centimètres.**

Votre torse avance en même temps, et les bras avec.

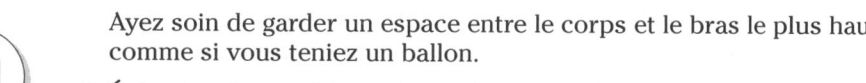

Ayez soin de garder un espace entre le corps et le bras le plus haut, comme si vous teniez un ballon.

3. **Échangez les positions des mains : la main droite monte et la main gauche descend, c'est exactement le contraire du point 2.**

4. **Faites une rotation légère vers la droite, à partir de la taille, en même temps que vous déplacez en douceur le poids du corps sur le pied droit – mais sans changer le placement des pieds ! Pendant cette rotation, les mains reviennent vers la droite avec le torse.**

Faites cela trois fois, en inspirant et en expirant toujours comme indiqué.

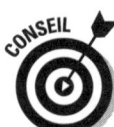

Pendant les pas, fléchissez les genoux : cela vous permettra de vous enraciner dans le sol, et cela vous empêchera de perdre l'équilibre.

5. **Commencez l'étape suivante, en écartant le pied gauche, en maintenant le poids du corps sur le côté droit, et échangez à nouveau les positions des bras : laissez descendre la main droite et élevez la main gauche.**

6. **Déplacez le poids du corps sur le pied gauche. Le pied droit revient près du pied gauche et le torse avance avec les bras.**

7. **Répétez les étapes 3 et 4 une fois chacune avant de terminer pieds parallèles, main droite élevée, torse tourné légèrement vers la droite, le poids du corps sur le pied droit. Vous devez vous retrouver orienté vers une heure.**

*Ce qu'il faut éviter :*

✔ Déplacer le poids du corps trop rapidement, jusqu'à perdre l'équilibre.

✔ Retenir sa respiration.

## Le Simple fouet

Ce mouvement n'est pas si compliqué. Il suffit de répéter le « Simple fouet » de tout à l'heure (pour un rappel, voir figure 10-1). Les instructions qui suivent vous permettront de passer de « Mouvoir les mains comme les nuages » au « Simple fouet ».

1. **Partez de la position finale de « Mouvoir les mains comme les nuages ». Le poids du corps doit être resté sur le pied droit.**

2. **Au lieu d'échanger les positions des mains, retournez à la position du début du point 4 de la section du « Simple fouet » (forme # 9), précédemment dans ce chapitre. (La main gauche monte légèrement devant l'épaule, tandis que le bras droit, le poignet droit et la main droite forment la position de la « Main qui retombe ». La pointe du pied gauche revient vers l'intérieur, et vous formez un nouveau Pas de centrage.)**

3. **Soulevez le pied gauche et écartez-le vers huit heures pour former la Position de l'arc. La main gauche glisse (au lieu de pousser) vers l'extérieur, au côté gauche – paume tournée vers l'extérieur – en direction de neuf heures. La main droite garde la position de la « Main qui retombe ».**

# Flattez l'encolure du cheval

Ce mouvement ressemble beaucoup à une forme précédente, présentée au chapitre 9, « La grue blanche déploie ses ailes ». En fait, des pieds à la taille, il n'y a aucune différence. Alors, que vient faire ici le cheval ? Il s'agit du placement de la main droite. Avec cette main, vous faites comme si vous flattiez l'encolure d'un cheval. Bon cheval, ça. Oh, oui, c'est un bon cheval, ça, Madame, oui, oui...

Maintenant, vous comprenez mieux ce que je voulais dire quand je parlais de s'habituer aux noms des formes, n'est-ce pas ? Le nom décrit littéralement le mouvement. Avec un peu d'imagination, vous pouvez visualiser l'action. Regardez la figure 10-3.

1. **Partez de la position qui termine le « Simple fouet ».**

   Il s'agit d'une Position de l'arc en direction de huit heures, la main gauche écartée devant vous à neuf heures et la main droite dans la position de la « Main qui retombe » derrière vous, à deux heures.

2. **Ici, c'est une nouvelle transition pour passer de la Position de l'arc au Pas carré (voir chapitre 8). Seulement, en même temps que le pied droit commence son mouvement, vous détendez la main droite et tournez la paume des deux mains vers le ciel.**

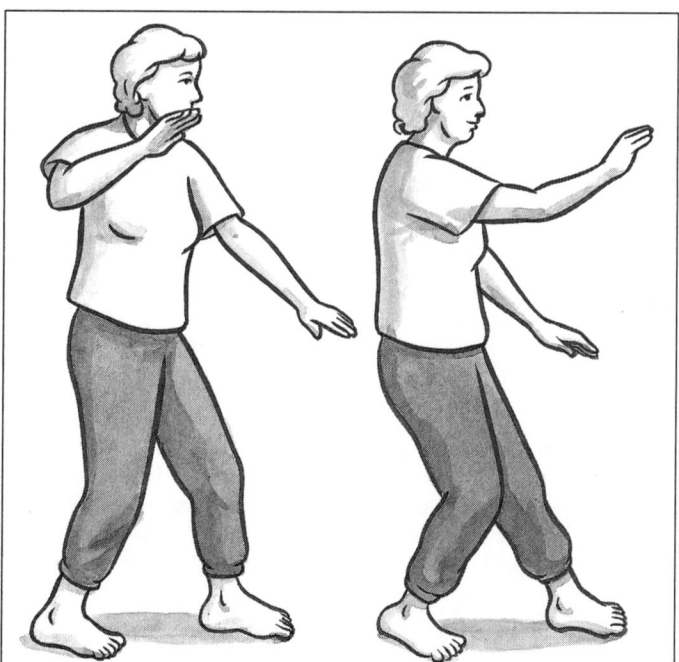

**Figure 10-3 :**
Flattez l'encolure du cheval

3. **Tournez légèrement le corps vers la gauche, en pivotant sur la taille. En même temps, la main droite passe devant l'oreille et va vers l'avant (vous flattez l'encolure du cheval). Le coude gauche revient sur le côté de sorte que la main gauche soit au niveau de la hanche, la paume toujours tournée vers le ciel. La pointe du pied gauche frôle le sol en faisant le Pas carré.**

*Ce qu'il faut éviter :*

▶ Mettre le poids du corps sur le pied gauche pendant le Pas carré.

▶ Se recroqueviller en flattant le cheval.

## Tournez et donnez un coup de talon droit

### Une forme appelée aussi « Séparer les bras et frapper du pied » ou « Coup de talon »

Ici, au lieu de rester bien enraciné, les deux pieds au sol tout le temps (enfin, presque), vous levez les pieds (un seul pied à la fois, bien sûr). En réalité, il ne s'agit pas d'un « coup » comme vous pourriez l'imaginer, il s'agit surtout d'un mouvement lent, à la manière du Tai Chi. C'est plutôt un lever du genou suivi d'un lever de l'avant-jambe, comme sur la figure 10-4. Un tel mouvement est bien plus difficile, puisque vous ne pouvez pas vous servir de votre élan !

1. **Partez de la position qui termine le mouvement « Flattez l'encolure du cheval », à neuf heures.**

2. **En guise de préparation, faites une rotation du corps vers huit heures, tout en ramenant les bras vers l'intérieur pour croiser les mains au niveau des poignets, la paume de la main gauche face au buste, à l'intérieur de la main droite dont la paume est tournée vers l'extérieur. Vous avez les deux mains devant le buste.**

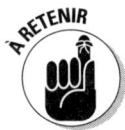

Quand le pied droit frappe, le poignet gauche est à l'intérieur (plus près de vous) ou au-dessus. Quand le pied gauche frappe, le poignet droit est à l'intérieur (plus près de vous) ou au-dessus. Là encore, on applique le principe des contraires (pour plus de détails sur le yin et le yang, voir chapitres 3 et 7).

3. **Levez vers l'extérieur la pointe du pied gauche et faites un pas en avant pour former la Position de l'arc à neuf heures. En même temps, séparez les poignets et éloignez les deux mains en décrivant des courbes, et prolongez ce mouvement vers le bas pour tracer un petit cercle.**

Les mains terminent paumes vers le ciel, le poignet gauche au-dessus du poignet droit, à quinze centimètres du nombril.

4. **Pendant que les bras terminent le cercle vers le bas, la pointe du pied droit vient à côté de la cheville du pied gauche pour former un Pas de centrage.**

5. **Maintenant, le genou droit monte en un mouvement oblique vers dix heures, sans que le corps ne bouge du tout. Ensuite, le genou levé restant immobile en suspension, vous tendez l'avant-jambe. Pensez que votre genou droit est une charnière. Poussez le talon vers l'extérieur (imaginez que vous donnez un coup à l'adversaire, qui est devant vous !) Le pied est donc fléchi.**

6. **En même temps que le mouvement du pied, les deux bras s'écartent des épaules tandis que les poignets tournent, les paumes se tournant vers l'extérieur (comme pour repousser l'adversaire, bien sûr). Puis les mains se séparent, paumes tournées vers l'extérieur, et terminent à hauteur du nez, à sept heures et à dix heures respectivement. Les yeux suivent la main droite. Remarquez que le bras droit forme le même angle vers l'extérieur que la jambe droite.**

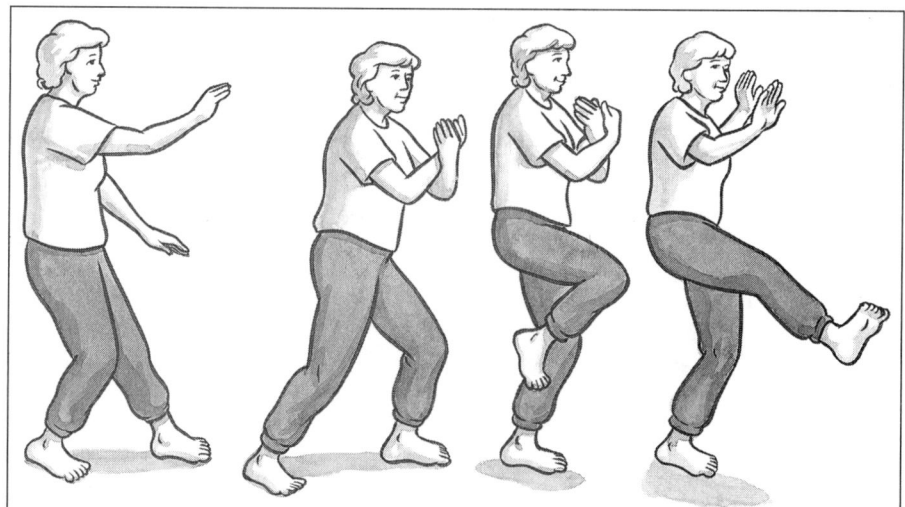

**Figure 10-4 :** Frappez du talon (droit)

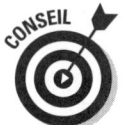

Ne levez la jambe qui frappe qu'à une hauteur vous permettant de maintenir l'alignement de la colonne vertébrale. Vous devez presque pouvoir tendre l'avant-jambe au niveau du genou sans vous écrouler.

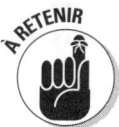

Si vous vous affaissez, ou si vous rentrez le bassin, vous avez moins de force et vous devenez plus vulnérable face à votre adversaire, lequel pourra facilement vous faire tomber. Pas de panique, il suffit de bien placer son bassin, et il jouera son rôle comme il faudra.

*Ce qu'il faut éviter :*

- ✔ Rentrer les côtes ou vous affaisser pendant que vous donnez le coup de talon.
- ✔ Bloquer l'articulation du genou de la jambe sur laquelle vous vous tenez.

## Frappez les oreilles de l'adversaire avec les poings

### Une forme appelée aussi « Boxer les oreilles » ou « Frapper l'adversaire avec les poings »

Là, vous imaginez déjà quelque chose de brutal. C'est comme si vous deviez tirer la tête de l'adversaire vers votre genou en suspension, pour la frapper de vos deux poings, comme sur la figure 10-5. Ouch !

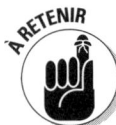

Pas de panique ! Le Tai Chi servait – et peut toujours servir – à apprendre aux gens à se défendre (voir chapitre 1). À la base, il fait partie des arts martiaux, il consiste donc à frapper et à donner des coups de pied pour se défendre. Il se trouve que c'est aussi une discipline de l'esprit : c'est probablement ce qui vous intéresse ici.

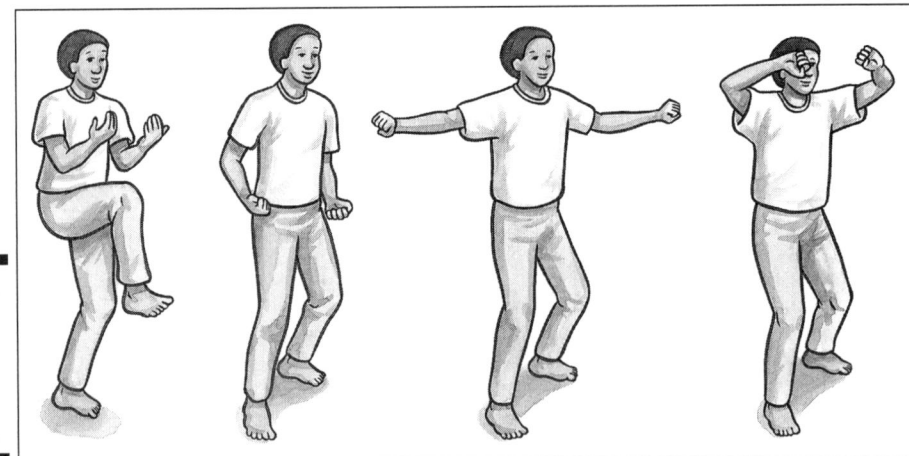

Figure 10-5 :
Frappez les
oreilles de
l'adversaire
avec les
deux poings

1. **Partez de la position qui termine le mouvement « Flattez l'encolure du cheval », à neuf heures. La jambe droite est en suspension, dans la position du coup de talon.**

2. **Fléchissez le genou droit, de façon que le pied tire et que la cuisse droite soit parallèle au sol. En même temps, amenez les deux bras**

vers le corps, par une rotation des coudes vers l'intérieur pour les rapprocher de vos côtes, paumes tournées vers le ciel. Les mains terminent au même niveau que la cuisse, près du genou.

3. **En gardant toujours le regard droit devant vous (n'oubliez pas que vous avez un adversaire), inspirez, fléchissez le genou gauche, et ramenez doucement le pied droit vers le sol. Puis, sans vraiment toucher le sol, placez le pied à dix heures, et tendez le genou droit pendant que vous expirez. Le poids du corps est sur la jambe gauche. En même temps, abaissez les mains (paumes tournées vers le ciel) jusqu'à hauteur des hanches.**

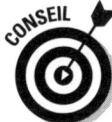

Tout au long de cette séquence, ne brisez pas le flux. Les positions s'enchaînent sans trop solliciter le cerveau. À présent, préparez-vous, on passe aux choses sérieuses.

4. **Tout en inspirant, fermez lentement les poings et déplacez le poids du corps vers l'avant, sur le pied droit, en formant la Position de l'arc à dix heures. En même temps que vous transférez le poids du corps vers l'avant, expirez, et levez les bras vers l'avant de sorte que vos poings se retrouvent devant votre visage, à hauteur des yeux, séparés de la largeur d'une tête.**

*Ce qu'il faut éviter :*

- Dans la position finale, durcir les épaules ou les coudes.
- Bloquer les poings.
- Arrondir le dos.

# *Tournez et donnez un coup de talon gauche*

### *Une forme appelée aussi « Séparer les bras et frapper du pied » ou « Coup de talon »*

Il s'agit ici de répéter le coup de talon de la forme # 13, mais cette fois, du côté gauche ! Vous ne devez pas perdre l'équilibre. Observez le mouvement inversé, à la figure 10-6. Pour plus de facilité, je détaille à nouveau les étapes.

Dans les combats, les coups de pied sont utilisés avec modération : ça ne part pas dans tous les sens comme au cinéma ! Autre chose à propos des coups de pied : on dirait que ce sont des coups puissants, mais parfois, c'est tout le contraire.

- Les coups de pied rendent votre équilibre précaire, puisque vous vous retrouvez sur un seul pied.
- Les coups de pied exposent les... comment dire... des régions fragiles du corps, quoi.

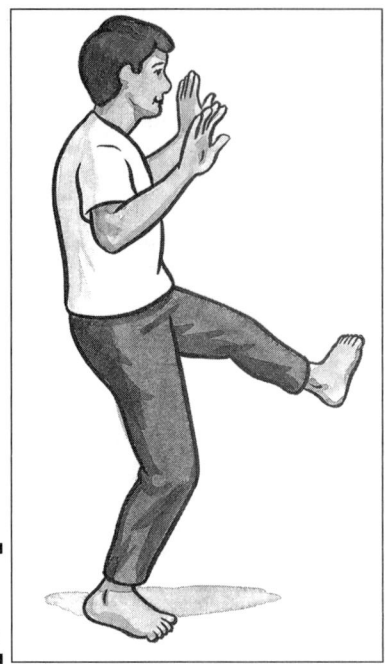

**Figure 10-6 :**
Coup de
talon gauche

1. **Partez de la Position de l'arc, en direction de dix heures, bras levés.**

2. **Prenez l'orientation voulue en utilisant la transition décrite au chapitre 8 (le Pas d'ouverture) : déplacez le poids du corps sur la jambe gauche, vers l'arrière, en descendant sur le genou gauche. Ouvrez les mains de façon que les paumes soient tournées vers l'extérieur et que les doigts soient orientés les uns vers les autres.**

3. **Pivotez vers la gauche (Pas d'ouverture) jusqu'à huit heures et écartez les mains en ouvrant les poings, puis descendez-les en courbe et remontez-les de même, en décrivant un cercle. La pointe du pied droit tourne aussi.**

4. **Le poids du corps revient sur le pied droit, pendant que les mains continuent de descendre en courbe. Rapprochez la pointe du pied gauche tout en formant un Pas de centrage avec le pied droit.**

5. **Pendant que les mains décrivent un cercle vers l'intérieur et que les paumes commencent à pivoter vers le ciel, la main gauche se déplace sous la main droite, puis les deux mains se déplacent ensemble vers le haut, en décrivant un cercle, la main gauche venant sous le poignet droit.**

   Les paumes des deux mains sont tournées vers le ciel lorsqu'elles arrivent à hauteur du buste.

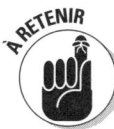

Pensez aux contraires. Quand la jambe gauche frappe, le poignet droit est au-dessus. Quand la jambe droite frappe, le poignet gauche est au-dessus.

6. **À présent, le genou gauche monte en un mouvement oblique vers quatre heures, sans que le poids du corps se déplace. Comme précédemment, le genou suspendu garde sa position dans l'air, avant que l'avant-jambe ne s'étende.**

   Pensez que le genou est un pivot, et fléchissez le pied pour donner un bon coup de pied à votre adversaire et vous débarrasser de lui.

Quand vous levez la jambe et quand vous la tendez, évitez de bloquer l'articulation du genou. Ce principe s'applique aussi à l'autre jambe, celle sur laquelle vous êtes en équilibre. Avec un genou légèrement fléchi, vous êtes plus stable.

7. **Pendant le mouvement de la jambe, vos bras commencent à se lever, les poignets tournent et les paumes sont tournées vers l'extérieur. Puis vos mains se séparent, paumes tournées vers l'extérieur, et terminent à la hauteur du nez, respectivement à cinq heures et à huit heures. Les yeux suivent la main gauche.**

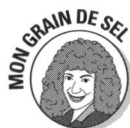

Pensez toujours au flux. Je vous le redirai encore et encore. Et je n'arrêterai pas : je suis comme une vieille tante grincheuse. Le Tai Chi, c'est une histoire de flux : flux physique des membres, flux mental et flux interne du *chi*.

Vous voilà au moins aux deux tiers du chemin, en ce qui concerne la forme Yang, version courte. Au prochain chapitre, je traite des mouvements qui constituent la dernière partie de cette forme.

# Chapitre 11

# Fermez la porte (style Yang)

• • • • • • • • • • • • • • • • • • • • • • • • • • • • • • • • • • • • • • • • • • • •

*Dans ce chapitre :*

▶ Envisagez différentes variantes du Tai Chi

▶ Enchaînez les neuf derniers mouvements de la forme Yang, version courte

▶ Comprenez qu'il ne s'agit pas d'une compétition, ni avec d'autres ni avec vous-même

▶ Terminez dans la grâce et en restant enraciné

• • • • • • • • • • • • • • • • • • • • • • • • • • • • • • • • • • • • • • • • • • • •

Avec les neuf mouvements qui restent, vous pouvez presque apercevoir la ligne d'arrivée. Pas si vite, Brigitte ! Il vous reste tout de même le tiers de cette forme courte à assimiler. Et je pourrais ajouter que ce qui reste, ce sont des mouvements parmi les plus variés et les plus difficiles.

– « Frapper de la paume de la main droite », le « Serpent qui rampe », le « Faisan doré sur une patte »

– « La fille de jade tisse et lance ses navettes aux quatre coins de l'horizon »

– « L'aiguille au fond de la mer »

– « Comme un éventail »

– « Tourner le corps », « Fermer le poing », « Parer et coup de poing »

– « Fermeture apparente »

– « Croiser les mains »

– Phase finale

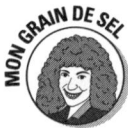

Et maintenant, nos mouvements préférés parmi ceux de cette section :

✔ **Phase finale** : j'aime celui-là. Non, pas parce que c'est la fin, bandes de niais. Ce que j'aime, c'est le sentiment que donne le fait de se poser, de respirer pleinement en ayant les deux pieds bien ancrés dans le sol, et de sentir mes mains flotter dans l'espace. J'aime aussi rester dans cette position et éprouver un sentiment de tranquillité.

✔ **« La fille de jade tisse et lance ses navettes aux quatre coins de l'horizon »** : Manny a une préférence pour celui-ci. Non, ce n'est pas à cause de la fille de jade ! Ce mouvement associe l'élévation du corps à l'absorption et au renvoi du coup de l'adversaire avec la main de devant, tout cela avec grâce, et puis on frappe avec la paume de la main de derrière. Vous avez compris comment le yin et le yang sont associés ici ? Remarquez cela : on absorbe, et on renvoie. On tire en arrière, et on frappe.

## Soyez ouvert aux différentes variantes

Certaines formes de Tai Chi sont différentes de celles que vous trouverez dans ce livre. Ici, je vous en dis quelques mots. Les maîtres du Tai Chi ont tendance à broder autour de la structure et des éléments essentiels de ces formes et à créer leurs propres variations sur le même thème.

Je parle de « thème » parce que les mouvements ne sont pas différents au point de vous rendre perplexe. Il peut y avoir un pas de plus par-ci, une répétition par-là, une fin différente, etc. La recette peut varier un peu, mais le plat est le même.

Dans ce chapitre, je propose une version que Manny a apprise de son professeur. Il y a ajouté un coup de paume au début des formes 16 et 17, en affirmant qu'autrement, il perd son chi. Disons que ça lui convient mieux ainsi.

## La dernière série de mouvements

Les derniers mouvements ne sont pas sans quelques petits problèmes. Ainsi, par exemple, dans le « Serpent qui rampe », vous devez vraiment descendre sur les talons. Pour le moment, ne vous préoccupez pas de cela : contentez-vous de rechercher la bonne position, tout en veillant à laisser circuler le *chi*. Vous réussirez à descendre plus près du sol – à « ramper » – avec la pratique et la force que vous finirez par acquérir. Bien sûr, la manière dont vous effectuez une forme et dont vous parvenez à descendre dépend toujours de votre propre physiologie, ainsi que de vos propres capacités et de vos exigences. Chacun de nous est différent par nature, et chacun veut tirer autre chose de cette discipline. Et c'est aussi bien ainsi.

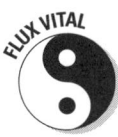

Le Tai Chi, ce n'est pas une compétition, sauf peut-être contre vous-même. Vous n'allez pas noter à quelle hauteur vous êtes parvenu à descendre tel jour, et vous ne devez pas non plus déplorer votre incapacité à garder un bon équilibre la dernière fois que vous avez fait votre Tai Chi. Demandez-vous plutôt : « La dernière fois, ai-je pratiqué avec autant d'assiduité que j'aurais pu le faire ? »

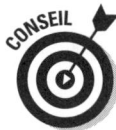

La compétition est implicite : si vous avez pratiqué votre Tai Chi aujourd'hui, vous avez déjà gagné.

# Troisième et dernière partie de la forme Yang

Dans cette dernière section consacrée à la forme Yang, version courte, vous trouverez un petit ensemble de techniques de déplacements du poids du corps et de changements d'orientation qui est représentatif de la forme longue traditionnelle. Par conséquent, si vous décidez de pratiquer la forme longue, connaître ces variantes ne sera pas inutile.

Dans certaines versions, on passe directement de « Parer et Coup de poing » à la Phase finale : pas de « Fermeture apparente » ni de « Croiser les mains ». À la place, vous répétez les autres formes.

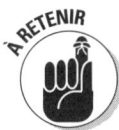

Pour les pas et les mouvements de base qui reviennent sans arrêt, comme le Pas de centrage, la Position de l'arc, le Pas carré ou la Posture du Tai Chi, se référer au chapitre 8, dans lequel ces mouvements sont traités en détail et avec des illustrations.

Voyons donc maintenant comment refermer la porte.

## Frapper de la paume de la main droite, le Serpent qui rampe, le Faisan doré sur la patte gauche

### Une forme appelée aussi « Le faisan doré (se tient) sur une patte »

Ce titre un peu long est celui d'une version parmi d'autres de la forme que nous étudions ici. Tant que vous pratiquez cette forme en respectant toutes les règles d'un bon Tai Chi (voir chapitre 7), toutes les méthodes sont valables. Quand Manny ajoute « Frapper de la paume de la main droite » au « Simple fouet », cela donne le « Serpent qui rampe » (voir figure 11-1). Cet exercice vous aidera peut-être à cultiver le flux de l'énergie vitale à travers votre corps, comme il aide Manny à le faire.

1. **Partez du mouvement qui termine le Coup de talon gauche (voir chapitre 10, figure 10-6). Vous êtes à six heures, le talon gauche venant de frapper à cinq heures. Les bras sont écartés sur les côtés, respectivement à cinq heures et à huit heures.**

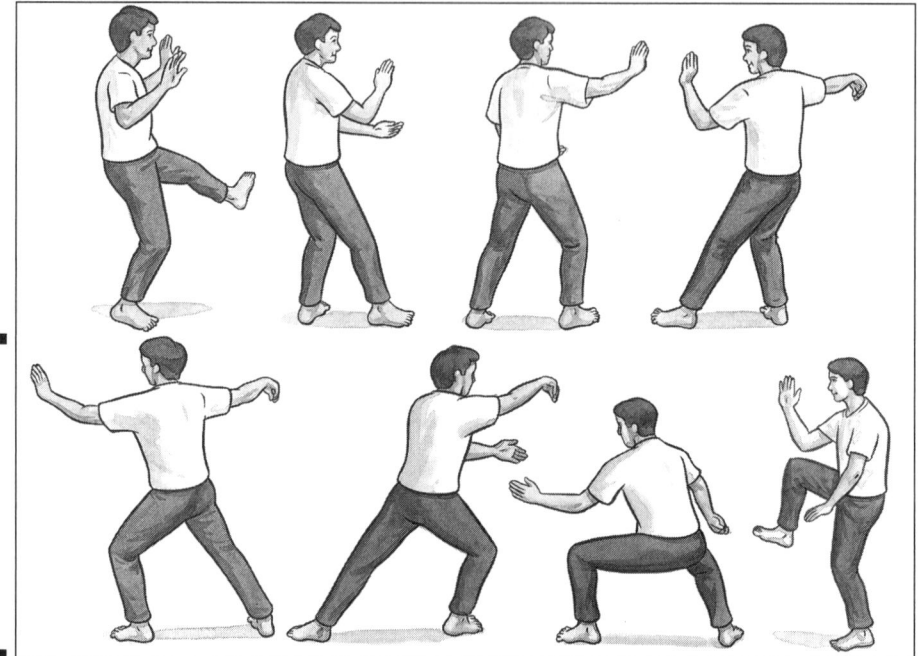

**Figure 11-1** : Coup de paume droite, Serpent qui rampe (à gauche) et Faisan doré sur la patte gauche.

2. **Nous arrivons à la première partie, le Coup de paume : abaissez lentement le pied gauche et placez-le derrière le pied droit, dans une position similaire à la Position de l'arc, mais moins écartée et moins basse. Tournez légèrement le corps en l'ouvrant, vers sept heures.**

3. **Déplacez le poids du corps ves l'arrière pour en avoir une grande partie sur le pied gauche. En même temps, tournez la paume de la main gauche vers le ciel et ramenez le coude gauche vers la hanche gauche tout en pressant de la main droite sur la paume de la main gauche et en poussant vers l'extérieur, paume vers l'extérieur. Au moment de ce coup de paume, redéplacez une partie du poids du corps vers l'avant, sur la jambe droite dont le genou doit être fléchi.**

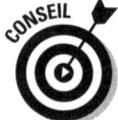

Veillez à garder les deux coudes souples et à ne pas les verrouiller. Imaginez-vous en train d'amener à vous un adversaire avec la main gauche pour pouvoir le frapper de la main droite (pourquoi tant de violence ?)

4. **Déplacez à nouveau le poids du corps légèrement vers le pied gauche, soulevez la pointe du pied droit et pivotez sur le talon pour orienter**

le pied droit vers huit heures. Puis redéplacez le poids du corps vers le pied droit tout en soulevant la pointe du pied gauche et pivotez sur le talon gauche pour orienter le pied vers trois heures.

5. **Pendant ces rotations des pieds, votre corps pivote à partir de la taille pour se retrouver orienté vers quatre heures. Vous pivotez à nouveau sur le talon droit pour orienter le pied droit vers cinq heures. En même temps, le bras droit s'étend vers huit heures avec la « Main qui retombe » (comme dans le « Simple fouet », au chapitre 10) pendant que la main gauche pousse vers trois heures, paume tournée vers l'extérieur.**

Pendant ces mouvements, ne bloquez jamais l'articulation du genou. D'autre part, quand vous pivotez sur le talon, le pied droit doit être allégé, afin de ne pas forcer sur le genou.

6. **« Le serpent rampe sur la gauche » : la pointe du pied droit revient vers huit heures (comme toujours, on pivote sur le talon, le pied ne supporte aucun poids). En même temps, la paume de la main gauche se retourne lentement vers l'intérieur, pouce levé, pendant que l'avant-bras pivote à partir du coude pour balayer la paume de la main gauche au niveau du visage et devient un « serpent ».**

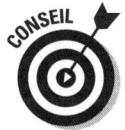

Si vous êtes débutant, le fait d'écarter le pied droit vers huit heures peut vous déstabiliser un peu ou vous paraître inconfortable. Dans ce cas, tournez simplement la pointe du pied davantage vers l'intérieur (vers cinq, six ou sept heures) de telle sorte que la position soit moins écartée. Quand vous serez plus fort ou plus expérimenté, vous pourrez tourner plus loin la pointe du pied.

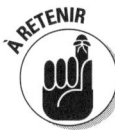

Gardez la main droite dans la position « tombante », en crochet, pendant que le serpent rampe.

7. **Fléchissez le genou droit pour descendre aussi près du sol que possible. Le genou gauche se tend – mais sans se verrouiller – et la pointe du pied reste au sol. La main gauche, qui représente le serpent, passe le long du corps (paume parallèle au corps) et descend devant le genou droit pour commencer un mouvement en cercle vers l'arrière et vers la gauche. Tout en frôlant le genou, la paume de la main tourne pour se retrouver perpendiculaire au corps, pouce vers l'extérieur. La main droite, dans la position de la « Main qui retombe », suit derrière le bras gauche, vers le bas puis vers le haut et vers la gauche.**

Le genou droit doit rester à la verticale de la pointe du pied (de même pour le genou gauche), afin de protéger l'articulation lors de la flexion et de la descente de chaque côté.

8. **Maintenez une position accroupie. Commencez à fléchir le genou gauche et à étendre le genou droit en même temps que vous déplacez le poids du corps sur le côté gauche.**

9. « Le faisan doré se tient sur une patte » : au moment où vous commencez à vous relever vers la gauche, vous pivotez sur les talons de façon que la pointe du pied gauche soit orientée dans la direction de trois ou quatre heures et la pointe du pied droit vers cinq heures, ce qui fait une nouvelle Position de l'arc vers trois heures. La main droite est maintenant ouverte et près du front, tandis que la main gauche est en train de pousser vers trois heures.

10. Ramenez la pointe du pied droit en un Pas de centrage et donnez davantage de force à la jambe gauche.

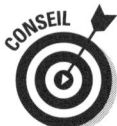

Utilisez ce Pas de centrage, aussi passager soit-il, pour trouver votre équilibre afin de vous préparer à la prochaine position sur une jambe.

11. Levez le genou droit. En même temps, levez la main droite de telle sorte que le coude soit fléchi et pointe vers le sol. Le coude et le genou se touchent un instant à hauteur de la taille. La main droite est perpendiculaire au corps, doigts face au ciel et pouces vers l'intérieur. Le regard est dirigé vers les mains et porte au-delà.

12. Abaissez la paume droite pour qu'elle soit en face de votre hanche gauche.

*Ce qu'il faut éviter :*

✔ S'accroupir plus que ce que vous pouvez faire.

✔ Tourner les pieds sans avoir transféré le poids du corps (ce qui permet de relever la pointe du pied et de pivoter facilement sans imposer une torsion à l'articulation du genou).

## Du Coup de paume droit au Serpent qui rampe et du Serpent qui rampe au Faisan doré sur une patte

Il s'agit maintenant de répéter la même forme de l'autre côté. Je passe rapidement sur les différentes étapes, mais vous pouvez vous référer à la description qui précède pour plus de détails. Reprendre à partir du « Coup de paume droit » de l'autre côté, cela peut sembler curieux, mais Manny tient à garder ce mouvement, qui lui réussit. Essayez-le, vous aussi, puis décidez de ce qui vous convient. Ce mouvement est illustré par la figure 11-2.

1. « Coup de paume » : à partir de la position du « Faisan doré sur une patte », qui termine la forme précédente, abaissez le pied droit vers l'avant pour former une Position de l'arc, en restant à trois heures. En même temps, la main gauche tourne, paume vers le ciel, vers la hanche et comme si elle pendait simplement, de façon à vous

permettre de frapper votre adversaire de la main droite (en poussant celle-ci vers l'avant).

2. **Pour continuer de l'autre côté, reprenez les points 4 à 12 de la forme précédente. Cette fois, cependant, le poids du corps passe de l'autre côté, vous continuez donc à vous retourner dans la même direction avec une ouverture à midi.**

N'oubliez pas de pivoter sur les talons pour protéger vos genoux.

3. **Pivotez le talon gauche pour orienter le pied vers une heure. Le pied droit reste orienté vers trois heures.**

4. **Déplacez le poids du corps sur le pied droit et fléchissez le genou droit. En même temps, poussez la main droite vers trois heures et placez la main gauche vers dix heures dans la position de la « Main qui retombe » (voir « Simple fouet », chapitre 10).**

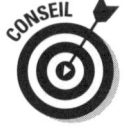

Il y a ici et là quelques déplacements et transferts du poids du corps supplémentaires, surtout dans les mouvements du « Serpent qui rampe ». Ils ont été ajoutés pour vous permettre d'accumuler un bon chi et d'acquérir davantage de force pour le prochain mouvement. C'est du moins ce qu'affirme Manny. Là encore, c'est le côté défensif du Tai Chi qui ressort : si vous ne voulez pas vous contenter de faire dans l'élégance, il faut que vous trouviez votre force et votre *chi*.

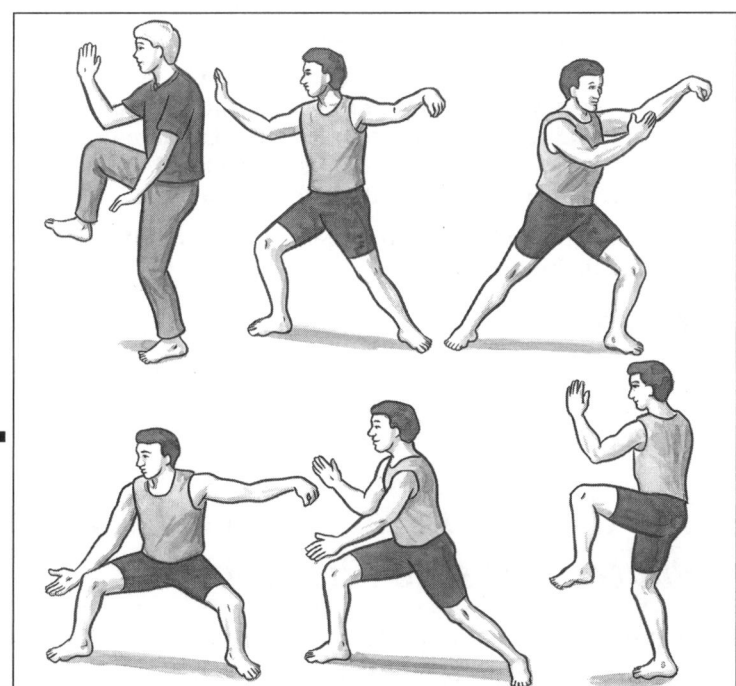

**Figure 11-2 :**
Coup de paume droit, Serpent qui rampe et Faisan doré sur une patte.

5. Le « Serpent qui rampe à droite » : la rotation du corps et celle des bras sont les mêmes qu'aux étapes 6 à 8 du « Serpent qui rampe » à gauche, sauf que maintenant, c'est le pied gauche qui tourne vers dix heures pour ouvrir le bassin, et la paume de la main droite devient le serpent qui rampe et décrit une courbe devant le visage. La main droite descend vers le genou gauche et passe sur le côté pendant que le genou gauche fléchit. La main gauche, dans la position du Bec de grue, la suit. Le mouvement circulaire se prolonge vers l'arrière et vers la droite pendant que le poids du corps passe sur le genou droit, puis vers le centre et enfin vers la gauche.

6. Vous terminez le « Serpent » en effectuant à l'aide des bras une rotation du corps vers trois heures, dans un mouvement de balayage continu. Le pied droit pivote sur son talon pour se retrouver orienté à quatre heures, ce qui fait une nouvelle Position de l'arc, main gauche ouverte et à hauteur du front, la main droite poussant en avant vers trois heures.

7. Le « Faisan doré sur la patte droite » : cette fois, le mouvement se termine avec la pointe du pied gauche qui se lève pour frôler le sol au niveau de la cheville du pied droit dans un Pas de centrage, pour votre équilibre. Puis le genou gauche se lève aussi pour pointer vers trois heures.

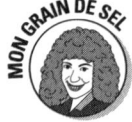

Dans ce Pas de centrage, il vous faudra peut-être une fraction de seconde pour vous réaligner et pour retrouver votre équilibre. Il est utile d'expirer quand vous poussez vers l'avant, à l'étape 6, d'inspirer pendant le Pas de centrage, et d'expirer en profondeur dans la position du « Faisan sur une patte ».

8. Levez le genou droit. En même temps, levez la main gauche de sorte que le coude soit fléchi et pointe vers le sol. Le coude et le genou se touchent un instant à hauteur de la taille. La main gauche est perpendiculaire au corps, les doigts face au ciel et les pouces vers l'intérieur. Les yeux regardent au-delà de la main.

9. Abaissez la paume de la main droite, qui va maintenant se retrouver face à la hanche droite.

*Ce qu'il faut éviter :*

- Que les jambes et les pieds finissent leur mouvement avant les bras.
- Verrouiller l'articulation du genou ou du coude.

# La Fille de jade tisse et lance ses navettes aux quatre coins de l'horizon

### Une forme appelée aussi « la Déesse de jade lance la navette »

Dans la forme Yang longue, la fille de jade lance les navettes quatre fois : un mouvement dans chaque coin, avec une rotation de 90° à chaque fois. Dans cette version abrégée, vous faites le mouvement une fois vers la droite et une fois vers la gauche, ce qui représente tout de même une rotation de 90° entre ces deux mouvements. Aidez-vous de la figure 11-3.

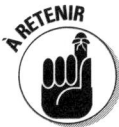

Votre force provient de l'abaissement du poids du corps vers l'avant, dans le mouvement.

1. **Partez de la position finale de la forme précédente, le « Faisan doré » : genou gauche élevé, à trois heures.**

2. **Posez le pied gauche à deux heures, la pointe du pied droit passe à côté de la cheville du pied gauche dans un Pas de centrage. En même temps, les bras se replient sur la position « Tenir le ballon », le bras gauche au-dessus, légèrement tourné vers la droite.**

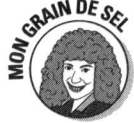

Dans cette forme, comme dans la forme du Serpent et du Faisan doré, des deux côtés, vous pouvez renoncer aux Pas de centrage une fois que vous êtes plus à l'aise avec votre équilibre et avec votre flux d'énergie. Vous pouvez alors passer directement d'une position à l'autre.

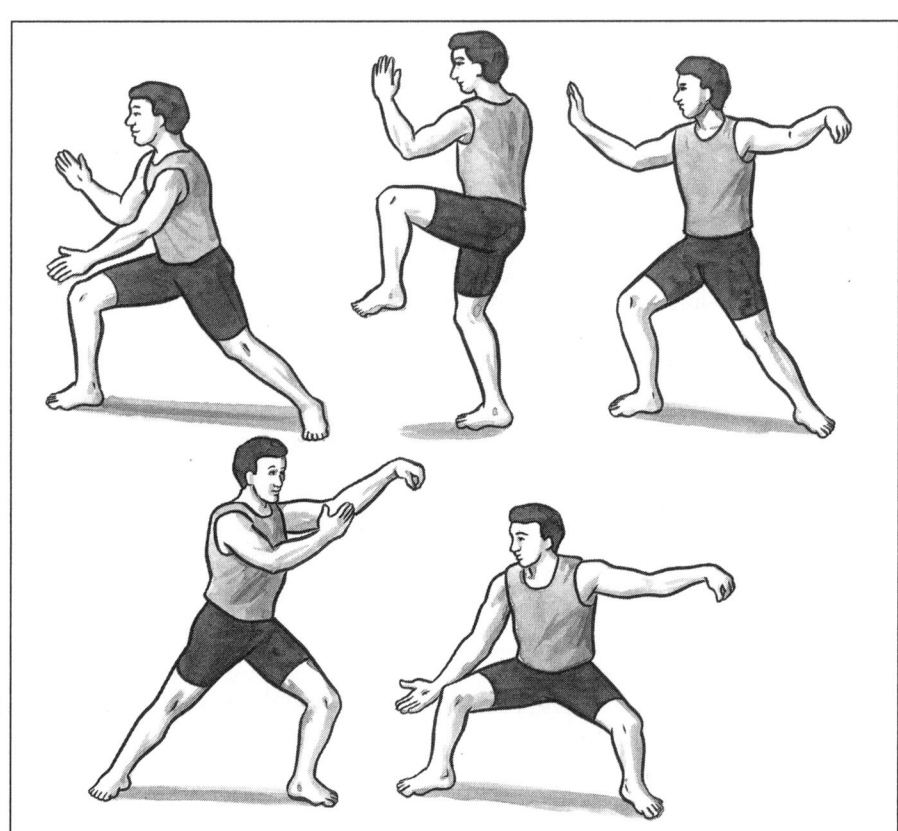

**Figure 11-3 :**
La grâce d'une déesse de jade.

3. **Inspirez et levez le genou droit et la pointe du pied droit pour prendre la Position de l'arc à quatre heures. Levez le bras droit en veillant à garder l'épaule détendue et abaissée. Tout en levant le bras, imprimez à la paume de la main une rotation pour qu'elle soit finalement tournée vers l'extérieur et légèrement vers le ciel, au niveau du front. La main gauche retombe au-dessous du bras droit et pousse vers quatre heures, paume à hauteur du nez : en même temps, vous expirez.**

C'est là que vous lancez la navette. Regardez vos bras.

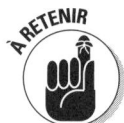

En levant le bras droit – comme vous aviez levé le bras gauche deux étapes avant celle-ci –, vous semblez empêcher quelqu'un d'approcher.

À présent, une transition pour faire de même de l'autre côté.

4. **Tirez les bras et les coudes vers l'arrière et vers le bas pendant que la pointe du pied gauche vient vers l'avant, près de la cheville du pied droit, pour faire un Pas de centrage de l'autre côté, les bras dans la position « Tenir le ballon », bras droit au-dessus.**

Vous êtes toujours à quatre heures. Maintenant, soyez prêt à « lancer la navette » à nouveau.

5. **Expirez tout en faisant un pas vers l'extérieur pour prendre la Position de l'arc à deux heures, en descendant sur le genou gauche. Les bras font la même chose qu'à l'étape 3, mais inversée, sur l'inspiration. Levez le bras gauche en veillant à maintenir l'épaule détendue et abaissée. La paume de la main tourne vers l'extérieur dans le mouvement, et légèrement vers le ciel, à hauteur du front. La main droite retombe sous le bras gauche et pousse vers deux heures, paume à hauteur du nez, là encore sur l'expiration.**

*Ce qu'il faut éviter :*

- ✔ Raidir les genoux, ce qui vous affaiblirait.
- ✔ Laisser errer les yeux : ils doivent suivre le mouvement de poussée et de lancement de la main sous le bras levé.

## L'aiguille au fond de la mer

Vous trouverez peut-être que ce mouvement est semblable à « Jouez du pipa » (voir chapitre 8). C'est que, fondamentalement, vous passez au Pas carré en utilisant la transition présentée au chapitre 8, pendant que les mains se mettent en position. Ce mouvement est assez simple, comme le montre la figure 11-4.

Ici, il faut surtout ne pas oublier de garder le dos droit. Bien sûr, le mouvement est conçu pour protéger le dos, mais un dos droit est aussi ce qui permet aux méridiens de rester ouverts pour que le chi puisse circuler.

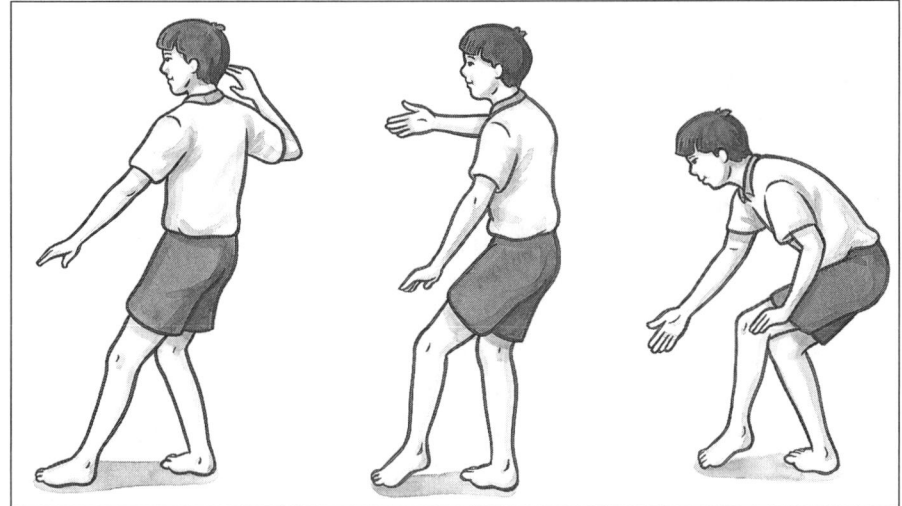

**Figure 11-4** :
Trouvez l'aiguille au fond de la mer.

1. Partez de la position finale de la Fille de jade, une Position de l'arc à deux heures avec le bras gauche levé, paume vers l'extérieur, paume droite poussant vers l'extérieur. Pour plus de détails, voir figure 11-3.

2. Faites une nouvelle transition de la Position de l'arc au Pas carré, en un mouvement continu (voir chapitre 8). En descendant en arrière sur le pied droit, pivotez légèrement vers la droite au niveau de la taille, jusqu'à quatre heures.

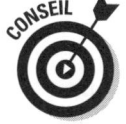

3. En même temps que le déplacement des pieds et la rotation du corps, les bras bougent également. D'abord le bras droit : la paume de la main droite tourne vers le ciel et le coude tire vers l'arrière, d'où une ouverture du corps à pas loin de six heures. Une fois que le coude ne peut plus aller plus loin en arrière, continuez d'ouvrir avec l'avant-bras, paume vers le ciel. Puis, en laissant le coude élevé, pressez vers l'avant avec la main droite, en passant au niveau de la joue. Le corps commence à pivoter dans l'autre sens, vers trois heures, pendant que la main droite brosse.

4. Ajoutez maintenant le bras gauche : la paume de la main gauche et le coude gauche tournent vers l'intérieur et passent devant le visage et le corps pour atteindre le niveau de l'épaule droite. Puis, la main gauche décrit un mouvement circulaire vers le sol et passe devant le torse.

5. Quant à l'aiguille, on y est : la main droite, qui vient de frôler le visage, devient maintenant « l'aiguille », en descendant à hauteur des genoux, perpendiculaire au corps et à l'intérieur du genou gauche, doigts vers le sol (à plat). La main gauche termine son cercle au niveau de la hanche gauche, paume vers le sol. Vous êtes orienté dans la direction de trois heures. Dans ce dernier mouvement, vous étiez en expiration.

Avec la main qui fait l'aiguille (et avec le dos), allez aussi lentement que vous le pourrez sans éprouver de douleur ni d'inconfort et, en vous penchant en avant, veillez à serrer les abdominaux pour ménager votre dos. Si vous avez des problèmes de dos, consultez votre médecin avant de pratiquer ce mouvement.

*Ce qu'il faut éviter :*

- Tomber en avant, ou mettre du poids sur la pointe du pied gauche au moment où la main droite (l'aiguille) descend (la pointe du pied ne sert que pour aider l'équilibre).
- Tirer le menton vers la poitrine.
- Raidir l'un des deux genoux.
- Penser que c'est la fin du mouvement au moment où vous êtes penché en avant sur le genou (votre énergie doit continuer à circuler, et elle doit continuer à croître pour vous permettre de vous relever).

## Déployer l'éventail depuis le dos

### Une forme appelée aussi « Comme un éventail »

À présent, imaginez que vous allez ouvrir les bras comme un éventail (figure 11-5). Essayez de solliciter les muscles du dos pour effectuer ce mouvement circulaire des bras (« depuis le dos », le nom le dit bien). Le fait d'utiliser les muscles du dos vous permet de lier le mouvement des bras à votre corps, et ainsi, d'être plus stable et plus posé.

À propos de la forme illustrée par la figure 11-5, il est bon d'imaginer aussi que vous avez un adversaire face à vous, et un autre à votre gauche. Vous allez ouvrir les deux bras pour les envoyer bouler l'un et l'autre. Comme dans les films !

1. **Partez de la dernière position de « L'aiguille au fond de la mer » (voir forme précédente) : vous êtes sur un Pas carré, pied gauche en avant et main droite à plat à hauteur de genou.**

2. **Élevez le haut du corps et avancez en Position de l'arc à trois heures.**

3. **En même temps, ramenez le bras droit vers le haut en fléchissant le coude et en avançant la main vers l'extérieur, paume vers l'extérieur, dans un mouvement circulaire devant votre tête. Le bras se retrouve près de la tempe droite, comme pour protéger la tête. Ce mouvement s'accompagne d'une légère rotation du corps vers quatre heures.**

4. **Pendant que le bras droit se déploie et décrit une courbe pour protéger la tête vis-à-vis d'un adversaire imaginaire, le bras gauche**

monte aussi vers l'extérieur, paume vers l'extérieur. Il arrive à hauteur du nez, vers trois heures.

Votre regard doit suivre votre main gauche.

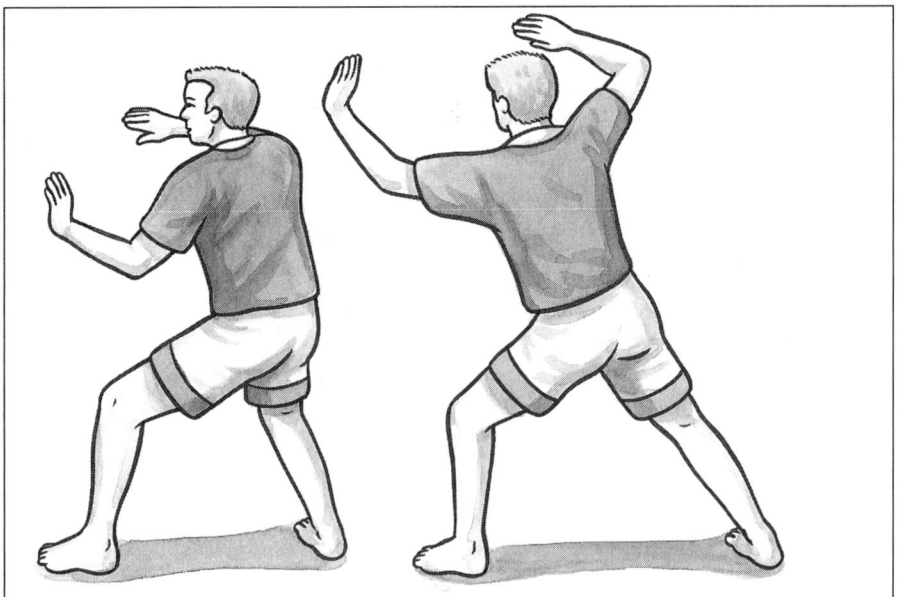

**Figure 11-5** : À bras ouverts.

*Ce qu'il faut éviter :*

- Placer le bras gauche et la jambe gauche dans des plans différents.
- Prendre une Position de l'arc trop écartée.
- Fléchir trop le genou, le faire dépasser de la verticale du pied, ce qui ne serait pas bon pour le soutien de l'articulation.

## Pas en avant et coup de poing

### Une forme appelée aussi « Tourner, parer et frapper » ou « Dévier vers le bas, parer et coup de poing »

Bien sûr, au Tai Chi, vous travaillez principalement le flux énergétique en conscience, plutôt que la force de frappe. Mais si vous voulez donner un bon coup de poing, pourquoi ne pas le faire avec un poing de Tai Chi ? Avec le poing du Tai Chi, les doigts sont recourbés et tournés vers l'intérieur, et on dirait que vous êtes sur le point de couper en deux une pile d'annuaires téléphoniques d'un coup de karaté (ou bien, plus pacifiquement, que vous allez serrer la main de quelqu'un). Le poignet est aligné avec l'avant-bras (il ne forme aucun angle) : les os des avant-bras sont donc placés dans leur position la plus solide. Vous limitez aussi le risque de vous fouler le poignet. On appelle ce poing le « poing vertical », en raison de la position de la paume de la main (voir figure 11-6).

Dans ce mouvement, le poing droit avance en position basse contre l'adversaire. Vous pouvez aussi essayer le mouvement avec un poing de style « marteau », en tenant la base de la paume de la main (la partie charnue qui jouxte le poignet) vers le bas. C'est une chose que Manny aime bien faire, de temps en temps. Il existe aussi des variantes de ce mouvement.

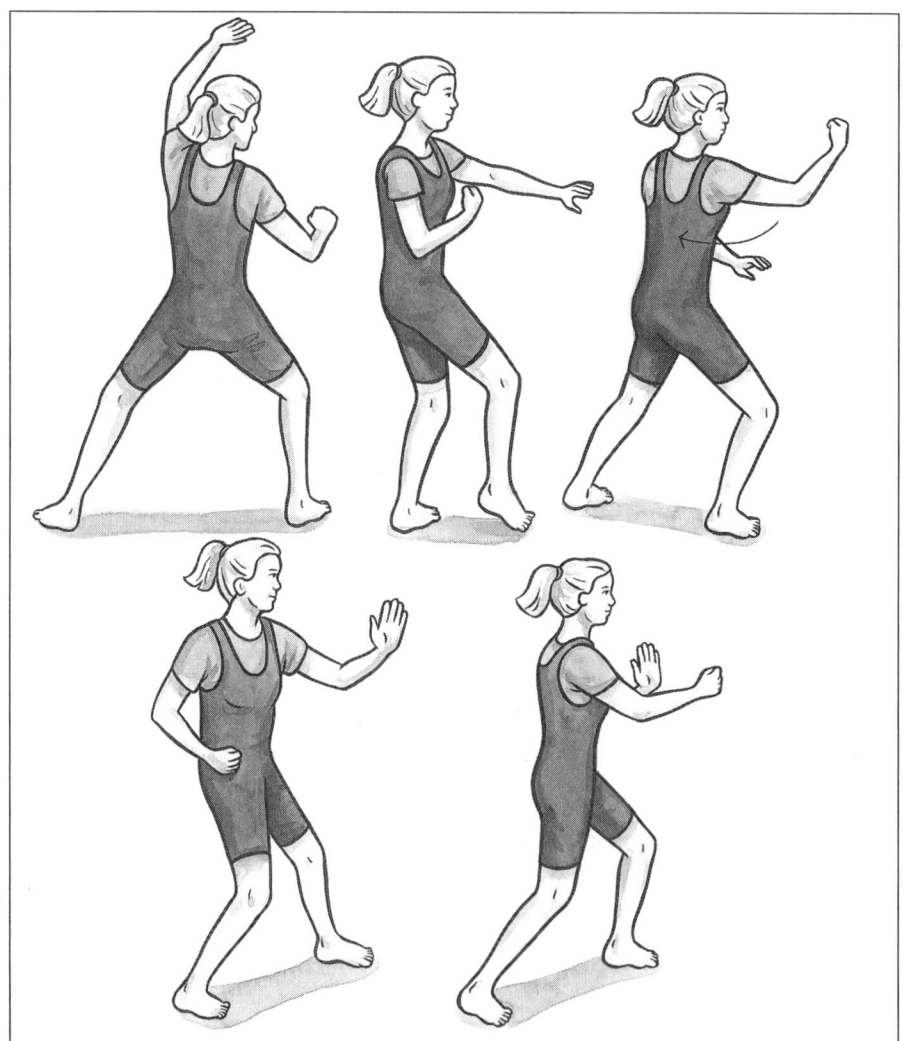

**Figure 11-6** :
Pas en avant
et coup de
poing.

1. **Partez de la dernière position de l'Éventail : Position de l'arc à trois heures, les bras ouverts vers le ciel et vers l'avant (figure 11-5).**

   Il vous faut maintenant pivoter presque complètement vers la droite.

2. **Déplacez le poids du corps sur le pied droit, pour pouvoir orienter le pied gauche vers sept heures en soulevant la pointe du pied. Puis, redéplacez le poids du corps sur le pied gauche – en fléchissant le genou, bien sûr – afin que la pointe du pied droit puisse frôler la cheville du pied gauche dans un Pas de centrage orienté vers huit heures, mais avec le corps tourné vers neuf heures à partir de la taille.**

3. **Pendant que vous pivotez, il faut aussi ramasser vos bras vers vous : le bras droit descend vers la droite, paume vers l'intérieur, pendant que le bras gauche effectue sa rotation, paume vers l'extérieur. Le bras gauche se retrouve quelque part au-dessus de la tête pendant que vous pivotez, si bien qu'il termine paume vers l'extérieur, devant vous, vers huit heures également. Le bras droit, sur le côté, est fléchi au niveau du coude et remonte vers l'estomac, la main formant un poing de Tai Chi, les doigts tournés vers le corps.**

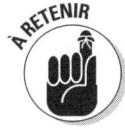

   À propos du poing du Tai Chi, voir chapitre 8. Ici, doigts vers l'intérieur et paume vers le ciel.

4. **Dévier vers le bas avec le poing : poursuivez le mouvement ascendant du poing devant le buste (comme pour aller frapper l'adversaire avec le dos du poing) pendant que le bras gauche descend sur le côté.**

   Le poing droit remonte maintenant à hauteur du nez et va droit en direction de neuf heures, doigts au-dessus mais toujours en poing. Expirez pendant ce mouvement.

5. **Parer : en même temps, écartez un peu le pied droit, placez le poids du corps sur le talon, et faites pivoter la pointe du pied vers onze heures. La main gauche est revenue vers le côté gauche et la paume pousse vers dix heures en même temps que le poing droit vient vers la hanche droite, doigts vers le dessus.**

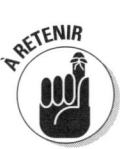

   Dans ce mouvement, vous inspirez.

   N'oubliez pas de fléchir le genou droit quand vous déplacez le poids du corps sur cette jambe.

6. **Le pied gauche, maintenant sans poids, effectue un bref Pas de centrage pour votre équilibre (si nécessaire), puis il forme une Position de l'arc vers huit heures, la pointe du pied à neuf heures.**

7. **Coup de poing : Déplacez le poids du corps sur la jambe gauche, fléchissez le genou, en Position de l'arc, pour descendre pleinement sur le genou. En même temps, le bras gauche pousse vers dix heures à hauteur du buste, et le bras droit donne un coup de « poing vertical » vers neuf heures, juste à droite de la main gauche.**

   Là, vous expirez à nouveau pour avoir plus de force.

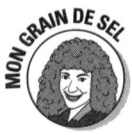

Le coup de poing doit venir non pas seulement du bras, mais aussi de toute la chaîne qui le relie au talon (droit). N'oubliez pas que c'est l'unité de tout votre corps qui vous permet de vaincre l'adversaire imaginaire et qui permet à votre énergie de circuler.

### Ce qu'il faut éviter :

✔ Pivoter sans avoir relevé la pointe du pied ou sans avoir délesté le pied du poids du corps, ce qui mettrait l'articulation du genou à rude épreuve.

✔ Retenir votre respiration.

## Fermeture apparente

### Une forme appelée aussi « Fermeture »

Une vraie règle de défense version Tai Chi ? C'est bien ici, pas d'erreur. Si vous voulez repousser l'adversaire, commencez pas le tirer vers vous. C'est pour cela qu'on parle d'une fermeture « apparente » (voir figure 11-7). Ensuite, quand il commence à tirer en arrière, il vous suffit de l'aider un peu. Rusé, non ?

1. **Partez de la position finale de « Pas en avant et coup de poing ». Vous êtes dans une Position de l'arc, le poing droit poussé en avant et la main gauche par-dessus la main droite.**

2. **La main gauche « glisse » sous l'avant-bras droit en ramenant l'extrémité des doigts. La main droite s'ouvre.**

3. **En même temps, commencez à descendre en arrière sur la jambe droite. Tournez les paumes des deux mains vers le ciel et séparez les mains à hauteur du buste, puis tirez les coudes vers la taille. Retournez les deux paumes vers le sol au moment où elles reviennent près du corps.**

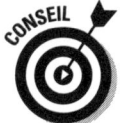

Quand vous descendez en arrière, le genou doit rester fléchi et la jambe gauche doit s'étendre. Soulevez aussi un petit peu la pointe du pied gauche.

4. **Sans interrompre la continuité du mouvement, replacez le poids du corps sur la jambe gauche et poussez vers l'avant avec les paumes vers neuf heures.**

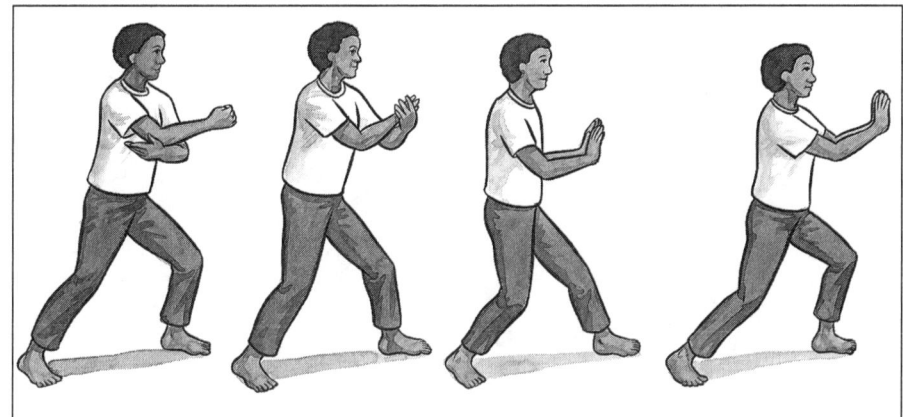

**Figure 11-7 :**
Apparem-
ment, on
ferme !

## Croiser les mains

Il s'agit d'une forme simple de croisement des mains, comme le montre la figure 11-8. Privilégiez la lenteur et la souplesse, afin d'éviter de chanceler, de vous déhancher et d'interrompre le mouvement. Là encore, vous pourrez rencontrer des variantes selon les écoles et les styles.

1. **En partant de la position finale de la « Fermeture apparente », commencez à nouveau à déplacer le poids du corps sur la jambe droite.**

2. **En même temps, ramenez les mains vers vous et croisez-les devant vous, à peu près au niveau des poignets, le bras droit étant le plus proche du corps. Les mains se trouvent à hauteur du buste.**

3. **Faites ensuite, en guise de transition, un Pas d'ouverture (voir chapitre 8). Pivotez pour revenir à midi, en soulevant la pointe du pied gauche et en tournant sur le talon, puis en reposant la pointe du pied sur le sol, pied orienté vers midi. Redéplacez le poids du corps sur la jambe gauche, pour pouvoir faire pivoter le pied droit et l'orienter aussi vers midi.**

4. **En même temps, faites glisser les mains par-dessus les avant-bras pour les croiser, paumes vers le sol.**

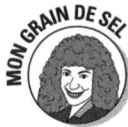

   Vos yeux doivent suivre votre main droite, comme si vous vous disiez qu'un ennemi se cache vers la droite, prêt à jaillir.

5. **Pendant que vous effectuez ce mouvement, écartez le pied droit, pointe du pied orientée vers deux heures. Ramenez le poids du corps au centre en laissant les bras pendre, puis accroupissez-vous légèrement en fléchissant un peu les genoux.**

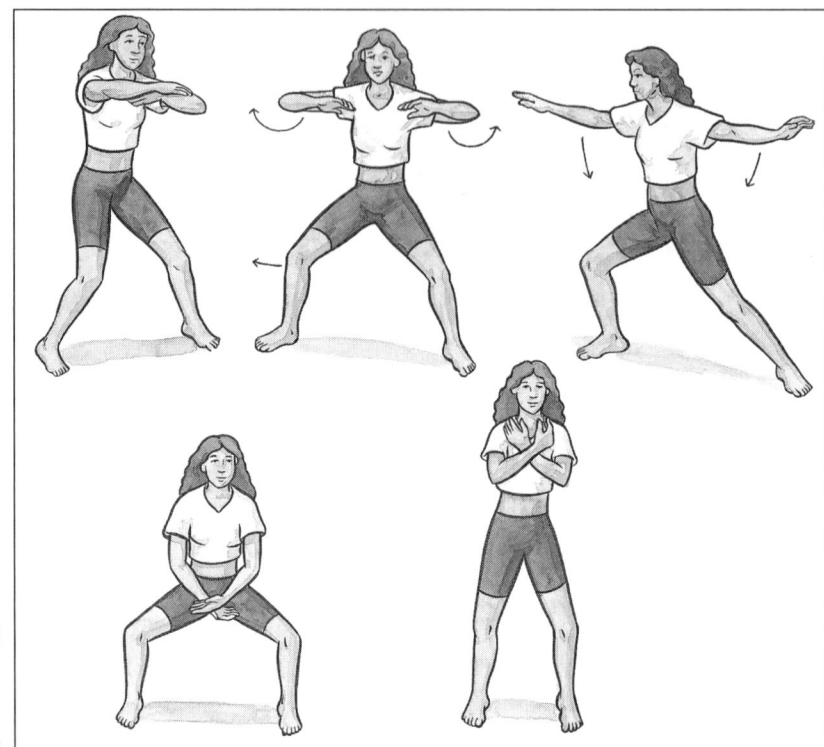

**Figure 11-8** :
Croisez les
mains.

6. **Pendant ce temps, vous creusez vos mains le long de votre corps, puis vous les ramenez devant le torse pour les croiser à nouveau à hauteur des poignets, paumes tournées vers l'intérieur, le bras droit au-dessus, puis vous rapprochez les mains du corps.**

Veillez à garder le buste dressé et le dos droit quand vous mettez les mains devant le front. Serrez aussi les abdominaux pour ménager votre dos. Si vous avez des problèmes de dos, adaptez le mouvement et consultez un médecin.

7. **En même temps que vous ramenez les bras vers vous, déplacez le poids du corps vers la jambe gauche et ramenez la jambe droite sous votre corps, pointe du pied en avant et les pieds écartés de la largeur du bassin.**

*Ce qu'il faut éviter :*

▸ Verrouiller les genoux quand vous vous remettez de face, pieds écartés.

▸ Arrondir le dos quand vous vous baissez ou quand vous faites le mouvement circulaire des bras.

## Phase finale

### *Une forme appelée aussi « Fermer la porte » ou « Conclusion »*

Ne vous contentez pas de faire votre forme pour ensuite aller préparer le dîner ou répondre au téléphone ! Prenez plaisir à effectuer cette dernière forme, terminez en beauté. Gardez la position finale pendant un moment, respirez profondément et sentez le poids du corps descendre vers la racine de vos pieds et jusque dans la terre. La figure 11-9 vous montre comment faire.

Là encore, l'ampleur de la flexion des genoux, la durée de la forme et l'écartement des pieds peuvent varier selon le professeur. Faites ce qui vous convient le mieux.

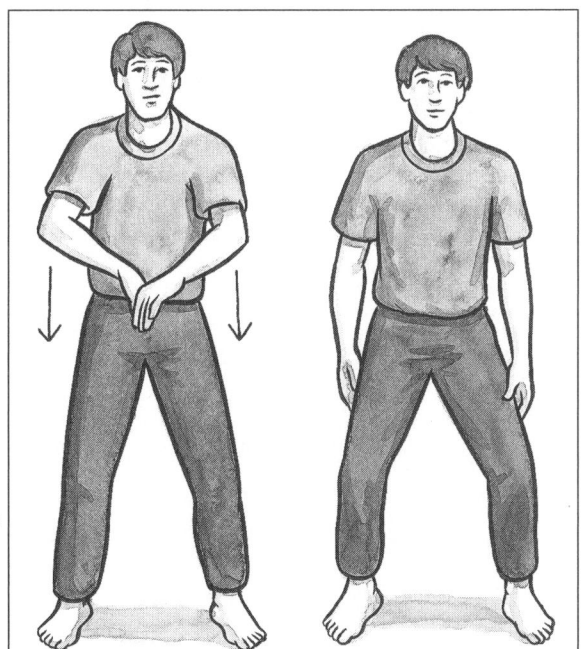

**Figure 11-9** :
Cette fois, on ferme pour de bon !

1. **Partez de la position finale de la forme « Croiser les mains », pieds centrés, pointes des pieds vers l'avant, mains croisées devant le buste. Inspirez lentement.**

2. **Expirez, et décroisez lentement les poignets en retournant les paumes des mains vers l'intérieur et vers le sol. Puis, faites glisser la main gauche sur le dos de la main droite et abaissez les deux mains.**

3. **Laissez les deux mains flotter sur les côtés. Les paumes sont orientées vers le sol jusqu'à ce que les mains et les poignets soient étendus sur les côtés du corps.**

4. **Prenez une bonne posture de Tai Chi (voir chapitre 8), paumes tournées vers les cuisses. Inspirez, descendez sur les genoux et fléchissez-les, puis expirez et redressez-vous.**

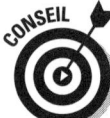

Vous pouvez aussi rapprocher les pieds dans la position finale (étape 4) en vous redressant. Faites l'essai, avec les deux pieds, et voyez ce qui vous est le plus confortable.

Si cette forme Yang, version courte, vous a donné envie de continuer, peut-être voudrez-vous connaître maintenant la version longue. La version longue peut vous apporter beaucoup, mais si la forme courte vous satisfait, c'est bien ainsi également : continuez de la pratiquer, et soyez à l'écoute de votre corps et de la manière dont il ressent l'énergie qui circule.

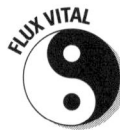

Aucune forme ne révèle dès le début tous ses bienfaits pour le corps et pour l'esprit. Commencer à pratiquer les formes du Tai Chi, c'est comme se lancer dans la lecture d'un auteur classique. Au début, cela peut paraître ardu, mais plus on lit et mieux on comprend les subtilités du récit. De la même manière, vous apprendrez à aimer cette forme courte. Apprenez-la, travaillez-en une partie à chaque fois, affinez-la, connaissez-la, et elle vous permettra de mieux vous connaître vous-même.

# Chapitre 12

# La forme courte de Manny

**Dans ce chapitre :**

▶ Des mouvements simplifiés

▶ Travaillez un peu avec Manny

**D**ans l'univers du Tai Chi, il existe diverses formes dans diverses versions, courtes et longues. Même des formes « courtes » peuvent être assez longues et rebutantes, surtout pour les débutants, pour les personnes âgées ou pour les personnes qui se remettent d'une blessure ou qui souffrent d'un mal chronique, ne serait-ce que de douleurs lombaires. C'est ce qui a incité Manny a créer sa propre forme courte.

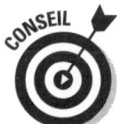

Si vous voulez progresser par étapes vers la maîtrise de la forme Yang, version courte dans son intégralité (voir les différentes étapes dans les chapitres 9 à 11), lisez ce chapitre. Dans votre progression, la forme courte de Manny peut enrichir utilement votre sac à provisions.

Voici les formes que nous allons aborder dans ce chapitre :

- « Ouverture »

- « Parer » (à gauche)

- « Saisir la queue de l'oiseau » (à droite)

- « Balayer la table » (à gauche)

- « Saisir la queue de l'oiseau » (à gauche)

- « Balayer la table » (à droite)

- « Simple fouet »

- « Mouvoir les mains comme les nuages » (à droite)

- « Écouter le coquillage » (oreille gauche)

- « Repousser le singe »

- « Chiffre huit, lâcher, ramasser »

- « La fille de jade lance ses navettes » (gauche et droite)

- « Simple fouet »

- « Mouvoir les mains comme les nuages » (à gauche)

- « Écouter le coquillage » (oreille droite)

- « Repousser le singe »

- Le « Moulin à vent »

- « Fermeture »

# Une nouvelle forme courte

La version de Manny n'est pas une simple forme hybride de Tai Chi ou de pseudo-Tai Chi comme peuvent l'être certaines pratiques actuelles. C'est du *vrai* Tai Chi, avec les mêmes formes que dans le style Yang, mais en en limitant le nombre, avec plus de répétitions, et en éliminant certaines des formes les plus difficiles.

## D'où vient la forme de Manny

Manny raconte lui-même l'histoire :

Cette forme est née en 1994. John, qui travaillait dans le même hôpital que moi, m'avait montré un article d'une revue scientifique, à propos d'études réalisées sur la prévention des fractures et autres blessures chez les personnes âgées. L'article, paru avec la participation des National Institutes of Health, était intitulé « Frailty and Injuries : Cooperative Studies of Interventional Techniques » (pour la référence complète, voir annexe).

Dans cette étude à grande échelle, on avait évalué l'efficacité de huit moyens différents de prévenir les chutes chez les personnes âgées. De tous ces moyens de prévention, c'était le Tai Chi qui était le plus efficace.

Fort de cette information fiable sur les bienfaits du Tai Chi, j'obtins de ma hiérarchie la permission d'ouvrir une classe de Tai Chi pour les personnes âgées de la collectivité. Pour préparer mon cours, je commençai par chercher à déterminer lesquels des divers mouvements et exercices du Tai Chi conviendraient le mieux à des débutants âgés. Or, même parmi toutes les formes les plus intéressantes, je n'en trouvai aucune qui contienne tout ce que je recherchais. C'est pourquoi je décidai d'en créer une moi-même, à partir des mouvements de la forme Yang, version courte.

Pendant quatre ans, j'ai enseigné cette forme à des personnes âgées, et mes cours ont remporté un succès croissant. Aujourd'hui, je travaille dans un autre hôpital, et j'utilise « ma » forme pour enseigner le Tai Chi, non seulement aux personnes âgées, mais aussi aux débutants de tous âges et à ceux qui participent au programme d'étude de la douleur qui a été lancé dans mon hôpital.

Cette création de Manny est un bon moyen de découvrir la pratique des formes. Elle vous permet d'appliquer toutes les règles d'un bon Tai Chi (pour plus de détails sur les règles, voir chapitre 7), entre autres la lenteur du mouvement et la respiration en profondeur. Simplement, il y a moins de complications.

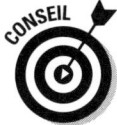

La pratique de cette forme devrait vous prendre quatre à cinq minutes. Vous aurez peut-être envie de la répéter une ou deux fois sans vous arrêter, une fois que vous saurez assez les mouvements pour ne pas devoir vous interrompre à chaque étape et revenir sur la page précédente de ce livre. Vous aurez ainsi de quoi faire pendant dix à quinze minutes.

## Comment passer à une forme plus simple

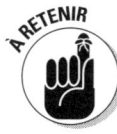

Le Tai Chi, c'est comme tout le reste, on y trouve ce qu'on y apporte. Une forme plus longue implique une pratique plus longue, et par conséquent, de plus grands bienfaits. Cependant, Manny comprend bien les exigences de la société actuelle, c'est pourquoi il a créé cette forme courte simplifiée et abrégée. Elle vous apportera tout de même d'importants bienfaits en termes de santé (voir chapitre 2).

Sur les 18 mouvements qui constituent la forme courte de Manny, six seulement diffèrent des mouvements de la forme courte en 24 mouvements (je les signale par une astérisque, ce qui vous permet de les éliminer). Et sur ces six mouvements, deux sont des répétitions, ce qui fait qu'en réalité, vous n'avez que quatre mouvements différents. Autrement, c'est du pur style Yang, mais des mouvements Yang arrangés de façon différente, utilisés partiellement, présentés une seule fois au lieu de deux ou plusieurs fois, effectués plusieurs fois au lieu d'une, ou enchaînés de façon un peu différente.

Vous pourrez remarquer une différence : certains de ces mouvements sont effectués non seulement du même côté que dans la forme courte Yang, mais aussi de l'autre côté ! Eh oui, on inverse tout, ce qui est parfois un peu difficile pour les méninges, du moins au début. Manny a créé ce style en considérant que ses élèves avaient généralement besoin de travailler de façon égale de chaque côté, pour une meilleure musculation et un meilleur équilibre. Dans la forme Yang, version longue, chaque forme est déjà prévue des deux côtés.

## Essayons cette forme courte de Manny

Vous allez découvrir un certain nombre de mouvements, mais peut-être connaissez-vous déjà les autres formes, celles des chapitres 9 à 11. Dans ce cas, ce ne sera pas une chose vraiment nouvelle pour vous.

En ce qui concerne les mouvements tirés de la forme Yang, version courte, vous trouverez toutes les instructions et illustrations dans les chapitres 9 à 11. Dans le présent chapitre, là où ces formes apparaissent, je décris toutes les transitions nécessaires et je vous renvoie ensuite au chapitre concerné ou à l'illustration appropriée. En ce qui concerne les formes qui sont nouvelles, je donne ici toutes les instructions. Cependant, quand un mouvement doit être effectué de l'autre côté, je vous donne les instructions nécessaires pour que vous puissiez y parvenir plus facilement.

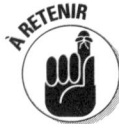

Pour les détails des transitions, des positions de base, des positions des mains et des bras et de la posture, voir chapitre 7.

### Ouverture

Ce mouvement peut sembler anodin, mais vous pourriez y passer des heures sans même avoir l'impression d'avancer. En fait, c'est ce que recommandent souvent les maîtres du Tai Chi, en partie parce que dans ce mini enchaînement de deux étapes, vous avez un grand nombre de règles à observer : descendre sur les genoux, sentir le *chi*, respirer en profondeur, se concentrer intérieurement, etc. Une fois que vous maîtriserez cette forme et que vous sentirez votre chi circuler, vous saurez. Alors, ne posez pas de questions. Ayez simplement les sens en alerte.

Ce mouvement d'ouverture est le même que le Commencement de la forme Yang, version courte (voir figure 9-1, ainsi que les instructions correspondantes, au chapitre 9).

### Parer (à gauche)

Ce mouvement prépare au suivant. En fait, il s'agit d'une version abrégée de la première partie de « Saisir la queue de l'oiseau », qu'on appelle « Parer ». C'est un mouvement très yang – je ne parle pas de la forme Yang, mais du yang par opposition au yin (voir chapitre 3). Fondamentalement, « Parer » est un mouvement d'attaque ou de menace, comme pour dire : « C't'à moi qu'tu causes ? Viens pas ch…! Fous le camp ! » (voir figure 12-1).

1. **Partez de la position finale de la forme « Ouverture », toujours à midi, pieds écartés de la largeur du bassin.**

2. **Commencez à lever légèrement la main droite vers l'avant, comme si vous alliez serrer la main à quelqu'un qui se trouve devant vous. Cependant, vous allez tourner la hanche droite en ouverture vers trois heures, en soulevant la pointe du pied droit et en pivotant sur le talon, de sorte que la pointe du pied se replace sur le sol à trois heures.**

3. **En faisant pivoter le corps, levez la main droite à hauteur du buste et tournez la paume de la main vers le sol, levez la main gauche de telle sorte que sa paume soit sous la main droite et orientée vers le dessus, comme si vous teniez devant vous une boule pleine d'énergie.**

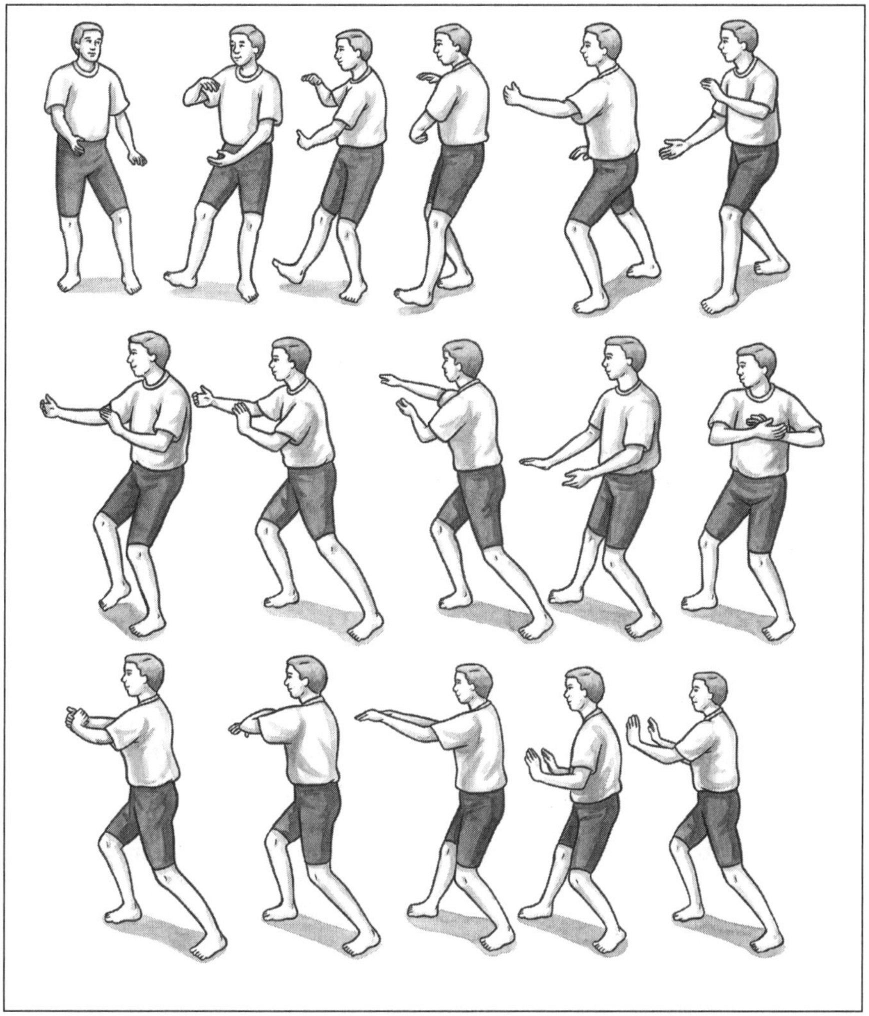

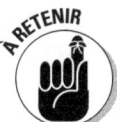

**Figure 12-1 :**
Parer (à
gauche).

4. **Le genou droit fléchit davantage pendant que le corps tourne vers trois heures. En même temps, la pointe du pied gauche passe au niveau de la cheville du pied gauche, dans un Pas de centrage (voir chapitre 8), puis continue son mouvement vers l'extérieur pour former une Position de l'arc (voir chapitre 8), pointe du pied vers une heure.**

Si vous vous sentez bien équilibré, vous pouvez renoncer au Pas de centrage et amener directement le pied gauche dans la Position de l'arc. Si vous utilisez le Pas de centrage, n'oubliez pas de maintenir le poids du corps et de vous enraciner sur le pied droit. Vous devriez pouvoir osciller entre la pointe et le talon du pied gauche tout en restant planté sur le pied droit, sans déplacer le poids du corps.

5. **En même temps que vous déplacez le poids du corps sur le pied gauche et que vous fléchissez le genou gauche, étendez la main gauche devant vous, paume incurvée et face à vous à hauteur du buste. Pointez le pouce vers le ciel en faisant légèrement retomber le coude. La main droite retombe, paume vers le sol, au niveau de la hanche droite. Vous devez être à trois heures.**

*Ce qu'il faut éviter :*

✔ Bloquer les coudes ou les genoux, à un moment quelconque du mouvement.

✔ Placer une partie du poids du corps sur le pied dont la pointe doit se soulever, pendant le Pas de centrage.

## Saisir la queue de l'oiseau (à droite)

Cette forme comporte les éléments essentiels de toutes les formes : Parer, Revenir, Presser et Pousser. La beauté de cette forme en quatre étapes, c'est la façon dont le mouvement oscille à plusieurs reprises entre le *yin* (conciliant) et le *yang* (agressif). « Saisir la queue de l'oiseau » est un bon moyen de sentir ce qui se passe quand le poids du corps passe d'une jambe à l'autre.

Cette forme est la même que « Saisir la queue de l'oiseau » dans la forme Yang, version courte (voir chapitre 9, figure 9-7).

1. **Partez de la position finale de « Parer », pied gauche à une heure.**

2. **Déplacez complètement le poids du corps en avant, sur le pied gauche. En même temps, ramenez le pied droit devant la cheville du pied gauche et faites un Pas de centrage (seulement si vous avez besoin de retrouver votre équilibre). Poursuivez le mouvement du pied droit vers l'avant, vers quatre heures, pour prendre la Position de l'arc.**

3. **Suivez les étapes 3 à 9 de « Saisir la queue de l'oiseau » (chapitre 9), en vous aidant de la figure 9-7.**

## Balayer la table (à gauche)

Curieux nom, pas vrai ? En fait, ce n'est qu'un mouvement de transition préparant « Saisir la queue de l'oiseau » du côté gauche (voir figure 12-2). Cependant, il ne faudrait pas sous-estimer l'importance des mouvements de transition ! Faites-les avec le même soin que les autres mouvements. Pourquoi cette forme est-elle appelée ainsi ? Imaginez que vous vouliez débarrasser précipitamment la table de votre salle à manger de tout ce qui reste (miettes, etc.), d'un seul geste.

1. **Partez de la position finale de « Saisir la queue de l'oiseau », Position de l'arc à quatre heures et position « Pousser ».**

2. **Tournez les paumes des deux mains vers le sol et « balayez » les mains ensemble devant vous, vers la droite. Elles restent à hauteur du buste. Allez le plus à droite possible (vers 10 ou 11 heures).**

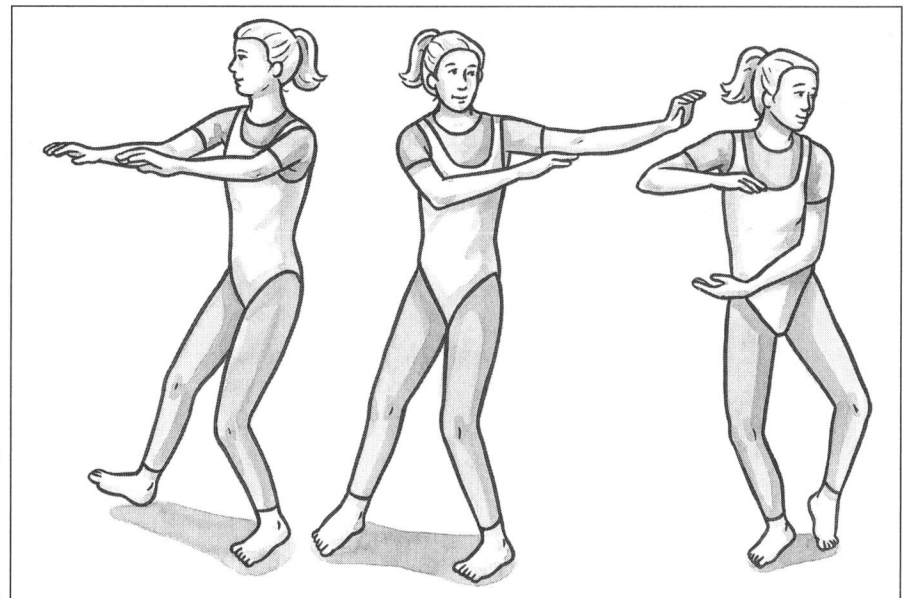

**Figure 12-2** :
Balayer la table (à gauche).

3. **En même temps, la pointe du pied droit suit les mains : soulevez la pointe du pied droit et faites pivoter le pied sur le talon pour le reposer à midi.**

   Veillez à garder le genou gauche fléchi et bien au-dessus de la pointe du pied, plutôt que de chanceler et de risquer de mettre à l'épreuve l'articulation du genou.

4. **Transférez à nouveau le poids du corps sur le pied droit, et ramenez la pointe du pied gauche en frôlant la cheville du pied droit pour faire un Pas de centrage. Les mains passent du balayage devant vous à la position « Tenir le ballon » (voir chapitre 8), main droite au-dessus. Vous êtes de nouveau à midi.**

## Ce qu'il faut éviter :

✔ Tourner le genou plus loin que l'angle de la pointe du pied.

✔ Laisser les genoux chanceler ou les avancer au-delà de la verticale de la pointe du pied.

## Saisir la queue de l'oiseau (gauche)

Il s'agit du même mouvement que le troisième de ce chapitre, mais de l'autre côté (pour une illustration dans la forme Yang, voir chapitre 9, figure 9-7).

1. **Partez de la position finale de « Balayer la table ». Corrigez la position du pied droit en passant à la première position « Parer », pour qu'il pointe vers 10 heures 30 environ, plutôt que droit devant. Pour cela, pivotez sur le talon.**

2. **Suivez les étapes 2 à 10 de « Saisir la queue de l'oiseau » au chapitre 9, en vous aidant de la figure 9-7.**

Pour éviter de vous raidir le dos ou et vous tordre le genou, veillez à corriger l'orientation du pied du bon côté, pendant le premier mouvement.

### Balayer la table (à droite)

Encore une répétition ! Par exemple ! Le même mouvement qu'à la figure 12-2, mais inversé. Il faut rester bien équilibré, d'accord ? Référez-vous à la figure 12-3.

1. **Partez de la position finale de « Saisir la queue de l'oiseau », Position de l'arc à huit heures et position « Pousser ».**

2. **Tournez les paumes des deux mains vers le sol et « balayez » les mains ensemble devant vous, vers la gauche. Elles restent à hauteur du buste. Allez le plus à droite possible (vers 1 ou 2 heures).**

3. **En même temps, la pointe du pied droit suit les mains : soulevez la pointe du pied droit et faites pivoter le pied sur le talon pour le reposer à midi.**

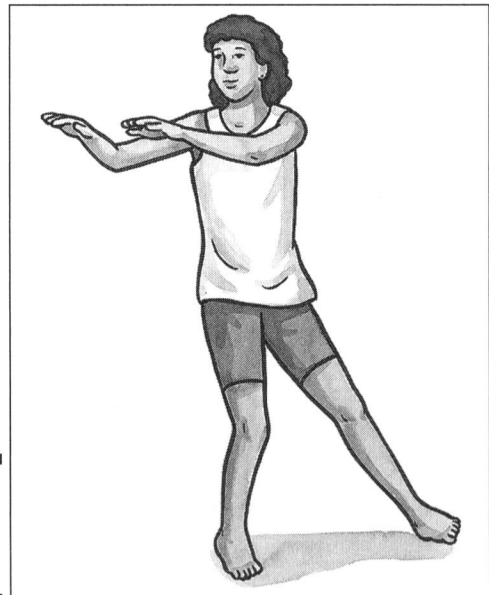

**Figure 12-3 :**
Balayer
la table
(à droite).

4. **Transférez le poids du corps sur le pied gauche et ramenez la pointe du pied droit en un Pas de centrage, en frôlant la cheville du pied gauche. Les mains reviennent vers le corps, paumes tournées vers l'intérieur, à une quinzaine de centimètres, devant le nombril, comme si vous teniez à présent une boule d'énergie bien plus petite. Vous vous retrouvez à onze heures.**

### Simple fouet

Ce mouvement est le même que le « Simple fouet » de la forme Yang, version courte, mais inversé (voir figure 12-4).

Pensez que vous êtes en train d'amener à vous, vers le milieu de votre corps, une boule d'énergie, pour la laisser ensuite flotter entre vos mains pendant que vous allez effectuer le « Simple fouet » avec la « Main qui retombe » (pour plus de détails sur la « Main qui retombe », voir figure 8-6 au chapitre 8).

1. **Partez de la position finale de la forme qui précède, ou d'un Pas de centrage, poids du corps sur un pied gauche orienté dans la direction de midi.**

2. **Faites un pas vers l'extérieur en direction de quatre heures avec le côté du pied droit, la pointe étant orientée vers trois heures. Le torse effectue une rotation vers midi pendant que la main gauche flotte sur le côté (à dix heures) dans la position de la « Main qui retombe ». En même temps, la main droite flotte devant le buste et termine paume vers l'intérieur. Le coude gauche est aussi fléchi, et retombe légèrement.**

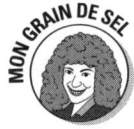

Aucun mouvement ne se « termine » vraiment, même si j'utilise parfois cette expression. Je veux simplement parler d'une position visible avant la prochaine transition vers la forme suivante.

3. **Transférez le poids du corps sur le pied droit. Le torse et les mains vont aussi sur le pied droit. Allez le plus loin possible sans forcer. Pendant que vous allez vers la droite, le pied gauche pivote sur son talon de façon que la pointe tourne légèrement vers l'intérieur pour pointer vers 1 ou 2 heures.**

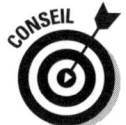

Le fait de corriger la position du pied permet d'éviter une éventuelle pression sur le dos ou sur les genoux. N'hésitez pas à faire aussi ce genre de correction de position dans les autres formes, si la position d'un pied ou d'une main, à un moment donné, ne vous semble pas convenir très bien. Ne vous inquiétez pas, vous ne vous attirerez pas la foudre des dieux du Tai Chi pour si peu ! Eux aussi vous veulent du bien.

4. **Tournez-vous en direction de trois heures, les bras suivant le mouvement du torse : la main gauche, relâchée, est maintenant vers dix heures et demi et la main droite, incurvée, empêche toute personne d'approcher à trois heures.**

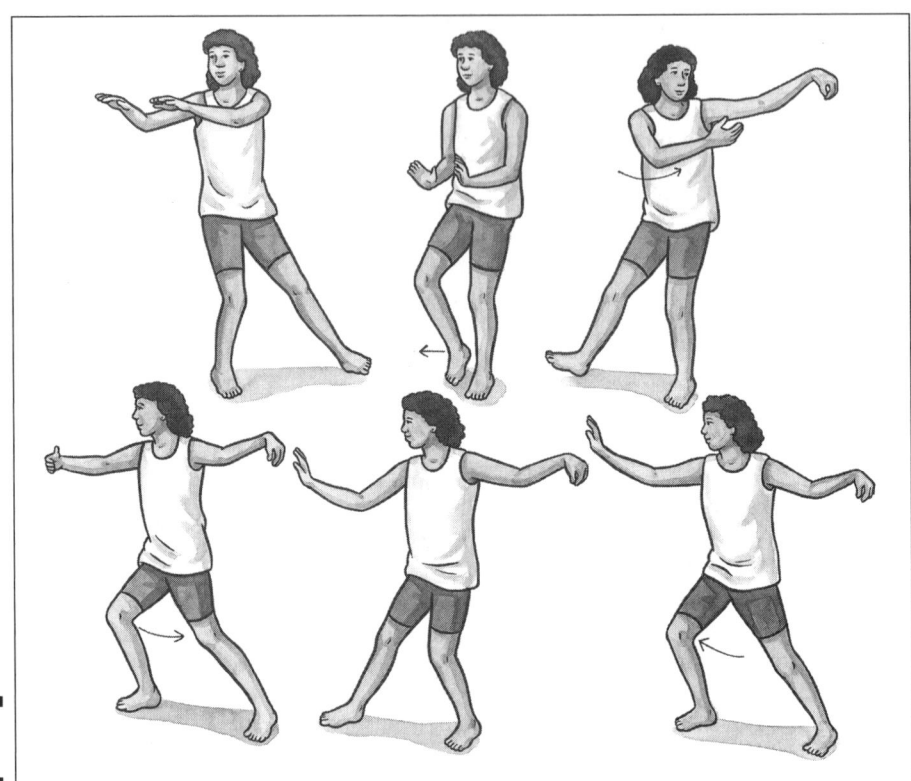

**Figure 12-4** :
Simple fouet.

5. **Déplacez le poids du corps pour peser sur la jambe gauche tout en relâchant le bras droit, le coude droit tombant et la paume de la main se tournant vers le sol, comme si vous la faisiez glisser en descendant vers vous depuis le dessus d'un ballon. Enfin, la main, paume vers l'extérieur, repasse au-dessus du ballon imaginaire pendant que le poids du corps et la paume avancent à nouveau, vers trois heures.**

### Mouvoir les mains comme les nuages

Mouvoir les mains, c'est vraiment ce que Manny adore faire ! Ici, non seulement cette forme est répétée quatre fois, mais elle est effectuée également quatre fois de l'autre côté ! Autant le dire, vous devez inspirer en profondeur en déplaçant le poids du corps et expirer en profondeur en refermant les pieds.

Cette forme est la même que dans la forme Yang, version courte (voir figure 10-2, chapitre 10).

1. **Partez de la position finale du « Simple fouet » (la forme qui précède).**

2. **La main droite descend en s'incurvant à hauteur du nombril et la paume de la main gauche s'ouvre pendant que le torse se tourne vers midi. En même temps, le pied gauche pivote sur son talon pour se tourner aussi, à nouveau, vers midi.**

   Vous voilà prêt à commencer le mouvement souple des mains et des pas de côté de « Mouvoir les mains ».

3. **Suivez les instructions du chapitre 10 : « Mouvoir les mains comme les nuages », étapes 2 à 7, mais en faisant le mouvement vers la droite au lieu de le faire vers la gauche. La main gauche retombe pendant que le poids du corps va sur le pied droit, puis le pied gauche se rapproche. Répétez quatre fois le pas de côté, en écartant le pied droit tout en laissant retomber la main gauche et en levant la main droite.**

4. **Terminez pieds parallèles, la main gauche levée, le torse tourné très légèrement vers la gauche, le poids du corps sur le pied gauche. Vous vous retrouvez à onze heures.**

## Écouter le coquillage (oreille gauche)

Je ne sais pas si les maîtres du Tai Chi d'il y a plusieurs siècles écoutaient vraiment les coquillages, mais c'est une image qui nous parle, à nous autres Occidentaux. Vous devez avoir l'impression de tenir un coquillage géant – je dis bien géant – contre votre oreille pour entendre le bruit de l'océan (voir figure 12-5).

1. **Partez de la position finale de « Mouvoir les mains comme les nuages » (la forme qui précède). La main gauche est levée sur le côté, la main droite est à la moitié du torse, devant vous, et le poids du corps est sur le pied gauche.**

2. **Écartez le pied droit de telle sorte qu'il soit orienté vers trois heures et re-déplacez le poids du corps sur le pied droit, avec une forte flexion du genou.**

3. **Balayez les mains devant vous en amenant le bras gauche sous le bras droit et en tournant la paume de la main gauche vers le ciel et la paume de la main droite vers le sol.**

   Vous aurez peut-être remarqué que les paumes des mains se font souvent face dans les mouvements de balayage comme celui-ci. C'est parce qu'il s'agit d'un bon moyen de saisir le chi.

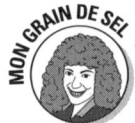

4. **Terminez le transfert du poids du corps à trois heures, les mains faisant le geste d'attraper la boule d'énergie devant vous, à hauteur du buste.**

5. **Avancez le pied gauche vers midi et faites une rotation des pointes des pieds pour les orienter à deux heures au moment où le pied se repose sur le sol. Les pieds forment alors une Position de l'arc réduite.**

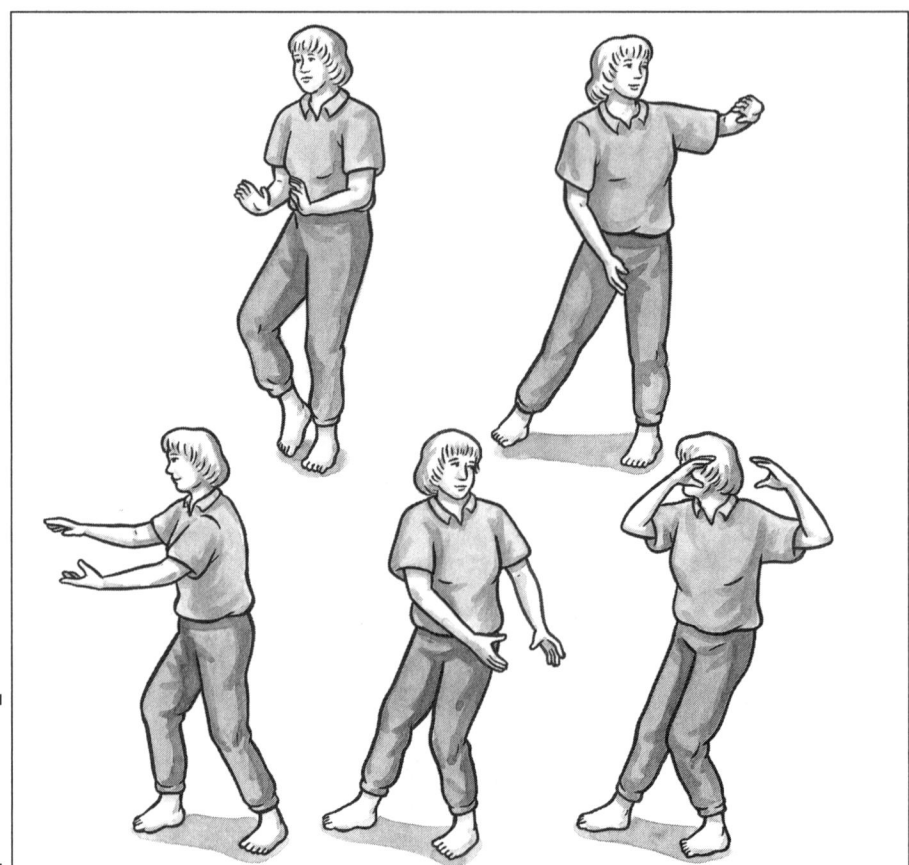

**Figure 12-5** :
Écouter le
coquillage
(oreille
gauche).

6. **Continuez de tenir la boule d'énergie entre vos mains, amenez-la vers le sol puis remontez-la, en direction de midi. En même temps, donnez à votre torse un mouvement en spirale et transférez le poids du corps sur le pied gauche.**

7. **Continuez le mouvement circulaire des mains en approchant de l'oreille gauche (on y arrive !) En même temps, le torse repart en mouvement de spirale vers trois heures, et les mains sont ouvertes vers midi.**

## Repousser le singe

Entre cette forme et celle qui fait partie de la forme Yang, version courte (voir chapitre 9 et figure 9-6), la seule différence est qu'ici vous partez d'une position à 180° par rapport à l'autre : de trois heures au lieu de neuf heures. Vous reculez d'un pas quatre fois : pied droit, pied gauche, pied droit et pied gauche. Attention cependant à ce dernier pas du pied gauche : il diffère légèrement du modèle Yang, pour faciliter le passage à la forme suivante.

1. Partez de la position qui termine « Écouter le coquillage » (forme précédente).

2. Étendez le coude droit devant vous, en gardant la paume de la main tournée vers le ciel. En même temps, le pied droit fait un pas en arrière, la pointe du pied touchant le sol la première, et le pied se déroule, puis le poids du corps se déplace sur ce pied.

3. En même temps que le poids du corps se déplace ainsi vers l'arrière, le coude droit tire vers la taille, puis derrière (la main droite arrive donc au niveau de la hanche, paume tournée vers le ciel) et la main gauche pousse devant vous, à hauteur du buste.

4. Pour la suite, suivez les étapes 2 à 6 de « Repoussez le singe » au chapitre 9 en vous aidant de la figure 9-6. N'oubliez pas que vous êtes maintenant dans la direction opposée, par conséquent, quand vous ouvrirez le torse pour la première fois, ce sera vers six heures, la main droite tirant derrière vous vers huit heures.

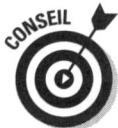

Quand vous déplacez le poids du corps vers l'arrière, le pied de devant pivote de telle sorte que la pointe du pied pointe droit devant. Cependant, quand vous la relevez pour faire un pas en arrière, le pied se repose sur le sol légèrement tourné vers l'extérieur, le genou fléchi et à la verticale de la pointe du pied.

5. Au quatrième et dernier pas en arrière (avec le pied gauche), portez le poids du corps en arrière (voir la figure 12-6).

### Chiffre huit, lâcher, ramasser

Pensez que vous êtes une fée du *chi* et que vous *lâchez* de l'énergie avec les mains pour aller en ramasser à nouveau par terre et la ramener vers votre Dan Tien (à propos de ce terme, voir chapitre 13). Pour ce mouvement, voir figure 12-7.

1. Partez de la position qui termine « Repousser le singe » (forme précédente), le pied gauche faisant un pas en arrière mais en croisant, loin derrière vous.

2. Au moment où le pied va se poser, tournez la pointe vers l'extérieur, pour qu'il se pose dans la direction de midi. Le torse profite de ce mouvement de rotation pour tourner également vers le devant. Les deux pieds sont maintenant à nouveau à midi, et écartés de la largeur du bassin.

3. En même temps, le torse effectue une rotation vers le devant, la main droite (qui passe au niveau de l'oreille) continue d'avancer et finit, paume vers l'intérieur, face à la main gauche (paume vers l'intérieur également), comme si vous teniez entre vos mains une boule d'énergie mystérieuse.

C'est ici que le chiffre huit intervient.

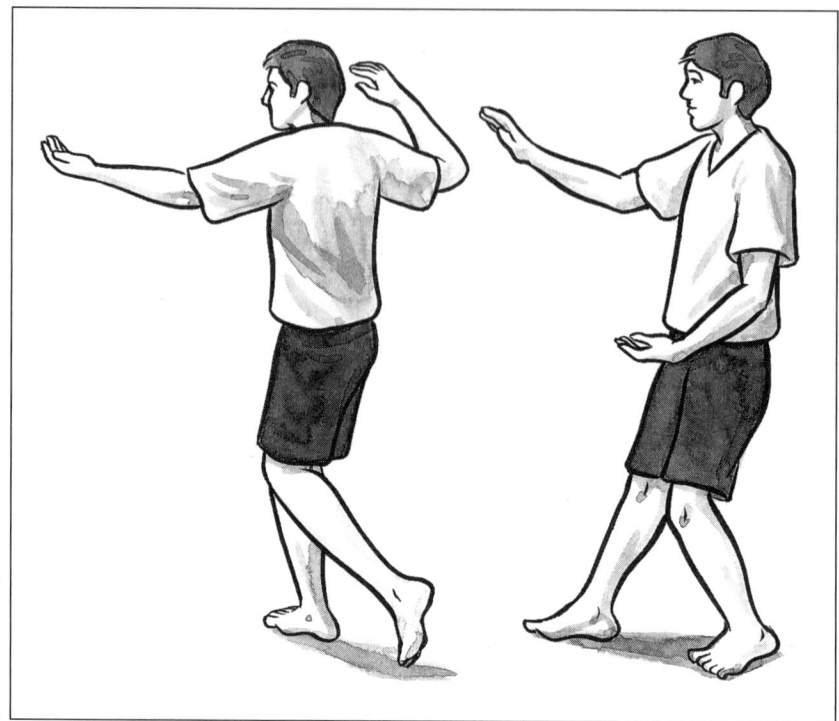

**Figure 12-6** :
Repousser le
singe (der-
nière étape).

4. **Pendant que vos pieds redeviennent parallèles, laissez descendre les mains (mais sans lâcher la boule !) au niveau du ventre. Continuez le mouvement circulaire : la boule remonte vers la gauche, légèrement derrière l'épaule gauche, comme pour la lancer par-derrière.**

Le bassin tourne légèrement en même temps que le torse et les mains, afin qu'il n'y ait aucune pression sur les genoux. Ce doit être naturel.

Vous allez maintenant représenter le chiffre huit.

5. **Ramenez les mains (qui tiennent toujours la boule) vers l'avant, faites-les redescendre puis décrire un mouvement circulaire vers l'épaule droite.**

Soyez prêt à lâcher.

6. **Les mains redescendent vers le devant, au centre. Au moment où le torse et les mains sont recentrés, les mains lâchent et se séparent en remontant de chaque côté (paumes vers le sol) à hauteur de la taille. C'est dans ce mouvement que vous vous débarrassez de tout le mauvais *chi*.**

Et maintenant, le grand final, où vous allez ramasser l'énergie.

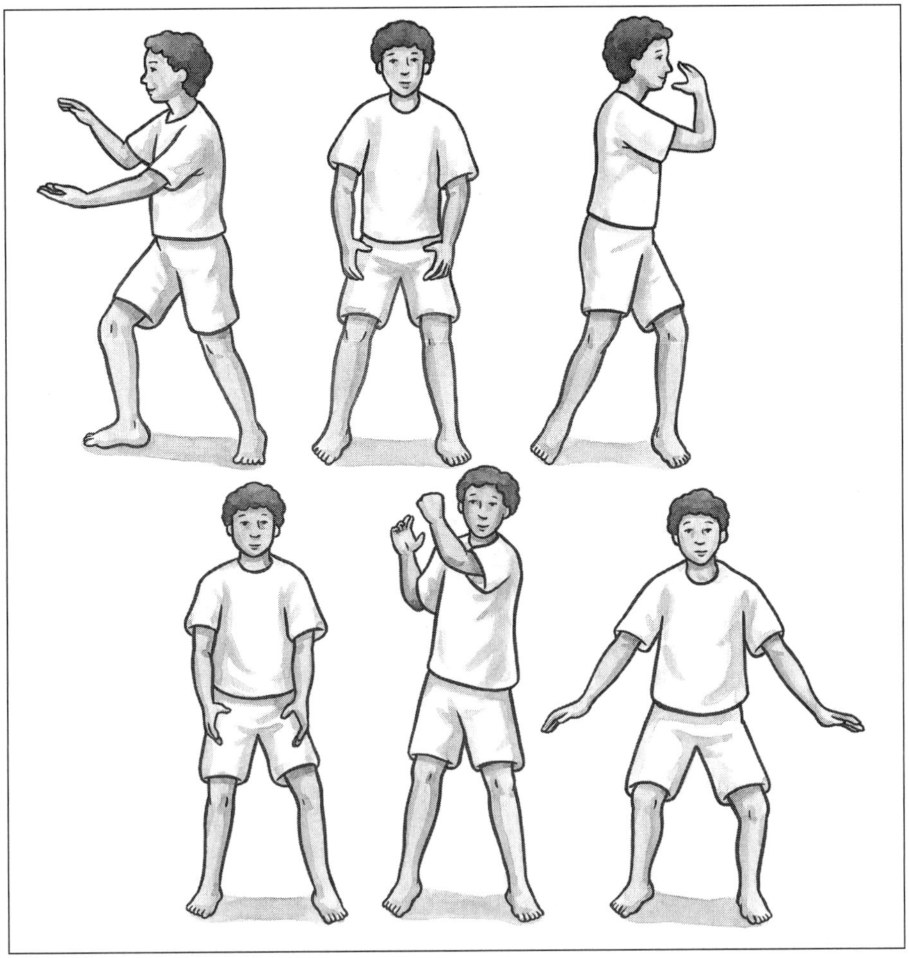

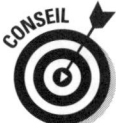

**Figure 12-7** :
Chiffre huit,
Lâcher,
Ramasser.

7. **Sans vraiment s'arrêter, les mains inversent leur mouvement et redescendent à nouveau. Il s'agit maintenant de recueillir le bon *chi*.**

8. **Tout en ramassant le *chi*, faites pivoter le pied droit sur son talon, pointe levée, vers deux heures. La paume de la main gauche, qui ramasse l'énergie, se tourne vers l'intérieur à hauteur du buste, et la main droite est à hauteur de l'estomac, paume vers le ciel, comme si vous teniez près du corps un grand vase en cristal, haut et très fragile.**

Gardez le genou droit fléchi et le poids du corps sur la jambe droite.

CONSEIL

## La fille de jade tisse et lance ses navettes (à gauche et à droite)

Il s'agit du même mouvement que dans la forme Yang, version courte (voir figure 11-3, chapitre 11), mais inversé. Je détaille ici les étapes.

1. **Partez de la position finale de la forme précédente, le « Chiffre huit ».**

2. **Inspirez et faites un pas vers l'extérieur pour prendre la Position de l'arc à onze heures avec le pied gauche. En même temps, le bras gauche monte à partir de l'épaule, la paume tourne pendant la montée du bras pour finir tournée vers l'extérieur et légèrement vers le haut, à hauteur du front. La main gauche retombe sous le bras droit qui monte et pousse vers onze heures, paume à hauteur du nez, pendant l'expiration (c'est le lancer de la navette : vous voyez vos bras ?).**

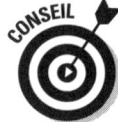

Ici, avec l'action bloquante du bras gauche, on voit bien la ressemblance entre le Tai Chi et les disciplines de combat.

Maintenant, une simple transition pour pouvoir faire la même chose de l'autre côté.

3. **Ramenez les bras et les coudes en arrière et vers le bas tout en déplaçant le poids du corps vers l'arrière sur le pied droit, en tenant les mains comme si vous teniez une petite boule d'énergie devant votre nombril. Une fois le pied gauche libéré de tout poids, levez la pointe du pied, puis ramenez le poids du corps sur le pied gauche. La pointe du pied droit passe près de la cheville du pied gauche pour former un Pas de centrage de l'autre côté, les bras formant la position « Tenir le ballon », bras gauche au-dessus. Vous êtes toujours à onze heures.**

Attention, vous allez à nouveau lancer la navette.

4. **Expirez en faisant un pas vers l'extérieur pour prendre la Position de l'arc à une heure en descendant sur le genou droit. Les bras refont en miroir le mouvement de l'étape 3, sur l'inspiration. Le bras droit monte à partir de l'épaule, la paume de la main se tournant vers l'extérieur pendant la montée, et légèrement vers le ciel, à hauteur du front. La main gauche retombe sous le bras droit qui monte et pousse vers une heure, paume à hauteur du nez, dans l'expiration.**

### Simple fouet

Ce mouvement est très proche du « Simple fouet » présenté précédemment dans ce chapitre et de celui de la forme Yang, version courte. Vous pourrez remarquer cependant que ce mouvement ne comporte pas tout le balayage des bras de la forme Yang. Ici, il faut veiller à bien pousser et ramener. Voir figure 12-4, précédemment dans ce chapitre.

1. **Partez de la position finale de la forme précédente, « la Fille de jade », à onze heures.**

2. **Le poids du corps se déplace sur le pied gauche pendant que le corps pivote à partir de la taille vers dix heures. Pendant cette rotation du corps, levez la pointe du pied droit et faites pivoter le pied sur son talon pour l'orienter aussi vers dix heures. En même temps, tournez la**

paume de la main gauche pour qu'elle soit face à vous, à hauteur du nez. La main droite est relâchée au poignet et prend la position de la « Main qui retombe », orientée vers deux heures.

Pour ne pas vous tordre le genou, n'oubliez pas de lever la pointe du pied avant de le faire pivoter.

3. **Déplacez le poids du corps sur le pied droit et descendez sur le genou fléchi. Ramenez légèrement la main gauche vers le buste, paume tournée vers l'extérieur (comme si vous alliez repousser quelqu'un). Faites un Pas de centrage avec la pointe du pied gauche, à dix heures.**

4. **Levez la pointe du pied gauche et faites un pas vers l'extérieur, en direction de huit heures pour prendre la Position de l'arc, tout en poussant vers l'avant avec la main gauche, paume tournée vers l'extérieur, en direction de neuf heures (il s'agit de repousser un adversaire imaginaire).**

### Mouvoir les mains comme les nuages

On retrouve ce jeu de balancement latéral des mains. Cette fois, il s'agit vraiment du même mouvement que dans la forme Yang, version courte.

1. **Partez de la position finale du « Simple fouet » (la forme qui précède).**

2. **Pour la suite, suivez les étapes 1 à 7 de « Mouvoir les mains comme les nuages », au chapitre 10, en vous aidant de la figure 10-2.**

### Écouter le coquillage (oreille droite)

On répète « Écouter le coquillage » (figure 12-5) mais de l'autre côté. Faites le mouvement avec autant de soin de ce côté que de l'autre.

1. **Partez de la position finale de « Mouvoir les mains comme les nuages » (la forme qui précède).**

2. **Écartez le pied gauche de telle sorte qu'il pointe vers neuf heures, et replacez le poids du corps sur le pied gauche en descendant sur le genou fléchi.**

3. **Balayez les mains devant le corps vers la gauche, en ramenant le bras droit sous le bras gauche et en tournant la paume de la main droite vers le ciel et la paume de la main gauche vers le sol.**

Le fait de tenir les paumes des mains face à face vous permet de sentir la chaleur de votre chi, que vous attrapez entre vos mains.

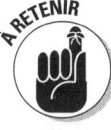

4. **Terminez le transfert du poids du corps à neuf heures, les mains attrapant la boule d'énergie devant le buste.**

5. **Continuez de tenir dans vos mains cette boule d'énergie et descendez-la vers la droite en un mouvement de spirale, ce mouvement se poursuivant en remontant vers l'extérieur et vers midi, accompagné d'une rotation du torse. Le poids du corps se déplace sur le pied droit.**

6. **Poursuivez le mouvement circulaire des mains vers l'oreille droite (à nouveau, le moment est venu d'écouter le coquillage !). En même temps, le torse effectue un mouvement en spirale vers neuf heures, et vous vous préparez à repousser le singe.**

### Repousser le singe

Je pense que si Manny reprend ici ce mouvement, c'est parce qu'il aime tellement ce nom ! L'idée de repousser le singe, ça fait toujours sourire. Le mouvement est le même que dans la forme Yang, version courte (chapitre 9).

1. **Partez de la position finale de « Écouter le coquillage » (la forme qui précède).**

2. **Suivez les étapes 2 à 6 du chapitre 9. Vous pouvez vous aider de la figure 9-6. Cependant, ici, on commence par faire un pas en arrière du pied gauche. L'ordre des pas est donc : gauche, droite, gauche, droite.**

### Le Moulin à vent

Dans ce mouvement, vous allez retrouver des éléments de deux autres mouvements présentés précédemment. Le corps oscille d'un côté à l'autre comme dans le « Chiffre huit » (voir figure 12-7), tandis que les mains et les bras flottent et se balancent comme dans « Mouvoir les mains comme les nuages » (voir figure 10-2, chapitre 10). Le balancement se fait quatre fois : à droite, à gauche, à droite et à gauche. Voir figure 12-8.

1. **Partez de la position finale de « Repousser le singe » (la forme qui précède). Le pied droit fait un pas en arrière mais en croisant, loin derrière.**

2. **À l'atterrissage du pied, tournez la pointe du pied vers l'extérieur pour l'orienter à midi. La rotation du pied s'accompagne d'une rotation du torse vers l'avant. Les deux pieds se retrouvent orientés vers l'avant, écartés de la largeur du bassin.**

3. **En même temps, la main gauche (qui passe devant l'oreille) poursuit son chemin vers l'avant et autour du torse. Le coude droit s'élève pour vous ramener vers la droite.**

Il s'agit, en fait, du premier « balancement », alors que commence un mouvement des mains similaire à celui de « Mouvoir les mains comme les nuages », chapitre 10, étapes 2 à 5. Vous effectuerez ces « balancements » avec le bras droit et en avançant le bassin vers la droite, et vous alternerez avec deux mouvements vers la gauche.

Deux exceptions : d'une part, vous restez sur une position sans faire le pas de côté de « Mouvoir les mains », et d'autre part, les bras se déplacent d'abord vers la droite, et non vers la gauche. Ainsi, par exemple, quand vous balancez vers la droite, le coude droit, qui est élevé, guide le corps dans cette direction, en induisant une rotation du bassin et un transfert du poids du corps. Quand vous revenez vers la gauche, c'est le coude gauche, alors élevé, qui induit la même rotation du bassin et un transfert du poids du corps sur la gauche. Dans les deux cas, le bras opposé retombe, tout comme dans « Mouvoir les mains comme les nuages », sauf qu'il n'y a pas les déplacements de pieds.

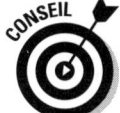

Essayez d'être comme une poupée de chiffon emportée par le vent. Veillez à inspirer dans un mouvement de balancement et à expirer dans le suivant.

4. **Dans le dernier balancement vers la gauche, descendez un peu plus sur les genoux et expirez. Revenez vers le centre comme si vous alliez commencer le balancement vers la droite, mais cette fois, vous prenez une position centrée.**

C'était la transition vers la forme suivante, la « Fermeture ».

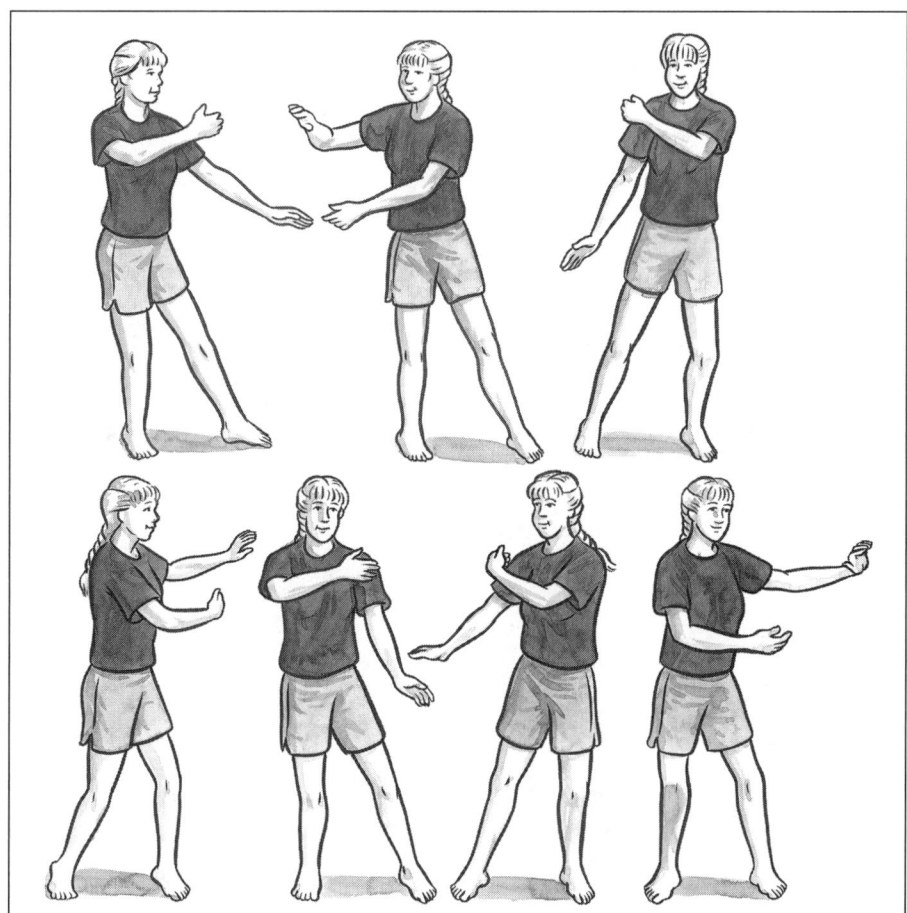

**Figure 12-8 :**
Le moulin à vent.

### *Fermeture*

Comme l'Ouverture, la Fermeture est un mouvement similaire à celui de la forme Yang, version courte (à celui de la vraie fin). Voir figure 12-9.

1. **Partez de la position finale du « Moulin à vent » (la forme qui précède). Terminez la rotation avec le bassin dans l'axe. Le bras droit monte légèrement, pour que l'avant-bras soit devant le corps. Le bras gauche repasse devant le corps pour s'écarter à droite, et les avant-bras se croisent sur la poitrine, paumes vers vous. Inspirez en croisant les mains.**

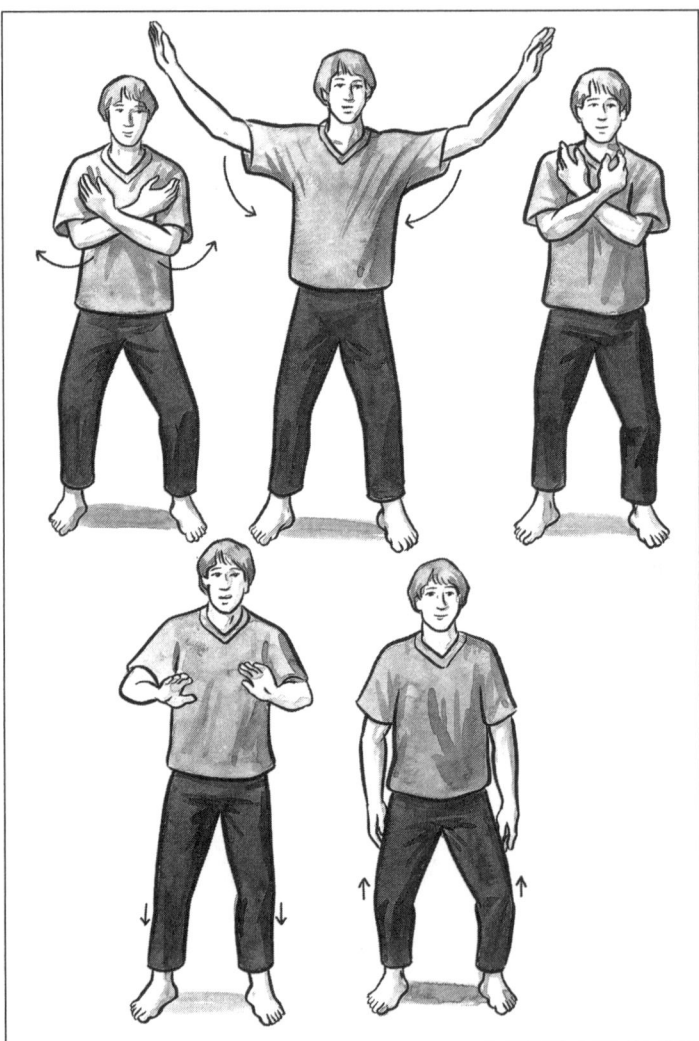

**Figure 12-9 :**
Fermeture.

2. Expirez, et relevez-vous lentement. En même temps, levez les mains vers le ciel, en les décroisant dans un mouvement circulaire, paumes tournées vers le ciel. Au moment où les mains s'écartent vers les côtés, les bras pivotent sur les épaules de telle sorte que les paumes soient face au sol.

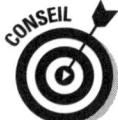

Dans la montée, le corps se déploie et vous inspirez profondément.

3. Les mains reviennent sur les côtés. Les paumes sont tournées vers le sol.

4. Les bras poursuivent leur mouvement circulaire pour revenir devant le buste. Le bras droit croise le bras gauche par l'extérieur. Vous ressemblez à une momie égyptienne. Les paumes sont à nouveau tournées vers l'intérieur.

5. Décroisez lentement les poignets en tournant les paumes vers l'intérieur et vers le sol, de façon qu'elles s'enroulent l'une sur l'autre, en quelque sorte. Lâchez les deux mains sur les côtés.

6. En position finale, prenez une bonne posture de Tai Chi, paumes tournées contre les cuisses. Inspirez, descendez sur les genoux et fléchissez-les, puis expirez et remettez-vous debout.

# Quatrième partie
# Redynamisez-vous en douceur avec le Chi Gong

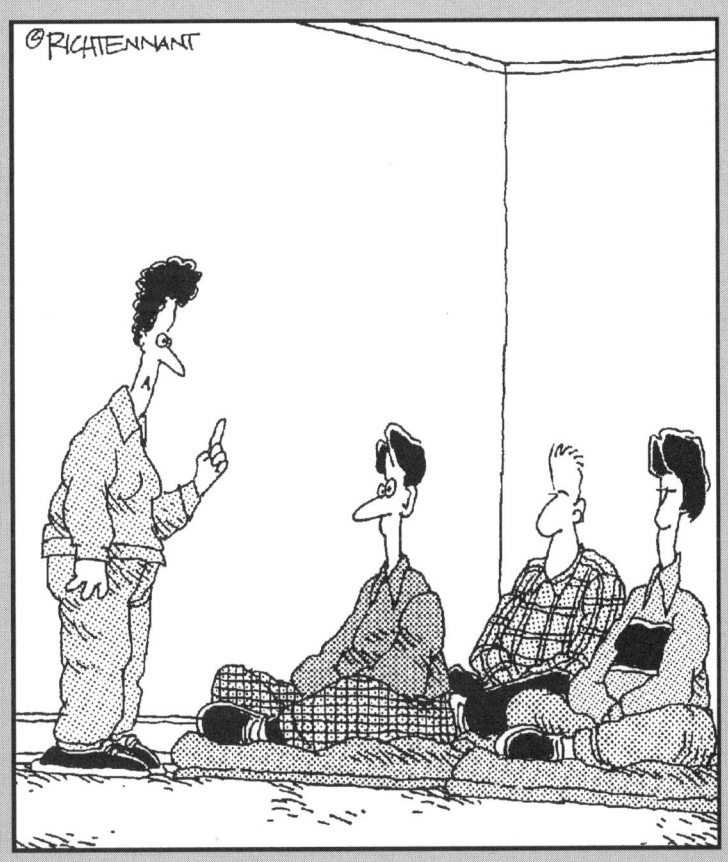

« Je vais vous dire un truc : si vous vous entendez ronfler, c'est que votre méditation devient trop profonde. »

## Dans cette partie...

Le Chi Gong, c'est l'ancêtre d'un certain nombre de disciplines internes et spirituelles asiatiques, parmi lesquelles le Tai Chi. Sa nature pacifique et stimulante pour le *chi* en fait l'excellent complément de toute forme de pratique du Tai Chi. En fait, quand vous aurez lu tout ce qui concerne les liens entre le Tai Chi et le Chi Gong et quand vous aurez découvert plusieurs des mouvements de base du Chi Gong, que je présente dans cette partie, peut-être aurez-vous envie de vous consacrer *uniquement* au Chi Gong. Les mouvements ont un côté apaisant et relaxant, mais ils sont aussi redynamisants et régénérants. Vous éprouverez des sensations très différentes de celles que procure le Tai Chi, mais le lien est tout de même important. Profitez bien de ce que vous allez découvrir ici.

# Chapitre 13

# Comprendre les liens entre le Tai Chi et le Chi Gong

• • • • • • • • • • • • • • • • • • • • • • • • • • • • • • • • • • • • • • • • • • • • • • • •

*Dans ce chapitre :*

▶ Découvrez ce qu'est le Chi Gong

▶ Sachez comment en tirer les bienfaits

▶ Découvrez votre orbite microcosmique

▶ Associez le Chi Gong à votre Tai Chi

• • • • • • • • • • • • • • • • • • • • • • • • • • • • • • • • • • • • • • • • • • • • • • • •

Que vient donc faire ce Chi-je-ne-sais-quoi dans un livre sur le Tai Chi ? Les amis, vous avez cru que le Tai Chi était ce qui se faisait de mieux dans les arts martiaux corps-esprit ? Un moment. Asseyez-vous. Figurez-vous que le Tai Chi est étroitement lié à une autre discipline du mouvement et de la conscience, le Chi Gong, qui compte beaucoup dans la pratique du Tai Chi. Le terme de Chi Gong recouvre des dizaines, peut-être même des centaines de méthodes douces – combinant dynamisme et immobilité – conçues pour stimuler et libérer la circulation du *chi*. Comme je l'explique dans le chapitre 6, certains vont jusqu'à dire que le Tai Chi n'est qu'une forme élaborée de Chi Gong. D'autres, des puristes, considèrent que ce sont deux disciplines entièrement différentes. Est-ce si important pour vous ?

Le Chi Gong et le Tai Chi, c'est comme le sel et le poivre, le pain et le beurre, Tom et Jerry ou Boule et Bill. Non, je m'égare : ils se ressemblent comme deux gouttes d'eau. Certains affirment qu'il n'est pas réellement possible de pratiquer le Tai Chi sans faire du Chi Gong en même temps. C'est que le Chi Gong consiste exclusivement à développer la force intérieure et à travailler sur le flux énergétique, deux fondements indispensables pour une pratique valable du Tai Chi.

# Chi Gong, qu'est-ce que ça veut dire ?

Commençons par le commencement : vous voulez sans doute savoir ce que signifie ce nom, et comment il doit être prononcé. Le terme chinois *chi* signifie énergie (ou « énergie de la vie »). Certains préconisent de l'écrire *Qi* et de le prononcer « Tchi », par souci de cohérence, sans doute. *Gong* signifie « travail » ou « pratique ». Ce mot évoque une chose qui apporte des bienfaits quand on la pratique. Le Chi Gong (ou « Qigong »), c'est l'association de ces deux notions.

Chez nous, en Occident, on dit aussi parfois « Chi Kong ». Qu'importent l'orthographe et la prononciation, l'essentiel est de remarquer que c'est toujours la notion de *chi* qui prime. Pour plus de détails sur le *chi*, voir chapitre 3.

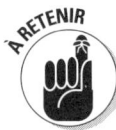

Vous allez voir que le Chi Gong est une discipline centrée sur le travail du flux de l'énergie vitale, à travers une pratique régulière. Cependant, ici, cette pratique peut consister soit à faire des mouvements, soit à rester immobile.

## Le Chi Gong, une vieille histoire

Souvent, les gens ont entendu parler du Tai Chi, mais sans se rendre compte qu'en réalité, le Chi Gong est une forme d'exercice plus ancienne. On a retrouvé des traces de Chi Gong dans des images datant de plusieurs siècles av. J.-C. Au cours du temps, la pratique du Chi Gong a subi l'influence des sages taoïstes et des moines bouddhistes, d'où l'apparition de centaines de styles différents. Bien entendu, aucun de ces styles n'est à rejeter, ils sont simplement différents les uns des autres, comme tous les styles et toutes les écoles de Tai Chi.

Alors, puisque le Chi Gong est si ancien, comment se fait-il que si peu de gens en aient entendu parler ? Et comment se fait-il que si peu de gens le pratiquent ? Pendant fort longtemps, la pratique du Chi Gong est restée assez secrète. Elle s'est transmise de génération en génération au sein des familles (y compris les familles royales) tout en se maintenant généralement derrière des portes closes, et ce, malgré le côté perméable de la culture chinoise. Bien qu'il y ait eu davantage de recherches et de pratique à partir du milieu du XXe siècle, le Chi Gong n'a vraiment commencé à susciter de l'intérêt qu'à partir des années 1970. Le gouvernement chinois, constatant cette progression, a fini par le soutenir, depuis 1985. Dans le cadre de la politique aujourd'hui favorable du gouvernement chinois, il se tient maintenant des conférences annuelles sur le Chi Gong, en Chine comme partout dans le monde, au cours desquelles des chercheurs présentent leurs travaux.

# Pour éprouver les bienfaits du Chi Gong

Le Chi Gong, c'est une histoire d'énergie, et voilà tout. Il s'agit de travailler sur l'énergie. Sur votre énergie, bien sûr (pas celle du voisin !). De la ressentir. De l'amasser. De la déplacer (en bougeant ou en restant immobile). Et de faire en sorte qu'elle vous rende plus heureux et plus joyeux.

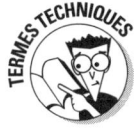

Vous entendrez peut-être dire que le Tai Chi est une « danse lente ». L'expression est jolie, mais elle réduit le Tai Chi à un simple ensemble de mouvements élégants. C'est là que le Chi Gong intervient. Si vous voulez que votre Tai Chi soit autre chose qu'une jolie danse, il faut que le Chi Gong, pour la possibilité qu'il vous offre de développer votre force intérieure et votre *chi*, constitue une partie fondamentale de votre pratique. Bien sûr, vous n'aurez pas besoin de consacrer au Chi Gong plusieurs heures par semaine, surtout si vous en consacrez déjà plusieurs au Tai Chi. Cependant, si cela vous intéresse, vous pouvez facilement mêler quelques minutes de Chi Gong au début ou à la fin de votre séance de Tai Chi, afin d'en tirer les bienfaits. Une fois que vous saurez comment solliciter votre énergie, vous vous rendrez peut-être compte que la pratique du Chi Gong ne vous est plus aussi utile. Ou bien peut-être aimerez-vous tellement le Chi Gong que vous voudrez en faire toujours plus.

Il est intéressant de savoir que des recherches scientifiques parmi les plus sérieuses prouvent l'intérêt du Chi Gong. Ces recherches ne répondent pas toujours aux normes strictes en usage en Occident, mais elles n'en sont pas moins crédibles et méritent qu'on s'y attarde. En fait, comme je le fais remarquer au chapitre 2, les résultats sont parfois plus parlants que n'importe quelle preuve scientifique. Quoi qu'il en soit, si vous voulez en savoir davantage sur le côté scientifique des bienfaits du Chi Gong, consultez le chapitre 2, où j'explique aussi la conception occidentale de la bonne santé et de la forme. Si ces questions vous intéressent, vous trouverez d'autres sources en annexe.

Dans les sections qui suivent, je traite des bienfaits essentiels que vous pouvez tirer d'une pratique régulière du Chi Gong.

## Le chemin de la conscience

Votre esprit découvre comment s'ouvrir et comment devenir plus subtilement en phase avec ce qui se passe en vous et à l'extérieur de vous, et comment les choses sont liées. Vous devenez conscient de votre état de santé, des mouvements de votre corps, des éventuelles tensions et d'un éventuel stress, des divers sentiments que vous pouvez éprouver et de votre relation au monde dans lequel vous évoluez. Cette prise de conscience est la première étape du processus qui vous permettra de prendre le contrôle de tout ce qui pourra impliquer une action, par exemple l'évacuation du stress ou la guérison d'une maladie, ainsi que de tout ce qui pourra vous permettre de vivre longtemps et en bonne santé.

## Se sentir calme et concentré

Les mouvements de méditation, les répétitions et les mouvements dans la conscience, ainsi que la bonne circulation de l'énergie, vous apportent une sensation de calme, de paix et de clarté mentale qui peut imprégner tout ce que vous ferez dans votre existence. Bien sûr, ces bienfaits ne sont pas prouvés scientifiquement, mais essayez, et constatez. Vous pourrez, par exemple, mieux vous concentrer dans votre travail, dans vos études, dans vos relations avec les autres, dans toute interaction. Vous serez peut-être plus détendu (pas comme un drogué : vous serez simplement plus calme et vous aurez les idées plus claires). Vous serez peut-être mieux capable d'affronter le quotidien.

Même lorsqu'il s'agit de ne pas bouger (ou à peine), les exercices de Chi Gong vous apportent le calme et la concentration, car ils consistent avant tout à cultiver une saine circulation du chi.

## Le plein d'énergie

Avec un degré accru de conscience du corps et de l'esprit et davantage de concentration et de calme, vous atteignez aussi un plus haut niveau d'énergie. Par ailleurs, l'énergie que vous gagnez ainsi est dynamique, ce n'est pas la simple stimulation passagère que peuvent apporter la caféine ou le sucre. Il s'agit d'une énergie que vous portez dans tout ce que vous faites, longtemps encore après la fin de votre séance de Chi Gong.

## On respire mieux

Ce surcroît d'énergie, mais aussi de conscience et de concentration, est lié à la manière particulière de respirer dans la pratique du Chi Gong. En fait, si vous vous lancez dans cette discipline, peut-être découvrirez-vous que dans certains cours, on passe une journée ou davantage (voire même des années) à apprendre à respirer. Vous entendrez peut-être parler de personnes ayant commencé à pratiquer le Chi Gong parce qu'elles souffraient d'asthme ou d'autres problèmes respiratoires.

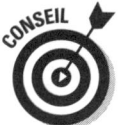

Pour les maîtres du Chi Gong, une respiration régulée et saine respecte les règles suivantes :

- ✓ **Elle est de faible intensité** : pensez qu'un flux étroit entre et sort de vos narines.

- ✓ **Elle est silencieuse** : concentrez-vous sur une inspiration et une expiration tranquilles et faciles.

- ✓ **Elle est profonde** : pratiquez une respiration pleine, qui descende profondément dans le ventre, plutôt qu'une respiration superficielle limitée à la partie supérieure du buste.

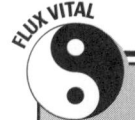

## Vers le sommet de l'esprit

Si vous franchissez un palier dans les domaines de la conscience, de la concentration, du calme, de l'énergie et de la respiration, vous parviendrez aux Trois Trésors de l'Existence : ici, on sort du cadre de ce livre. Pas de panique, il ne s'agit pas d'une religion ésotérique. Il ne s'agit pas de prier en récitant des mantras, mais de cultiver les principes taoïstes.

En résumé, ces trois trésors, ce sont le *jing* (l'essence), le *chi* (l'énergie) et le *shen* (l'esprit).

Vous cultivez le *jing* pour développer le *chi*, afin de devenir *shen*. Vous voulez que je vous le dise autrement ? Le chi est un pont qui, par la pratique du Chi Gong, peut vous mener du physique (jing) au spirituel (shen).

# *Bien distinguer les objectifs*

Le Chi Gong peut difficilement se résumer à un objectif. Vous pourriez le pratiquer longtemps et découvrir toujours quelque chose de nouveau. Mais le Chi Gong a vocation d'agir essentiellement dans trois domaines :

- ✓ **La santé** : on l'appelle aussi le Chi Gong « médical ». Le Chi Gong associe la méditation à des techniques de guérison. Il fait partie intégrante de la médecine chinoise : on le prescrit pour divers maux de la même manière que nos médecins occidentaux nous prescrivent des médicaments.

- ✓ **L'efficacité dans le combat** : en développant les forces intérieures, le Chi Gong permet d'acquérir davantage de force intérieure, et donc extérieure, pour le combat et les applications des arts martiaux (je sais que vous n'avez aucun projet de vous battre, mais trouver votre force intérieure vous permettrait d'améliorer votre quotidien).

> ✔ **Une plus haute spiritualité** : on est peut-être au-delà de vos objectifs, mais la pratique du Chi Gong peut aussi vous conduire à une élévation spirituelle et vous permettre d'étendre les pouvoirs de votre esprit.

Il s'agit, en quelque sorte, de développer le pouvoir intérieur de votre intuition, de vous entraîner à mieux entendre et à mieux vous fier à ce qui vous entoure.

# Les grandes règles

Les exercices de Chi Gong (voir chapitre 14) consistent à enchaîner des postures dynamiques, ou formes, qui procèdent l'une de l'autre. Cette pratique comprend aussi des positions simples dans lesquelles c'est votre esprit qui fait le plus gros du travail, pour vous permettre de libérer votre énergie : méditations debout, automassage debout ou assis, exercices de respiration. Au chapitre 14, vous trouverez une introduction simplifiée à ces positions. En l'occurrence, on peut difficilement parler d'exercice au sens où nous l'entendons généralement en Occident : ne cherchez pas le mouvement.

Cependant, quel que soit le type de Chi Gong et quel que soit l'objectif, il s'agira le plus souvent de travailler la respiration, la stabilisation du torse et du corps, et la visualisation.

Pour vous offrir une introduction à votre découverte du *chi*, j'aborde ici trois règles. Si vous y faites attention, vous découvrirez que ces trois règles – rectitude, détente et enracinement – ne sont pas propres au Chi Gong, qu'elles sont aussi au fondement même d'une bonne pratique du Tai Chi.

## Redressez-vous

Pour plus de détails sur la posture du Tai Chi, voir chapitre 8. Les mêmes principes s'appliquent ici. En un mot, que vous pratiquiez le Chi Gong assis, debout, couché ou en mouvement, la rectitude de votre posture est ce qui vous permettra d'en tirer plus rapidement les premiers bienfaits, entre autres une meilleure circulation du *chi*.

En ne vous tenant pas correctement quand vous êtes debout, assis, couché ou en mouvement, vous risquez de provoquer une tension ou un étirement musculaire, ce qui entraînerait un coude dans votre tuyau d'arrosage énergétique (pour plus d'information sur la circulation du *chi* à travers les canaux énergétiques, voir chapitre 3 : je traite des canaux énergétiques, ou *méridiens*, dans la section « Découvrez votre orbite microcosmique », plus loin dans le présent chapitre).

## Médecins et remèdes sains

Pour les Chinois, la pratique régulière du Chi Gong est un moyen de maintenir la maladie à distance. Dans la conception chinoise, mieux vaut prévenir que guérir. Lentement, mais vraiment très lentement, le monde occidental commence à accepter cette idée. Ainsi, par exemple, les centres de recherche fondés par le gouvernement des États-Unis, les National Institutes of Health, comportent une branche qui s'occupe des médecines alternatives et qui a commencé à financer des recherches dans des domaines comme le Chi Gong et la méditation. Aujourd'hui, certains systèmes d'assurance santé couvrent aussi l'acupuncture et les massages (pour des sites web et d'autres renseignements sur ce sujet, voir annexe).

Il existe en Orient, et aussi en Occident, des praticiens du Chi Gong qui se servent du pouvoir de leur propre *chi*, bien développé, pour soigner les maladies et les blessures d'autrui ou pour maintenir les autres en bonne santé. Cette méthode fait généralement partie d'un programme de traitement comprenant aussi une phytothérapie ou d'autres soins, par exemple de l'acupuncture.

Les applications médicales du Chi Gong sortent du cadre de ce livre, mais si ce type de traitement vous intéresse, le mieux est d'en parler à votre médecin.

C'est aussi en maintenant une bonne posture que vous tirerez parti de votre orbite microcosmique, un sujet que j'aborde plus en détail dans la prochaine section (vous trouverez aussi au chapitre 14 un exercice qui vous aidera à découvrir ces ressources).

## Détendez vos muscles

Je crois que je ne saurai jamais trop insister sur l'importance de la relaxation. Comme je l'explique dans le chapitre 3, c'est une condition essentielle pour tirer les principaux bienfaits de cette discipline. J'y reviens ici, car il s'agit d'une règle particulière au Chi Gong.

Si vous n'êtes pas détendu, vous créez un blocage quelque part dans vos canaux énergétiques, de la même manière qu'en prenant une mauvaise posture. Se détendre ne consiste pas simplement à donner à vos muscles la consistance du chewing-gum. Il s'agit aussi de détendre les articulations, pour qu'elles bougent mieux. Il s'agit aussi de détendre le visage, et notamment la mâchoire. Il s'agit de lâcher prise, pour parvenir à maîtriser le *chi*.

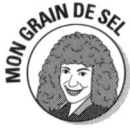

Lâcher prise, voilà ce qui est difficile pour nous autres Occidentaux. Il me semble que dans notre société, ne pas être occupé ni tendu est perçu comme un signe de faiblesse. D'autre part, dans les milieux du sport et de la forme, si vous détendez l'abdomen – c'est-à-dire si vous laissez sortir votre ventre – on a tendance à penser que vous n'êtes pas en bonne condition physique, alors qu'en réalité, vous savez peut-être mieux contrôler *le moment* où vous contractez les muscles et celui où vous les relâchez.

Le stress, bon ou mauvais, un facteur de tension dans les muscles et dans les autres tissus de l'organisme, n'est pas une chose que l'on peut véritablement éviter. Par conséquent, ce qui compte, c'est la manière de le gérer. Or, gérer son stress pour avoir des muscles souples et détendus implique un meilleur Chi Gong, ce qui se traduit alors par une meilleure pratique du Tai Chi (pour plus de détails sur l'application des principes de relaxation et autres dans la vie quotidienne, voir chapitre 16).

Ne travaillez pas trop dur, ne vous contorsionnez pas, évitez tout ce qui ne vous semble pas convenir à votre corps ou à votre esprit. Il serait bon que le Chi Gong soit pour vous une seconde nature. Cependant, si un mouvement ne vous semble pas naturel la première fois, il pourra parfois vous sembler naturel la troisième ou la quatrième fois. En revanche, si, au bout de plusieurs essais, il ne vous semble toujours pas naturel, envisagez deux choses : demander conseil à un maître (c'est la meilleure option), ou bien éliminer ou modifier la posture en question.

## *Enracinez votre corps*

Un principe fondamental du Tai Chi (voir chapitre 7), qui s'applique aussi au Chi Gong, est le principe d'enracinement. Être *enraciné* signifie se sentir fortement en contact avec le sol, de tout son pied. Pourquoi cette notion a-t-elle tant d'importance, surtout pour le Chi Gong ? Parce que si vous n'êtes pas bien enraciné, votre *chi* ne pourra pas circuler librement à travers votre corps.

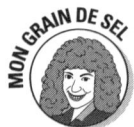

Quand vous n'êtes pas bien enraciné, vous n'avez pas un support solide et votre position debout reste précaire. Peu importe, alors, la force que vous pouvez avoir dans tout le reste du corps, ou la manière dont vous pensez que l'énergie bouillonne autour de votre orbite microcosmique (voir section suivante). Si vous n'êtes pas bien enraciné, la plus légère brise pourra vous renverser. Pensez aux séquoias : ils sont si hauts et paraissent si solides, mais leurs racines sont superficielles, ce qui peut compromettre leur longévité. Parfois, il suffit d'une tempête assez banale pour mettre ce genre d'arbre par terre. Imaginez plutôt que vous êtes un chêne, avec ses racines fortes et profondes.

# *Découvrez votre orbite microcosmique*

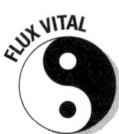

L'orbite microcosmique, cette expression semble provenir d'une bande dessinée des années 1960 ! Pourtant, c'est très sérieux. L'*orbite microcosmique* est un chemin par lequel est créé un flux jaillissant de *chi* à travers deux de vos canaux énergétiques les plus importants : celui qui se trouve au-dessus du front et celui qui se trouve au bas du dos. En observant votre profil (figure 13-1), imaginez un ovale commençant au niveau de la zone pelvienne (qu'on appelle le *Dan Tien*, et dont je parle plus loin dans cette section) et parcourant le corps jusqu'à la couronne, au-dessus du front (appelée le *Bai Hui*). L'influx parcourt cet ovale en redescendant par le dos et en repassant sous le Dan Tien. Quand vous méditez sur l'orbite microcosmique (voir chapitre 14), vous travaillez à libérer le flux énergétique le long de cette sorte d'autoroute, en remontant par le dos et en redescendant par le devant. Pour diverses raisons, certains travaillent à libérer le flux en sens inverse. Pour que votre énergie circule bien, tout au long des exercices du chapitre 14, prenez garde de ne pas cesser de respirer.

L'énergie ne circule pas seulement sous la peau. Pour ceux qui pratiquent le Chi Gong, elle circule à travers différents *méridiens*, ou canaux énergétiques. Ces canaux constituent un réseau qui parcourt tout le corps et qui passe par des centres d'accumulation (un peu comme les échangeurs sur les autoroutes) et par des points d'accès (comme les bretelles des autoroutes) à travers lesquels l'énergie circule plus facilement. La figure 13-1 montre ces canaux énergétiques et indique leurs noms.

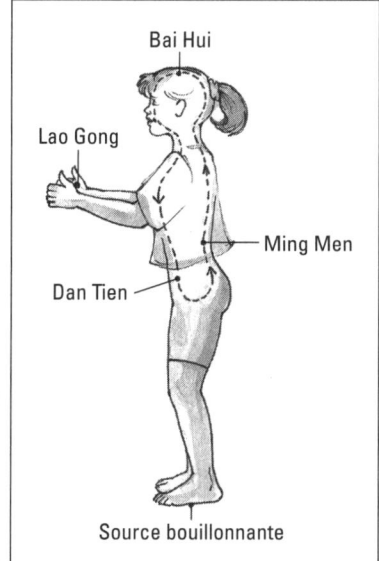

**Figure 13-1 :** Découvrez votre orbite microcosmique.

Malgré cela, vous remarquerez que certains croient – ah, les croyances des uns et des autres ! – que l'énergie n'est pas canalisée à travers certaines voies, mais qu'elle est plutôt un champ de vibrations qui parcourent tout le corps.

## À travers les points d'acupuncture

Les points d'accès (les échangeurs et bretelles des autoroutes de l'énergie) sont parfois appelés *points d'acupuncture*, parce qu'ils sont utilisés en acupuncture, justement. Leur nombre, leurs noms et leur localisation varient selon les courants spirituels, mais tous ces points ont la même utilité. Ils sont considérés comme d'importantes zones du corps.

### Le Dan Tien

D'après la théorie du Chi Gong, le *Dan Tien* (cette expression signifie littéralement « champ de cinabre »), pour l'énergie du corps, joue un peu le même rôle que le centre de contrôle de la NASA. Situé entre le nombril et l'os pubien, au centre de l'abdomen, le Dan Tien (entraînez-vous à prononcer ce mot, car vous risquez d'en entendre souvent parler) fait office de zone d'accumulation de l'énergie corporelle et de pompe envoyant cette énergie partout où elle est nécessaire. C'est en pratiquant correctement et en faisant les bons mouvements que vous maintiendrez un bon équilibre au niveau de ce centre énergétique. Cependant, une pompe a besoin d'être amorcée. Si vous ne vous en servez pas, elle se désamorce. Pour amorcer votre pompe, et pour que le *chi* puisse circuler sans à-coups, il est donc conseillé de pratiquer le Chi Gong ou d'autres disciplines corps-esprit, ainsi que la méditation.

## Les curieuses voies de la compréhension

Avant de rencontrer un professeur de Chi Gong qui soit capable de répondre à mes questions, j'avais suivi les cours d'un Asiatique qui ne parlait pas bien l'anglais. Il parlait d'un « dan ten » et désignait son ventre du doigt. J'avais l'impression de ne pas pouvoir comprendre ce qu'il disait, alors je me taisais et je faisais mes mouvements. Le plus incroyable, c'est qu'en réalité, je comprenais.

En étudiant le Chi Gong, vous découvrirez que soigner ce qui semble être un petit ventre de rien du tout peut devenir une façon de vivre, car là est la source de longue vie, de bonne santé et de sagesse.

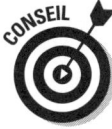

Dan Tien est parfois écrit *dantien, dantian, dan-tian*, ou même *tan t'ien*… Ne vous inquiétez pas, il s'agit toujours de la même chose. Certains puristes aimeraient normaliser le terme, ils proposent « Dantian ».

Votre Dan Tien comprend trois parties :

- **Le Dan Tien inférieur** : situé dans le bas-ventre, il concentre l'énergie sexuelle.

- **Le Dan Tien médian** : situé au centre du corps, vers le cœur, il est lié à la bonne santé des organes internes.

- **Le Dan Tien supérieur** : dans certaines traditions orientales, on l'appelle le chakra du troisième œil. Il s'agit d'un point situé sur le front, entre les deux sourcils. Il est logiquement associé au cerveau.

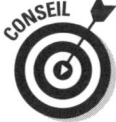

Quand vous entendez parler du Dan Tien, sans indication plus précise sur la localisation, il s'agit de la région abdominale, c'est-à-dire du Dan Tien inférieur.

### Le Ming Men

Mon professeur non anglophone utilisait aussi le terme « Ming Men ». À chaque fois, je faisais des efforts pour bien entendre ce terme, je me le répétais intérieurement et j'essayais d'imaginer ce que cela pouvait bien signifier. Et finalement, celui-là aussi, je l'avais bien entendu. En revanche, quand il se frottait les lombaires en disant « Ming Men », je ne comprenais pas ce qu'il voulait dire.

Ce mot signifie littéralement « porte de la vie ». Il s'agit d'un point d'acupuncture qui contrôle les reins et qui est situé dans le bas du dos. Stimulé comme il convient, le Ming Men assure le bon fonctionnement des reins, et il peut vous apporter un surcroît de vigueur et d'entrain. Vous pouvez masser cette région à l'aide de vos poings. Certains se massent ainsi le bas du dos quand ils se relèvent pour faire une sorte d'étirement et se pencher un peu en arrière. On fait souvent cela avant ou après une séance, ou quand on sent que l'énergie est en train de s'en aller. C'est mieux qu'une tasse de café !

### La source bouillonnante

Ce point, appelé aussi « puits bouillonnant » ou « Yong Chuan », est situé sur la partie avant du cou-de-pied, près de la plante de chaque pied. Il vous permet de nourrir votre Dan Tien et votre Ming Men avec le *chi* provenant de la terre. Stimulé comme il convient, ce point peut vous permettre d'insuffler plus de vitalité encore dans votre Dan Tien, grâce à l'amorçage du Ming Men. Vous avez saisi ?

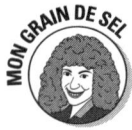

Restez debout une minute. Ne vous agitez pas, restez en place. Sentez de quelle manière vos pieds sont placés sur le sol. Inconsciemment, beaucoup de gens se tiennent sur l'extérieur des pieds, ou bien avec le poids du corps sur les talons. Et chez vous, où est le poids du corps ? Vous balancez-vous d'une façon ou d'une autre sur vos pieds ? C'est en étant fermement ancré que vous permettrez à votre source bouillonnante d'assurer pleinement l'accès du *chi* de la terre et d'en abreuver le centre de contrôle de votre corps (pour en savoir plus sur les règles du Tai Chi, voir chapitre 7, et pour les bases, voir chapitre 8).

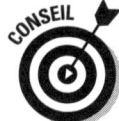

Vous pouvez aussi stimuler ce point d'acupuncture en vous massant la plante des pieds, à l'aide de vos mains. Ou peut-être qu'en prétextant un manque de *chi*, vous pourrez obtenir de votre conjoint ou d'un bon ami qu'il vous rende ce service.

### Le Lao Gong

Arrondissez vos mains comme pour retenir de l'eau afin de la boire : à la partie inférieure, juste au centre, se trouve un point d'acupuncture, le « Lao Gong » (ce terme signifie littéralement « ouvriers » ou « palais laborieux »). Il s'agit d'un point d'énergie que j'utilise dans ce livre. L'énergie provenant de ce point est généralement la plus évidente, pour celui qui débute dans la sensation du flux de son *chi*. Pour un exercice intéressant, voir la section « Sentez votre *chi* », au chapitre 14.

### Le Bai Hui

« Bai Hui » signifie littéralement : « cent rencontres ». En effet, un certain nombre de canaux énergétiques, ascendants et descendants, convergent vers ce point situé tout au sommet de votre crâne, où ils se mélangent avant de poursuivre leur trajet. Chez les Indiens, ce point est appelé le « chakra de la couronne ».

## La force tranquille

La nature du Chi Gong réside dans la profonde immobilité interne qu'il favorise à travers la respiration et à travers quelques mouvements. Cette immobilité existe même quand vous êtes en mouvement. En général, les débutants parviennent plus facilement à prendre conscience du flux du *chi* avec des exercices pas trop actifs (j'en présente quelques-uns au chapitre 14). Des formes plus longues comme l'Oie sauvage traditionnelle permettent d'enchaîner torsions, rotations, flexions et extensions, elles comportent des mouvements généraux. Ces formes sont plutôt compliquées, même s'il vaut la peine de les découvrir, une fois que l'on sait se concentrer sur la circulation du *chi*. Vous n'aurez pas envie de pratiquer l'Oie sauvage si vous devez partir à la recherche de votre *chi* comme... une oie sauvage.

### *Restons simple*

Si vous passez trop vite les formes les plus compliquées, vous serez trop occupé à essayer de placer les pieds et les bras comme il faut pour pouvoir seulement penser à ce qu'est le *chi*.

Dans les chapitres 18 et 19, je propose quelques trucs pour utiliser le Chi Gong soit seul, soit en association avec le Tai Chi. Jetez un coup d'œil à mes suggestions et faites ensuite appel à votre imagination pour puiser dans le Chi Gong en suivant votre propre chemin.

### *Patience et longueur de temps*

Pour pouvoir vraiment saisir l'essentiel du Chi Gong à partir d'un livre, tout dépend de votre façon de penser et d'apprendre. Tout le monde est capable d'apercevoir de quoi il retourne et d'avoir une idée de ce à quoi les mouvements doivent ressembler. Cependant, avec le Chi Gong, il s'agit de trouver son centre énergétique interne, puis de l'activer. Certains auront une vision claire de ce que cela recouvre, et pourront parfois mettre efficacement en pratique ce qu'ils trouveront ici. D'autres risqueront de s'égarer, d'être dépassés.

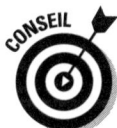

Si le sujet vous intrigue et si vous ne parvenez pas à sentir l'énergie par vous-même, suivre des cours (ou un stage) pourra vous apporter beaucoup. Un bon professeur saura vous apprendre à sentir l'énergie et vous faire lâcher prise, ne serait-ce qu'un petit peu. L'énergie de la classe vous aidera aussi à débloquer vos canaux énergétiques. Pour trouver des cours, utilisez l'annuaire ou consultez l'annexe.

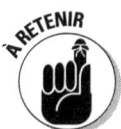

En un mot : essayez les mouvements et les exercices des chapitres 14, 18 et 19, pour en avoir une idée. Soyez patient. Même avec des cours et avec un professeur, il vous faudra peut-être des semaines ou des mois pour commencer à sentir l'énergie circuler. Le Chi Gong, ce n'est pas l'affaire d'un jour. C'est comme la bonne cuisine : rien à voir avec la magie du micro-ondes.

# Chapitre 14

# La méditation et le mouvement du Chi Gong

À vous de décider si vous voulez intégrer le Chi Gong à votre pratique du Tai Chi, en fonction de votre emploi du temps, de vos besoins et de ce qui vous intéresse. Pour vous aider à prendre la bonne décision, lisez le chapitre 13.

Concrètement, vous pouvez aussi parcourir ce chapitre et essayer quelques mouvements de base. Si l'expérience est positive, vous vous direz : « Ma parole ! Ça me plaît ! » Je vous encourage à essayer, ne serait-ce que pour voir. La façon dont on médite avec le Chi Gong peut vous permettre d'entrer en contact avec votre énergie intérieure : c'est ce qui fait du Chi Gong un élément vital de la pratique du Tai Chi, même à petite dose. Au chapitre 13, je vous explique que le Chi Gong consiste avant tout à apprendre à sentir son flux énergétique : de quoi prendre plusieurs longueurs d'avance au Tai Chi !

## Allez plus loin grâce au Chi Gong

Dans votre découverte des disciplines asiatiques de la stabilité intérieure et de l'esprit, vous arrivez ici au stade de l'expérimentation.

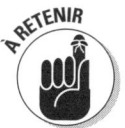

Une remarque avant de continuer : tout comme pour le Tai Chi, il existe un grand nombre de styles, d'écoles, de types de Chi Gong. Au cours du temps, la « recette » a subi des modifications d'une génération à l'autre et d'une famille à l'autre. Il faut garder l'esprit ouvert. Avec certains professeurs, on fait davantage de mouvements, avec d'autres, on en fait moins, certains mettent l'accent sur les techniques de respiration, certains privilégient d'autres aspects, certains préconisent davantage de répétitions, certains en préconisent moins.

Bien que les mouvements du Chi Gong soient très doux, mieux vaut consulter un médecin pour vous assurer que vous ne risquez rien, surtout si vous souffrez d'un problème orthopédique ou si vous avez déjà eu des problèmes ou des lésions au niveau du dos ou du cou.

Les mouvements qui suivent sont un échantillon constitué à partir de différents styles : un aperçu du Chi Gong, en quelque sorte. Aux chapitres 17, 18 et 19, je vous montre comment remplir des séances courtes avec le Tai Chi et le Chi Gong, l'un ou l'autre ou les deux ensemble.

Quoi qu'il en soit, si les concepts qui sous-tendent cette discipline vous inspirent – même indépendamment des mouvements que je vous présente –, foncez, mes amis ! Consultez l'annexe pour trouver d'autres sources, car il existe vraiment une grande variété d'écoles et de styles, qui vont de l'immobilisme quasi absolu à l'activité la plus débridée. Poursuivez vos recherches, sans jamais renoncer !

## Debout comme un arbre

Je l'admets, rester debout sans faire aucun mouvement peut être difficile : surtout pour les débutants. Votre esprit vagabonde sur les diverses tâches de la journée et du lendemain pendant que votre corps est pris de mouvements convulsifs et de démangeaisons. Pourtant, les formes « Debout comme un arbre » – des formes sans mouvement, bien sûr – sont un important moyen de se calmer et de développer son esprit et son flux énergétique.

Que vous ayez envie d'apprendre à méditer debout pendant 20 à 30 minutes, ou que vous souhaitiez ajouter deux minutes de méditation au début ou à la fin d'une séance de Tai Chi (ou avant d'aller vous coucher), ces formes valent la peine d'être essayées.

La figure 14-1 vous montre non seulement comment vous tenir debout correctement, mais aussi comment vous pouvez placer vos mains. Vous n'êtes pas obligé de pratiquer toutes les positions, choisissez-en une ou deux qui vous inspirent. Vous pouvez aussi utiliser d'autres positions des pieds, par exemple la position « À cheval » du chapitre 8, mais ce sera alors bien plus difficile.

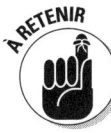

Je sais bien que dans cette société où tout se fait à un rythme frénétique, il semble étrange de devoir simplement rester debout immobile. Surtout que le Chi Gong ne vous demande pas de faire quoi que ce soit de physique. Au contraire, dans notre société, on valorise ceux qui font plusieurs choses en même temps. Si vous ne vous sentez pas bien debout, essayez d'abord assis. Mais sachez que, pour les Chinois, c'est debout qu'on peut le mieux rester à la fois tranquille et alerte. La méditation, ce n'est pas un moyen de piquer un somme.

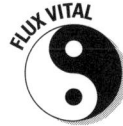

Ce qui est beau, dans le fait de se tenir simplement debout sans rien faire, c'est que l'on sent son corps et que l'on prend conscience du *chi* et de sa circulation. On prend aussi conscience des éventuelles tensions qui se produisent dans le corps, et on libère sa respiration. Vous voulez un rappel de ce qu'est le *chi* ? Consultez le chapitre 3. Pour des détails sur les divers points énergétiques et canaux énergétiques du corps, consultez le chapitre 13.

Une dernière série d'indications pour apprendre à vous tenir debout comme un arbre :

- Si une pensée curieuse vous vient à l'esprit, acceptez-la, puis laissez-la s'en aller.

- Gardez les yeux ouverts mais relâchés, et tournez votre regard vers l'intérieur. Pour plus de détails sur ce sujet, voir ce que je dis à propos des fondements des disciplines corps-esprit au chapitre 3.

- Si cela peut vous aider à vous concentrer, vous pouvez mettre une musique douce sans voix. Cependant, si vous ne pouvez vous empêcher de l'écouter – je ne parle même pas de battre la mesure de la pointe du pied ni d'onduler en rythme –, arrêtez la musique.

- Commencez par tenir cette position pendant deux à trois minutes, puis augmentez progressivement la durée de la position jusqu'à 20 ou 30 minutes.

- Essayez différentes positions des mains pour voir avec lesquelles vous vous sentez le mieux. Vous pouvez garder la même position des mains pendant toute la durée, ou bien changer de position au bout de quelques minutes.

- Il est temps maintenant de vous lever ! Allez-y, essayez les positions des mains suivantes.

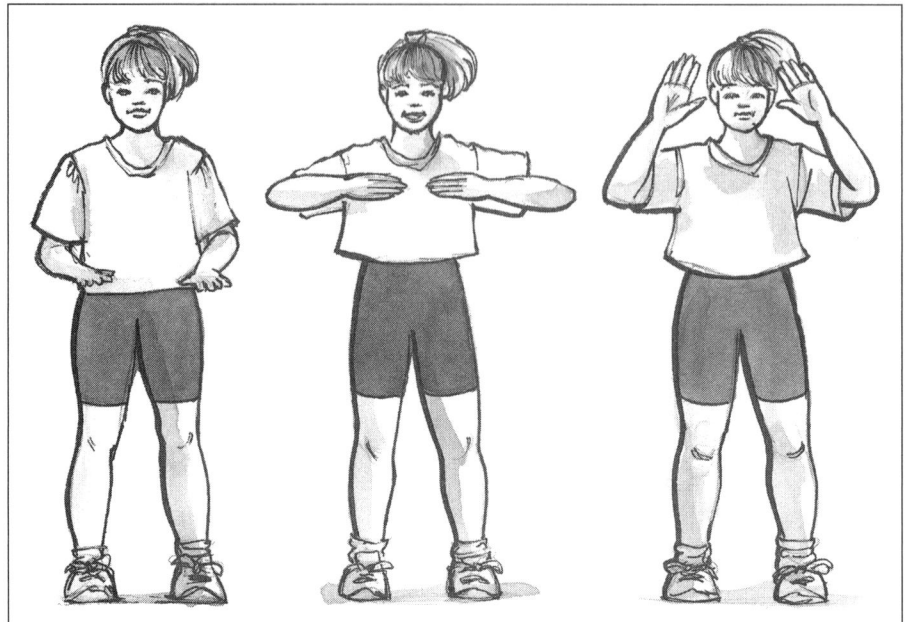

**Figure 14-1** : Tenez-vous debout comme un arbre.

### Mains pendantes sur les côtés

C'est la position la plus simple : la posture de base, debout avec les bras sur les côtés. Restez dans cette position et suivez les indications qui précèdent pour méditer.

### Paumes des mains sur la table

Tenez les mains devant le bassin, paumes tournées vers le sol et coudes légèrement fléchis. Les doigts pointent vers le devant et sont légèrement écartés, sans aucune pression. Vous devez vous sentir comme si les paumes de vos mains étaient posées sur une table, à hauteur du bassin, devant vous.

### Embrassez l'arbre

Tenez les bras devant vous, les coudes souples et arrondis. À propos des bras au Tai Chi et des autres notions de base, voir chapitre 8. Des épaules au bout des doigts, les bras forment une légère courbe. Imaginez-vous en train de serrer très doucement dans vos bras votre copain le chêne (votre *alter ego*).

### Bras à hauteur du buste

Levez les bras sur le côté, à hauteur des épaules, de sorte que vos mains soient devant vous à hauteur du buste. Les paumes des mains sont tournées vers le sol et restent légèrement écartées.

*Autour du visage*

Cette position est celle qui demande le degré de maîtrise le plus élevé, car garder les bras en l'air exige de l'endurance. De la hauteur du buste, levez encore les mains pour amener les doigts juste au-dessous de la hauteur des sourcils. C'est un peu comme si vous teniez de très grosses jumelles, sauf que les paumes des mains sont tournées un petit peu plus vers l'extérieur et que les doigts sont souplement étendus.

# Sentez votre chi

Essayez cette position assis ou debout. Si vous êtes assis, veillez à prendre une bonne posture de Tai Chi (voir chapitre 8). Assurez-vous aussi d'avoir les pieds bien à plat, de telle sorte que votre point d'acupuncture de la « source bouillonnante » soit pleinement en contact avec le sol. Peu importe les chaussures que vous portez, si vous en portez. Si vous voulez en savoir davantage sur les points d'acupuncture, et notamment sur la « source bouillonnante », consultez le chapitre 13.

Vous pouvez même essayer ce mouvement assis en cours, ou en réunion, ou bien debout pendant que vous faites la queue devant les guichets de votre banque. Qui sait ? Peut-être l'énergie que vous produirez ainsi vous permettra-t-elle de vous sentir mieux – non seulement sur le moment, mais aussi tout le reste de la journée.

Pour sentir votre chi, suivez ces indications :

1. **Mettez les paumes des mains face à face, en les écartant d'une distance comprise entre 15 et 60 cm.**

2. **Laissez l'énergie émise par chacune des deux paumes communiquer et circuler à travers le corps.**

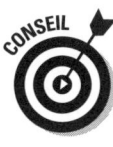

   Vous pouvez choisir un objet imaginaire à visualiser entre les paumes : un ballon radieux que vous tenez, une boule de lumière ou un courant électrique.

3. **Sentez la chaleur dans les paumes, et sentez-la circuler de part et d'autre entre les deux paumes.**

4. **Essayez d'étirer vos paumes de mains, de les ouvrir et de les fermer, comme pour activer la pompe à énergie de vos mains.**

5. **Essayez de faire avec vos paumes de mains des cercles, lentement, comme si vous rouliez un grand morceau de pâte à pain pour en faire une boule.**

Vous serez peut-être surpris de constater la chaleur qui commencera à se dégager de la paume de vos mains. Souvenez-vous de cette impression, et appliquez cela à d'autres mouvements aussi.

# L'orbite microcosmique

### Une forme appelée aussi « petite circulation céleste »

Ce mouvement a un aspect un peu ésotérique : restez donc avec moi. Pour un mouvement si réduit, le concept est cependant extrêmement important. Quand vous serez un peu plus avancé, le « mouvement » en question n'en sera peut-être plus vraiment un, du moins pour un observateur non averti.

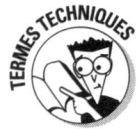

Il s'agit de comprendre comment déplacer le *chi* dans son orbite, à travers le corps (à propos de l'orbite microcosmique, voir chapitre 13). Au début, les mains et les bras participent au mouvement circulaire, pour suivre le *chi*. Ensuite, vous cessez ce mouvement des mains et des bras pour tenter de sentir la circulation du chi.

Il peut vous falloir des mois et des mois pour commencer à vraiment contrôler et sentir l'orbite de votre *chi* sans vous servir de vos bras. La première fois que vous essayez, vous pouvez préférer vous contenter de suivre les étapes 1 à 4, puis ajouter l'étape 5 une fois que vous vous sentirez plus à l'aise. Par la suite, vous pourrez alors passer à l'étape 6.

1. **Tenez-vous debout, centré sur les deux pieds, les mains relâchées sur les côtés.**

2. **Inspirez par le nez et sentez l'énergie qui se déplace avec la respiration, depuis la base de la colonne vertébrale jusqu'au point d'acupuncture qu'on appelle le « Bai Hui », au sommet de la tête. En expirant, laissez les mains et les bras monter librement et sans aucune raideur, comme pour tracer un chemin circulaire autour du corps.**

3. **Expirez et sentez le souffle et l'énergie descendre de la couronne de la tête, en passant par le devant du corps, vers le périnée, à la base du torse, entre les cuisses. Les mains et les bras imitent en même temps ce trajet et poursuivent leur cercle en souplesse vers l'avant, tout en restant sur les côtés.**

4. **Faites neuf cercles complets pendant que l'orbite « chauffe ».**

5. **Une fois le chi activé, oubliez le truc de la respiration. Sentez simplement le chi et imaginez-le en train de circuler de lui-même à travers votre corps.**

6. **Relâchez les mains, laissez le corps et l'esprit poursuivre le travail et continuez.**

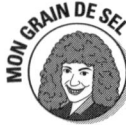

En ce qui concerne la façon dont votre corps doit réagir à l'étape 6, il n'existe aucune notion préconçue. Chez certains, le corps ne bougera pas. D'autres se balanceront, se redresseront et descendront, comme possédés. Laissez tout simplement votre corps évoluer à son aise. Ne lui imposez rien.

## *Le Chi Gong de la marche*

Une marche, oui, mais laquelle ? Attention à la marche ! Il ne s'agit plus de votre façon habituelle d'appuyer sur le talon et sur la pointe. Ici, il s'agit davantage de méditer que de se déplacer. Ce n'est pas non plus une marche sportive. Si vous avez cru que cette marche-là pourrait vous servir d'exercice physique, vous en serez pour vos frais.

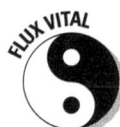

Le Chi Gong de la marche, c'est un peu comme la marche du Tai Chi (voir chapitre 17), car chaque pas devient un moment de méditation tranquille et stable. Fondamentalement, il s'agit d'une méditation en mouvement qui ressemble aux formes du Tai Chi, la chorégraphie en moins.

La première fois que vous faites cet exercice, il vous faut peut-être vous concentrer plus fort sur le mouvement véritable que sur la méditation qui va avec. Pas de problème. Mais ensuite, une fois réglés les problèmes de stabilité, pensez à votre paix intérieure et à votre flux énergétique.

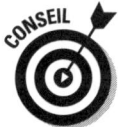

Ce mouvement est aussi un bon entraînement au sens de l'équilibre, qu'on ne peut que recommander à tous ceux qui ont tendance à se tordre la cheville et aux personnes âgées qui risquent de tomber. La figure 14-2 illustre la première et la dernière étape.

Quelques indications :

- Dans la mesure du possible, pratiquez votre Chi Gong de la marche à l'extérieur : dans la verdure, au milieu des arbres, des plantations et des animaux.

- Trouvez une surface lisse et sans obstacles, pour ne plus avoir à penser au sol ni à l'endroit où vous posez vos pieds.

- Votre Chi Gong de la marche sera peut-être plus profitable si vous avez commencé par un peu de méditation debout, par exemple dans la position « Debout comme un arbre ».

1. **Placez vos mains dans la position « Sur la table » (voir figure 14-1), puis déplacez-les vers les côtés comme si vous évoluiez entre deux barres parallèles pour que vos pieds se balancent dans le vide. Les doigts doivent faire face à ce qui est devant vous, et les mains doivent être légères.**

2. **Écartez le pied droit et reposez d'abord le talon, le pied gauche supportant tout le poids du corps, le pied droit ne supportant aucun poids (à propos de ces notions, voir chapitre 8).**

3. **Étalez lentement le pied droit tout en y transférant le poids du corps, le pied gauche ne supportant plus aucun poids.**

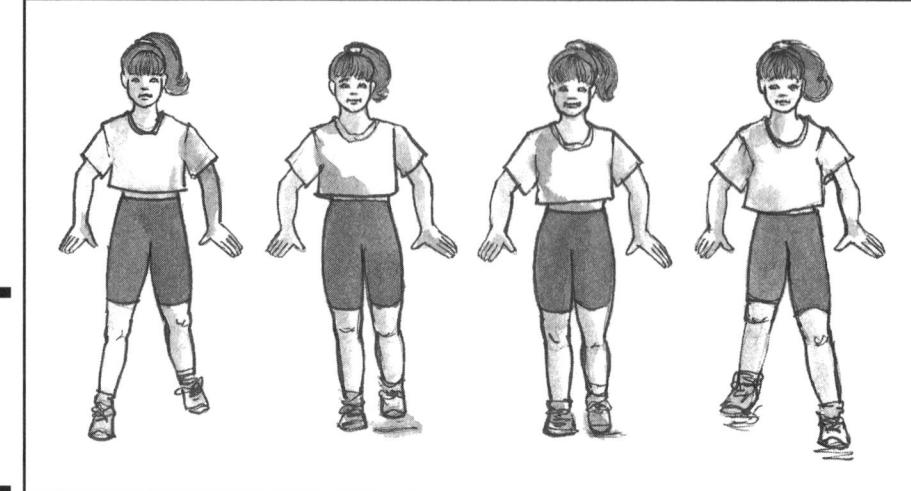

**Figure 14-2 :**
Quatre des
cinq étapes
du Chi Gong
de la
marche.

4. **En guise de transition, ramenez vers l'avant le pied arrière (ici, le pied gauche) et posez-le contre la partie avant de l'autre pied, mais en ne mettant toujours aucun poids dessus. Cette étape est similaire au Pas de centrage du Tai Chi (chapitre 8).**

5. **Avancez le pied gauche et répétez les étapes 2 à 4 de l'autre côté.**

Vous pouvez poursuivre cette méditation en mouvement pendant plusieurs minutes, puis vous pourrez en augmenter la durée une fois que vous vous sentirez plus à l'aise.

Votre prochain défi à relever : une fois habitué au mouvement en avant, essayez ce mouvement en arrière, à partir de l'avant-pied plutôt que du talon. Ce mouvement présente une certaine difficulté, alors, pas de précipitation !

Pour mieux tirer profit de votre marche, observez les indications suivantes :

↙ Restez fort et stable comme un chêne.

↙ Votre mouvement doit être lent.

↙ Quand vous posez le talon ou la pointe du pied sur le sol, évitez de faire du raffût.

↙ Quand une jambe ne supporte plus aucun poids, relâchez-en les muscles (à propos du transfert du poids du corps, voir chapitre 8).

↙ Respirez ! Savez-vous à quel point on a tendance à oublier ce détail ? Pour en savoir plus sur l'importance d'une bonne respiration, voir chapitres 3 et 4.

# Les Huit Trésors

### Appelés aussi les « Huit Brocarts », les « Huit Pièces de Brocart », les « Huit Mouvements de Soie » ou les « Huit Broderies »

Les débutants en Chi Gong peuvent commencer par pratiquer les Huit Trésors. Ce n'est pas seulement que ces mouvements soient relativement simples, mais c'est aussi qu'ils sont assez représentatifs de ce que la pratique du Chi Gong peut apporter en termes de bienfaits. Les Huit Trésors peuvent constituer un bon échauffement ou une bonne détente pour votre Tai Chi. Vous pouvez aussi en faire votre exercice quotidien.

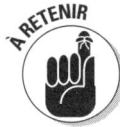

Quels que soient les noms et les variantes, le but des mouvements est toujours le même. Choisissez tout simplement ce qui vous va le mieux. Si vous aimez les Huit Trésors, mais si quelque chose vous gêne dans la version que je présente ici, consultez l'annexe et recherchez une autre version qui vous convienne mieux.

Chaque mouvement de la série a plusieurs noms, comme la série elle-même. À chaque fois, j'en ai choisi un, et puis c'est tout. Si vous retrouvez cette série ailleurs, la similitude sera suffisante pour que vous la reconnaissiez.

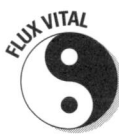

Dans les Huit Trésors, il y a huit mouvements (là, pas d'erreur possible !). Ils sont à faire dans l'ordre. De façon générale, ils forment un exercice continu. (Au chapitre 18, j'adopte une approche moins traditionnelle et je présente certains mouvements en dehors de leur contexte pour mettre l'accent sur un bienfait particulier. Pas de panique ! Les esprits du Chi Gong ne viendront pas se venger sur vous.)

Considérez cette série comme une méditation dans le mouvement. N'en faites pas une série de mouvements de gymnastique ! Prenez garde, plutôt, d'inspirer et d'expirer pleinement et en profondeur, en appliquant les règles d'une bonne respiration (voir chapitres 4 et 7). Essayez aussi d'enchaîner les mouvements en souplesse. Ici, une transition consistera, par exemple, à simplement écarter ou rapprocher les pieds.

Faites chaque mouvement 8 à 16 fois : en général, le bon nombre, c'est entre 8 et 10, mais faites appel à votre sens du jugement. Quel que soit le nombre choisi, faites attention de bien répéter chaque mouvement le même nombre de fois. Vous ne pourrez pas prendre un raccourci si vous vous sentez fatigué, donc mieux vaut peut-être commencer avec moins de répétitions, et voir si vous avez assez d'endurance, physique et mentale, pour en ajouter par la suite.

Chacun de ces mouvements comporte des effets bénéfiques pour la santé, intérieurement et extérieurement. À chaque fois, je vous précise cela au début.

### *Portez le ciel des deux mains*

Ce mouvement permet d'aligner et d'harmoniser le métabolisme du « triple brûle-parfum » ou « triple calorifère », ce terme désignant les trois parties du corps (partie inférieure, partie centrale et partie supérieure). Il constitue un moyen d'apprendre à avoir un bon équilibre et des chevilles solides.

1. **Partez d'une bonne posture de Tai Chi (voir chapitre 8).**

2. **Entrelacez les doigts, à faible hauteur devant vous, en gardant les paumes tournées vers le sol.**

3. **Remontez lentement le long du corps vos doigts entrelacés. Arrivé à la hauteur du buste, tournez les paumes vers le ciel.**

4. **Pousuivez ce trajet des mains verticalement, et montez lentement sur la pointe des pieds, jusqu'à ce que les talons soient à quelques centimètres au-dessus du sol. Étirez les bras et les mains vers le haut, comme si vous alliez «porter le ciel ».**

5. **Désentrelacez les doigts. Les paumes des mains doivent tomber sur les côtés, et les talons restent suspendus. Une fois les mains aux côtés du corps, vous pouvez reposer les talons (en continuant de penser à un équilibre stable et sans faire un bruit sourd).**

6. **Répétez les étapes 1 à 5 pour perpétuer le mouvement.**

### *Tirez l'arc à gauche et à droite*

Dans ce mouvement, en ouvrant largement et en refermant les bras sur les côtés, vous étirez et vous renforcez vos poumons ainsi que votre buste, vos épaules et vos bras. Voir figure 14-3. Maintenant, au cas où vous pratiqueriez le tir à l'arc, ne prenez pas mal le fait que je n'utilise pas le même vocabulaire que les archers. Le Chi Gong, ce n'est pas Robin des Bois !

1. **À partir de la bonne posture debout équilibrée, faites un grand pas vers la gauche pour prendre la position « À cheval » (voir chapitre 8).**

2. **Croisez le bras gauche sur la poitrine, paume vers vous à hauteur d'épaule. Donnez aux doigts de la main gauche la position d'un « tireur » : l'index tendu, les trois autres doigts recourbés, le pouce replié vers la paume. Croisez le bras droit par-dessus le bras gauche. Les doigts de la main droite forment un poing relâché.**

3. **Regardez à gauche, expirez et déroulez le bras gauche sur le côté, le poignet un peu coudé pour « pousser » vers la gauche avec la paume de la main. Relevez le coude droit sur le côté, comme pour tirer le cordage de l'arc en vue de décocher une flèche. Ressentez l'étirement au niveau de la poitrine.**

4. **Rapprochez le pied droit du pied gauche pour retrouver une position debout normale. En même temps, ramenez le bras gauche en gardant**

le coude droit et en commençant à relâcher les doigts, pendant que la main droite poursuit sa trajectoire devant le buste.

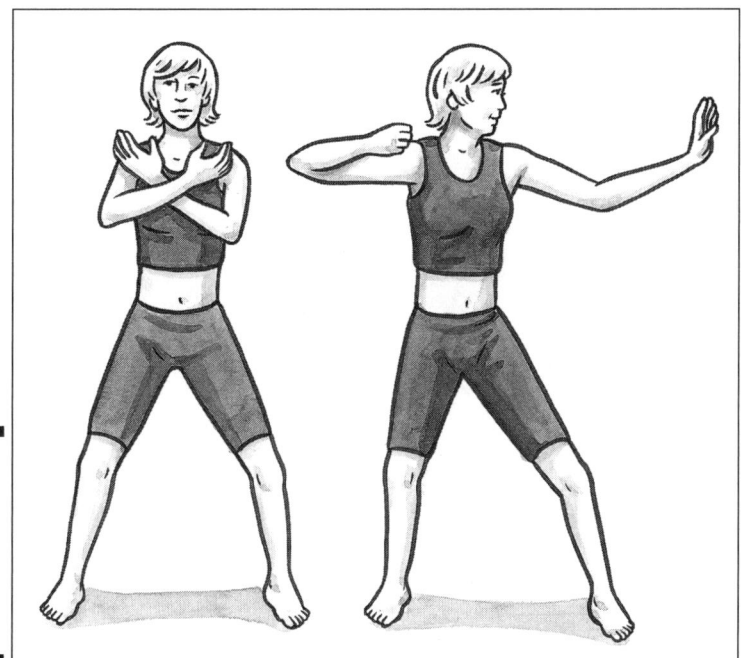

**Figure 14-3 :**
Le deuxième des Huit Trésors : comme si l'on tirait à l'arc...

5. **Les mains se retrouvent à l'opposé de la position de départ. Répétez toute la séquence, en écartant le pied droit et en poussant vers l'extérieur avec la paume de la main droite, afin de réaliser un cycle complet.**

### *Élevez une seule main*

Ce mouvement permet d'améliorer la fonction biliaire et stomacale et, de ce fait, la digestion et le système immunitaire. Il consiste à étirer le torse et les muscles du système respiratoire ainsi que le haut du dos (voir figure 14-4).

1. **Tenez-vous debout, mains à hauteur de la taille, paumes vers le ciel. Inspirez avant de commencer.**

2. **Tournez la paume de la main gauche vers l'extérieur, puis poussez cette main verticalement au-dessus de votre tête, tout en tournant la paume de l'autre main vers l'extérieur et vers le sol et en poussant cette main vers le bas, sur le côté. Pendant que vous poussez ainsi vers le haut et vers le bas, expirez.**

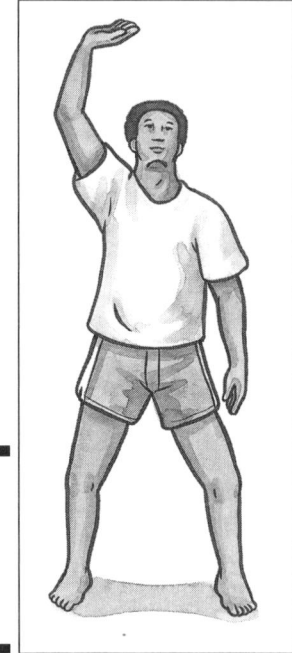

**Figure 14-4** : Le troisième des Huit Trésors : Eh, Oh, je suis là !

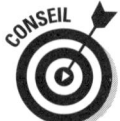

Attention à garder les doigts de la main qui descend alignés dans le sens du mouvement et les doigts de la main qui monte en direction inverse. Poussez fortement des deux bras en sens opposés.

3. **Ramenez les mains au centre et refaites le même mouvement de l'autre côté.**

### Jetez un regard vers l'arrière

Ce mouvement stimule la circulation du sang au niveau du cerveau, améliore la vision, tonifie le système nerveux et chasse la fatigue. Il permet aussi d'éviter les tensions au niveau du cou et de l'épaule supérieure, grâce à l'étirement et à l'évacuation du stress dans cette région, ce qui peut favoriser aussi une meilleure posture (voir figure 14-5).

1. **Tenez-vous droit, les poignets légèrement fléchis, de telle sorte que les paumes de vos mains soient tournées vers le sol, les doigts en avant. Les coudes sont légèrement fléchis, de telle sorte que les mains semblent flotter. Inspirez avant de commencer.**

2. **Tournez la tête et regardez par-dessus votre épaule gauche, aussi loin que possible, sans exercer de tension sur le torse et sans l'entraîner dans ce mouvement, puis expirez.**

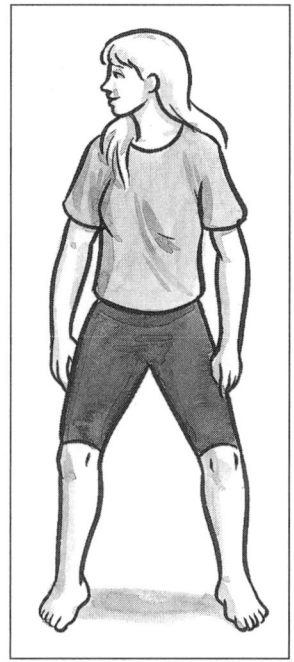

**Figure 14-5** :
Le quatrième
des Huit
Trésors :
Vous me sui-
vez ?

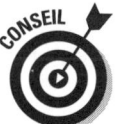

En regardant derrière vous, évitez de relever et de laisser tomber le menton. Les yeux doivent pouvoir regarder plus loin derrière vous que votre tête ne peut tourner.

3. **Refaites le même mouvement de l'autre côté, une fois.**

### Penchez-vous et remuez la tête et la queue

Ce mouvement permet d'être moins sujet à l'inquiétude, au stress, à l'anxiété, aux maux de tête et à l'insomnie. Il permet aussi d'accroître la flexibilité du dos et de la colonne vertébrale (voir figure 14-6).

1. **Partez d'une position « À cheval » (voir chapitre 8), les mains sur les cuisses, les pouces dirigés vers l'arrière, de telle sorte que l'espace entre le pouce et l'index entoure le muscle de la cuisse. Gardez le torse et la colonne vertébrale droits.**

   Si cette position est trop écartée pour vous, rapprochez les pieds un peu plus. Vous essayerez progressivement, par la suite, de les écarter davantage.

2. **Penchez-vous un peu en avant à partir du bassin (gardez droite la colonne vertébrale pour éviter de vous avachir). Gardez les pieds enracinés dans le sol et la pointe des pieds détendue.**

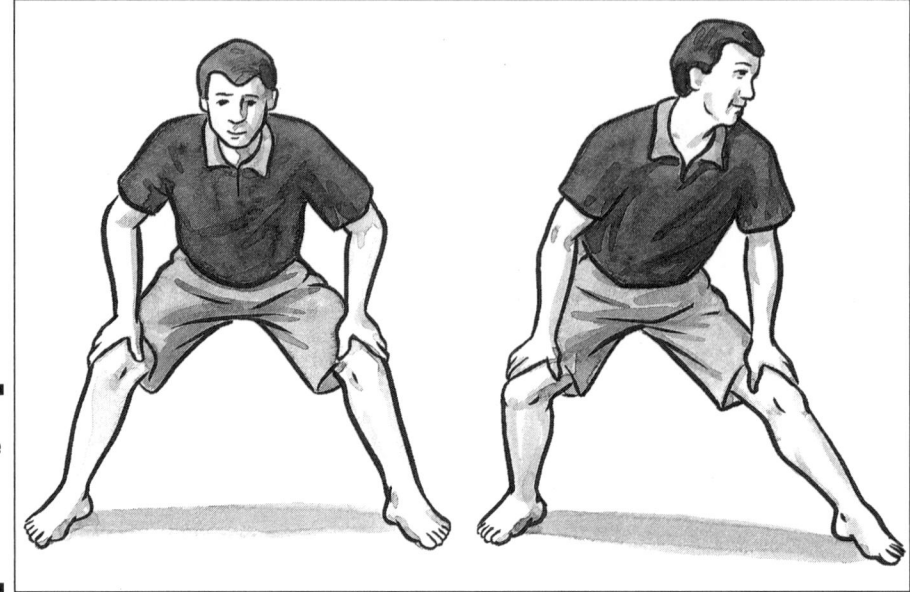

**Figure 14-6 :** Le cinquième des Huit Trésors : l'exercice du chien.

3. **Déplacez la tête et le haut du corps vers la cuisse gauche et commencez ainsi un mouvement circulaire, petit et contrôlé. Poursuivez ce mouvement circulaire de telle sorte que le torse descende sur le devant vers la cuisse droite puis remonte légèrement vers le centre. Pendant ce temps, votre postérieur « remue », il effectue un mouvement circulaire.**

4. **Répétez ces mouvements en commençant sur la cuisse droite.**

5. **Restez pendant un moment dans la position « À cheval ».**

### Allez chercher la pointe de vos pieds

Ce mouvement renforce les reins et apporte au haut du corps un *chi* important. Il permet d'étirer le dos, la taille et les jarrets (figure 14-7).

Si vous avez des problèmes de dos, consultez votre médecin avant de tenter ce mouvement, en particulier avant de vous pencher en avant ou en arrière. Votre médecin peut vous permettre de trouver un moyen de modifier le mouvement en avant. Vous pourrez, par exemple, soutenir le haut de votre dos en mettant les mains sur les cuisses. Vous pourrez aussi renoncer à vous pencher en arrière.

1. **Tenez-vous debout, mains sur les côtés. Inspirez et levez les bras vers l'avant puis vers le haut, doigts vers vous et paumes vers l'extérieur. Expirez et commencez à faire des mouvements circulaires vers l'arrière avec les bras, puis relâchez les coudes pour pouvoir placer les mains sur le bas du dos, au-dessus des fesses.**

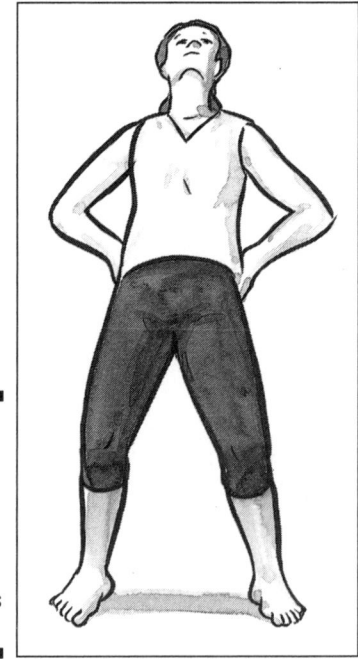

**Figure 14-7 :**
Le sixième
des Huit
Trésors :
Une, deux,
touchez la
pointe de vos
pieds !

2. **Penchez-vous juste un peu en arrière, en remontant le buste vers l'arrière et en vous servant des mains pour soutenir le poids du haut du corps sur le bas du dos.**

3. **Revenez vers l'avant à partir des hanches. En même temps, les mains glissent sur les fesses et le haut des jambes pour descendre le plus loin possible.**

4. **Relâchez les mains et essayez de toucher la pointe des pieds.**

5. **Inspirez et lancez les bras devant vous, doigts vers l'intérieur et paumes vers l'extérieur, tout en redressant le haut du corps. Les bras continuent leur mouvement circulaire vers l'arrière. En même temps, expirez et relâchez les mains, vers le bas du dos à nouveau.**

6. **Répétez les étapes 2 à 5 pour continuer ce mouvement.**

### Boxez avec la colère dans les yeux

Ce mouvement stimule la concentration, la circulation du *chi*, le foie et l'élimination des toxines. Il renforce aussi les jambes, les bras et le haut du dos.

Dans notre monde actuel, laisser sortir sa colère est une chose assez courante. Vous avez probablement chaque jour un certain nombre d'occasions de devenir dingue, mais en fait, vous devez vous contrôler.

Pensez à un regard intense, par exemple le regard d'un athlète en pleine compétition (voir figure 14-8).

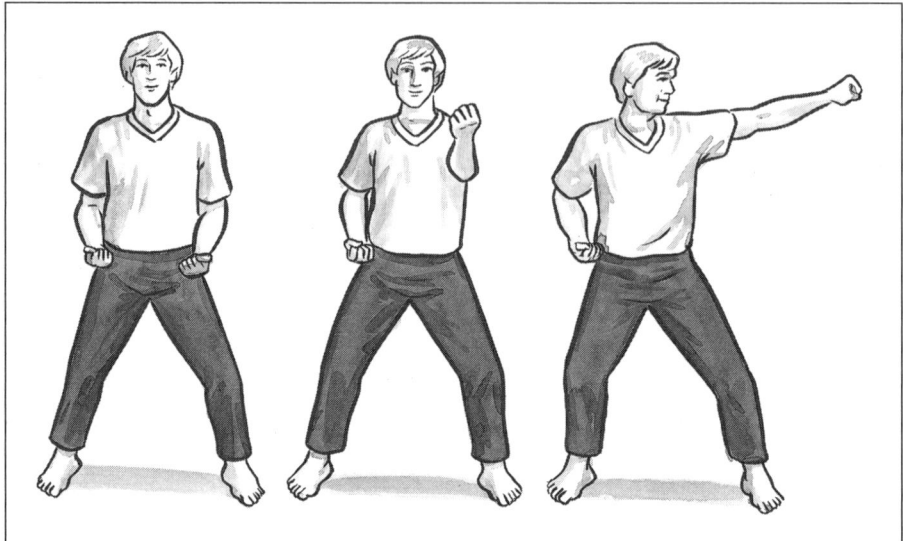

**Figure 14-8 :** Le septième des Huit Trésors : La colère dans le regard.

1. **Tenez-vous pieds écartés, comme dans une position « À cheval » légèrement modifiée (voir chapitre 8).**

2. **Ramenez les deux mains vers vous, paumes vers le ciel, au niveau de la taille, coudes tirés en arrière et serrés. Les deux mains forment des poings, doigts et paumes vers le dessus. Les mains sont détendues, le reste du corps également. Inspirez avant de commencer.**

3. **Étendez le bras gauche devant vous tout en tournant le bras de telle sorte que les doigts soient au-dessous. Ne le tendez pas à l'excès, et ne bloquez pas l'articulation du coude. Tout en étendant le bras droit, ramenez le coude droit un peu plus loin vers l'arrière et serrez étroitement avec les deux poings.**

4. **Devenez « en colère », ou intensément concentré. Expirez tout en poussant vers l'extérieur avec le poing.**

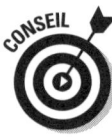

Ce mouvement n'est pas un coup de karaté. Il s'agit d'éloigner lentement le poing devant vous en étendant le bras.

5. **Ramenez le bras gauche à sa position de départ et relâchez les bras, les poings et le corps.**

6. **Répétez de l'autre côté.**

## Secouez l'arrière du corps

Ce mouvement permet de travailler sur les glandes adrénales et sur les reins pour éliminer le mal-être, et de masser les organes internes pour libérer le *chi*. Il permet aussi de renforcer les chevilles et les mollets, et d'étirer la colonne vertébrale (figure 14-9).

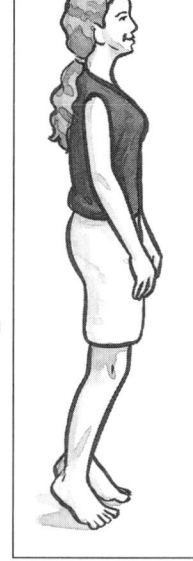

**Figure 14-9** : Le huitième des Huit Trésors : un meilleur stimulant que la caféine.

1. **Partez d'une posture droite, bras pendants sur les côtés et paumes relâchées sur les cuisses.**

2. **Inspirez en poussant le sommet du crâne vers le haut, et élevez-vous le plus haut possible sur les pointes des pieds en les poussant dans le sol.**

   Pour pouvoir mieux monter tout en restant bien équilibré, gardez le poids du corps à la verticale des pointes des pieds et concentrez-vous sur l'énergie du Dan Tien. Pour plus d'information sur le Dan Tien ou sur l'importance d'un bon enracinement dans le sol, voir chapitre 13. L'enracinement, pour pouvoir rester droit, c'est fondamental !

3. **Restez ainsi une seconde avant d'expirer et de revenir à votre position de départ.**

4. **Répétez les étapes 1 à 3 autant de fois que nécessaire pour continuer le mouvement.**

# Cinquième partie
# Tirez le maximum de votre pratique du Tai Chi

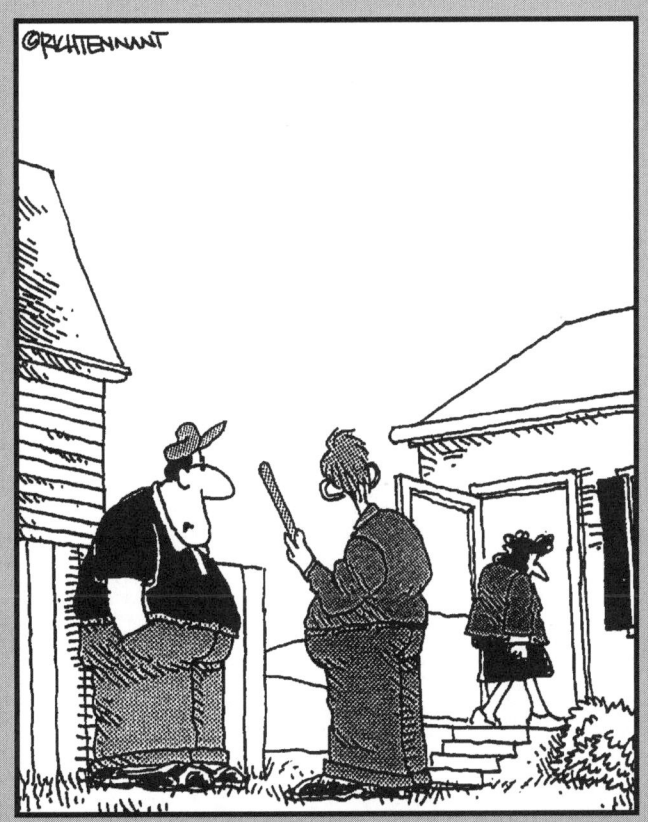

« Sandy a dit qu'elle allait repousser le singe.
Tout ce que j'espère, c'est qu'il s'agit d'un truc en rapport
avec son programme de Tai Chi, parce que sinon,
on risque d'avoir des problèmes avec les gens du zoo. »

## Dans cette partie...

*V*otre voyage au pays du Tai Chi est maintenant bien entamé. Ici, vous découvrirez comment choisir un professeur ou un cours, comment trouver de la documentation, des ouvrages de référence, des vidéos, etc., et même comment continuer seul votre Tai Chi. Je vous propose aussi quelques indications sur la manière de commencer à mener un style de vie inspiré du Tai Chi.

# Chapitre 15

# Le côté pratique et matériel

**∙ ∙ ∙ ∙ ∙ ∙ ∙ ∙ ∙ ∙ ∙ ∙ ∙ ∙ ∙ ∙ ∙ ∙ ∙ ∙ ∙ ∙ ∙ ∙ ∙ ∙ ∙ ∙ ∙ ∙ ∙ ∙ ∙ ∙ ∙**

*Dans ce chapitre :*

▶ Comment vous y prendre pour poursuivre votre découverte du Tai Chi

▶ Comment pratiquer le Tai Chi sans cours et sans professeur

▶ Comment reconnaître les bonnes références

▶ Comment choisir des vidéos, des livres, etc.

**∙ ∙ ∙ ∙ ∙ ∙ ∙ ∙ ∙ ∙ ∙ ∙ ∙ ∙ ∙ ∙ ∙ ∙ ∙ ∙ ∙ ∙ ∙ ∙ ∙ ∙ ∙ ∙ ∙ ∙ ∙ ∙ ∙ ∙ ∙**

Avant de commencer à saisir la queue de l'oiseau ou à repousser le singe, il s'agit de savoir quelle est la meilleure manière de pratiquer le Tai Chi et quel est le meilleur endroit pour cela. Après tout, pour être sûr d'aller plus loin et d'en tirer le plus de bienfaits possible, mieux vaut réfléchir d'abord à ce qui correspond le mieux à vos besoins et à votre personnalité, et déterminer le meilleur plan pour vous lancer dans le Tai Chi de la manière la plus profitable.

Dans ce chapitre, je vous propose quelques idées qui vous guideront dans votre recherche.

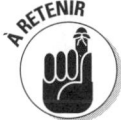

N'oubliez pas de vous référer à l'annexe pour trouver des livres, des sites web, des associations, des cours et autres moyens de vous aider à démarrer ou à poursuivre votre pratique.

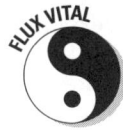

Une fois que vous aurez lu ce chapitre et réfléchi un peu à ce qui pourrait le mieux vous convenir, vous devrez aussi essayer tout simplement quelques pistes et voir ce que cela donne. En effet, dans une discipline de l'esprit comme le Tai Chi, ce n'est pas le but qui doit être la principale motivation, mais plutôt le chemin. Le chemin, c'est la partie vraiment vivante de l'apprentissage. Ce qui signifie que si vous avez commencé un cours, par exemple, et si vous avez l'impression que vous n'avez pas fait le bon choix, vous ne devez pas penser que vous avez perdu du temps. Vous vous serez tout de même rapproché de votre objectif. Non seulement vous aurez tout de même appris un peu de Tai Chi, mais vous aurez appris aussi un petit peu sur vous-même et sur vos véritables besoins.

Aussi les conseils et les trucs présentés dans ce chapitre ne représentent-ils que la première étape d'un voyage qui durera toute la vie.

# Comment apprendre

Votre intérêt pour ce livre est la preuve que vous avez l'esprit ouvert à la possibilité de vous lancer de vous-même dans la pratique du Tai Chi. Ne sous-estimez cependant pas l'importance des cours : l'exemple donné par un bon professeur et l'expérience d'un cours peuvent être extrêmement profitables.

Dans cette section, je traite donc à la fois des possibilités, des avantages et des inconvénients d'une pratique solitaire et de l'intérêt de trouver un bon cours de Tai Chi – ainsi que du choix d'un professeur.

## La traversée en solitaire

Si vous devez pratiquer le Tai Chi en solitaire, il s'agit d'être capable d'une grande autodiscipline. Vous devrez aussi investir dans des vidéos, dans divers ouvrages et, de temps à autre, dans des stages, afin d'éviter de prendre des mauvaises habitudes et d'accentuer des erreurs que vous ne sauriez pas reconnaître. Les vidéos seront alors votre principal outil de travail, car vous y trouverez des images et un rythme que le contenu d'un livre ne pourrait vraiment pas remplacer (même ce livre-ci, quoi qu'il m'en coûte de l'avouer).

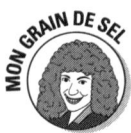

Je ne veux pas dire que vous ne pouvez pas vous lancer tout seul dans la pratique du Tai Chi. Vous pouvez le faire. Simplement, il faut que vous gardiez l'esprit ouvert et que vous soyez disposé à recourir à certains moyens de vous instruire. Dans les deux sections qui suivent, je vous indique comment trouver un cours ou un professeur, ou des informations *via* des sites internet ou toute autre source.

### Où pratiquer votre Tai Chi ?

Certains sports et autres activités ne peuvent se pratiquer que dans certains lieux particuliers, où l'on peut disposer du terrain ou du matériel adéquat. Pour le Tai Chi, les choses sont différentes : c'est d'ailleurs un des avantages de cette discipline, surtout pour une personne qui veut le pratiquer toute seule.

Où pourrez-vous pratiquer votre Tai Chi ?

✔ Partout où vous aurez assez d'espace pour vos mouvements. Ce peut être une pièce dans laquelle vous aurez la possibilité de vous ménager cet espace en poussant une table ou un canapé. Ce peut être aussi un jardin, un parking privé ou une allée suffisamment large, si le climat s'y prête.

✔ Partout où vous pourrez vous isoler grâce à des portes et des cloisons, de façon à éviter aussi bien ce qui pourrait distraire votre attention (enfants, radio, sonnerie de porte ou de téléphone, etc.) que ce qui pourrait vous intimider ou vous inhiber (badauds, etc.) Si vous faites partie de ceux qui n'attachent aucune importante au fait d'être observé, ou si vous avez atteint un niveau suffisant pour vous sentir à l'aise dans vos mouvements, peut-être ne vous sentirez-vous pas concerné par ce genre de problème.

✔ Sur n'importe quel type de sol : parquet, dalles, tapis, macadam, herbe, peu importe, tant que vous n'éprouvez aucune gêne dans vos mouvements au niveau des pieds.

C'est tout ! Vous n'avez même pas besoin d'un fond sonore. Inutile, donc, de disposer d'une sono, d'une stéréo, etc.

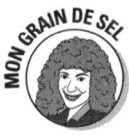

Une fois, j'avais suivi un cours qui se déroulait dans l'arrière-cour d'un centre communautaire. Certains élèves étaient sur l'herbe, d'autres sur le ciment, et certains étaient entre les deux, selon les mouvements. Des gens arrivaient au centre ou en repartaient, circulant juste derrière nous en voiture, ou juste devant nous à pied. Pourtant, une fois la séance de Tai Chi commencée, nous n'étions plus distraits. Quant à mon collaborateur Manny, les cours qu'il avait suivis étaient généralement donnés dans un jardin public.

Il faut cependant que vous vous sentiez à l'aise dans l'espace que vous aurez choisi, ce qui peut dépendre de deux autres facteurs :

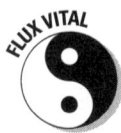

✔ **Dans cet espace, vous devez vous sentir en sécurité**. Tout le monde n'aura pas la même perception des choses. Quel que soit votre niveau, il faut que vous vous sentiez à l'aise dans ce que vous faites. S'il vous semble que quelqu'un vous observe, et si cela vous gêne, vous ne pourrez pas pratiquer aussi bien votre Tai Chi.

✔ **Dans cet espace, vous devez sentir une énergie positive**. Il n'est pas facile de caractériser cette exigence, car il s'agit d'un sentiment personnel, intuitif, il s'agit de ressentir les choses. Je suis sûre qu'il vous est déjà arrivé de vous trouver mal à l'aise en un lieu ou un autre, pour telle ou telle raison, de vous y sentir nerveux ou tendu. Au contraire, en certains endroits, vous vous sentirez serein, à l'aise, plein d'énergie, en paix. C'est là que vous devez pratiquer votre Tai Chi.

### *Ménagez-vous un environnement favorable*

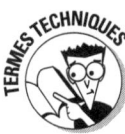

L'environnement et les objets qui vous entourent constituent un autre sujet à ne pas négliger. Compte tenu de l'importance du *chi* dans le Tai Chi, travailler à l'extérieur est idéal (pour plus de détails sur le *chi*, voir chapitre 3). Pourquoi ? Parce que les arbres, l'herbe verte, la terre et le ciel avec ses nuages, ayant tant à vous offrir, peuvent vous aider à mieux trouver votre propre *chi*.

Cependant, si vous n'avez pas la possibilité de faire votre Tai Chi dehors, tâchez d'amener les meilleurs éléments du dehors dans votre intérieur. Pour ce faire, voici quelques suggestions :

✔ Dans la pièce où vous allez pratiquer, il faut qu'il y ait des plantes. Pour que votre *chi* soit sain, il faut que ces plantes soient en bonne santé, elles aussi.

✔ De larges fenêtres, qui laissent pénétrer la lumière du matin, qui laissent voir le coucher du soleil ou le ciel bleu, rendront l'endroit plus agréable.

✔ Mettez en fond sonore un enregistrement de bruits paisibles de la nature, des bruits de pluie ou des chants d'oiseaux par exemple, si cela peut vous aider. Certains types de musique peuvent aussi convenir (cependant, certains puristes préfèrent éviter toute musique).

✔ Vous pouvez envisager d'acquérir une de ces fontaines d'intérieur qui vous permettent d'entendre un vrai bruit d'eau dans votre environnement immédiat.

✔ Allumez des bougies ou faites brûler de l'encens, si vous aimez cela. Certains n'apprécient pas ce genre de chose, qu'on utilise moins souvent dans les cours de Tai Chi que dans les cours de certaines autres disciplines de l'esprit.

### Rassemblez votre équipement

Comparé à d'autres disciplines corps-esprit comme le yoga ou la méthode Pilates, pour lesquelles un équipement, certains vêtements ou certains accessoires particuliers peuvent être nécessaires, le Tai Chi est d'une simplicité qui le rend d'autant plus accessible à tous.

La première chose dont vous avez besoin, c'est un espace et un environnement appropriés, comme je l'indique dans les paragraphes qui précèdent. À partir de là, vous pouvez déjà commencer à pratiquer vos formes et vos postures et à vous adonner au Tai Chi avec bonheur.

La deuxième chose qui pourra vous permettre de pratiquer le Tai Chi avec davantage de bonheur encore, c'est votre tenue vestimentaire. Non, vous n'avez pas besoin de vêtements spéciaux (à moins que vous n'alliez suivre des cours en un lieu où un uniforme particulier serait de rigueur). Mais il faut que vous vous sentiez à l'aise et que vous puissiez bouger sans être gêné aux entournures.

Pour plus de confort, je peux vous conseiller :

✔ **Pour le bas** : un ample pantalon de survêtement ou de sweat, ou un pantalon à taille coulissante comme ceux qu'on utilise parfois dans les cours de yoga. Des collants peuvent convenir aussi, dans la mesure où ils épousent vos mouvements comme une seconde peau.

✔ **Pour le haut** : un T-shirt ou un sweatshirt ample fera parfaitement l'affaire. Une femme peut aussi se contenter d'un soutien-gorge de sport, si elle est à l'aise ainsi. Un homme, s'il fait chaud, peut bien sûr pratiquer torse nu, surtout s'il pratique en solitaire.

✔ **Pour les pieds** : il existe plusieurs courants de pensée dans ce domaine. Les débutants portent parfois des chaussures de sport. Ce genre de chaussures convient bien si vous êtes sur du ciment, du plancher ou toute autre surface dure. Vous pouvez aussi opter pour des chaussures souples et fines, genre chaussons ou escarpins : ainsi, vous aurez un meilleur contact avec le sol et vous devrez compter davantage sur vous-même pour votre équilibre, au lieu de compter sur vos chaussures. On trouve parfois dans le commerce des chaussures à fines semelles de caoutchouc, importées d'Extrême-Orient, qui conviennent bien.

Vous pouvez aussi rester pieds nus, surtout si vous êtes sur un tapis ou sur l'herbe. Cela vous permettra d'être plus en contact avec la nature et de mieux tirer parti de celle-ci. Assurez-vous cependant qu'il n'y ait pas de verre cassé ou autres dangers, surtout si vous vous trouvez dans un lieu public.

En dehors de votre tenue proprement dite, vous apprécierez sans doute d'avoir à portée de main une serviette éponge, surtout s'il fait chaud. Et qu'il fasse chaud ou non, il sera bon d'avoir aussi une bouteille d'eau, pour vous désaltérer avant ou après vos mouvements.

Voilà tous les accessoires dont vous pouvez avoir besoin. Pas compliqué, le Tai Chi, n'est-ce pas ?

### Choisir le meilleur moment

On me demande toujours quel est le meilleur moment pour pratiquer. En général, je réponds : « n'importe quand ». Choisissez le moment le plus adapté en fonction de votre emploi du temps et de vos impératifs. Quand on a un emploi du temps chargé, c'est ainsi qu'il faut procéder.

Bien sûr, il existe en réalité des moments privilégiés. Il en existe deux :

✔ **À l'aube** : au moment où le soleil se lève, l'énergie ambiante passe du yin, plus doux, au yang, plus énergétique, ce qui peut rendre votre séance plus dynamisante (pour plus de détails sur le yin et le yang, voir chapitre 3). C'est un bon moyen de vous sentir calme et en équilibre, pour ainsi dire, pour bien commencer la journée.

✔ **Au crépuscule** : de même, au coucher du soleil, il se produit un changement de lumière et d'énergie, mais en sens inverse (du yang vers le yin). Pratiquer le Tai Chi à la fin du jour vous permettra de passer une soirée plus calme, et peut-être aussi de vous détendre après une dure journée.

Choisissez librement votre plage horaire, mais essayez aussi ces deux moments de la journée.

### *Déterminez votre programme*

Décider de ce que vous allez pratiquer et pendant combien de temps ne regarde que vous. Votre choix dépendra :

- ✔ Des raisons pour lesquelles vous voulez faire du Tai Chi.
- ✔ Des mouvements que vous préférez.
- ✔ Du temps que vous pouvez consacrer à votre Tai Chi.

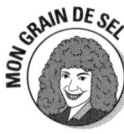

Manny, mon collaborateur, n'était pas là pour bricoler. Au début, il y passait de lui-même entre une heure et demie et deux heures, 4 à 5 jours par semaine, sans compter les 3 à 4 heures de cours qu'il suivait le samedi ou le dimanche matin. Non, ne refermez pas ce livre : ce n'est pas parce que vous n'avez pas autant de temps à consacrer au Tai Chi que vous devez y renoncer et ranger ce livre sur l'étagère la plus haute de votre bibliothèque. Vraiment, il n'est pas indispensable d'y consacrer autant de temps. C'était juste un exemple !

Peu importe le temps que vous pourrez consacrer chaque jour ou chaque semaine au Tai Chi. Quelques moments par-ci par-là vous permettront de progresser, simplement, gérez ce temps convenablement. Si, par exemple, vous disposez de 30 minutes, consacrez 5 à 10 minutes à chaque partie de l'entraînement. Si vous disposez de 90 minutes, vous pouvez passer 20 minutes ou davantage sur chaque partie, à peu près.

Voici, dans l'ordre, les parties fondamentales que doit comporter votre séance d'entraînement :

1. **Des exercices d'échauffement** : faites des exercices qui stimuleront la circulation, puis quelques étirements et quelques mouvements amples. Pour plus de suggestions, voir chapitre 8. Consacrez-y environ 25 % de la séance.

2. **Des postures et de la méditation** : vous pouvez faire les postures et la méditation ensemble ou séparément. Toutefois, il est intéressant de les pratiquer ensemble. Méditer dans des positions de Tai Chi vous permet aussi d'apprendre à vous détendre davantage et de développer votre chi et votre force intérieure bien mieux qu'en méditant simplement assis. Consacrez-y environ 25 % de la séance.

3. **Un entraînement aux formes** : c'est pour cela que vous lisez ce livre, non ? Pour apprendre les formes, la forme Yang, version courte ou longue, ou une autre. Là encore, il s'agit de suivre vos préférences personnelles. Vous pouvez pratiquer une forme Yang d'un bout à l'autre, puis reprendre certaines séquences de cette forme de façon répétitive, puis enchaîner à nouveau la forme. Ou alors, vous pouvez réviser quelques mouvements dans lesquels vous n'étiez pas à l'aise, puis les enchaîner. Ou bien vous pouvez faire simplement deux ou trois mouvements plusieurs fois – surtout

si votre temps est compté. Quand vous aurez fait quelques progrès, vous pourrez répéter entièrement une forme Yang plusieurs fois. Votre choix dépendra du temps dont vous disposerez, mais aussi des objectifs que vous aurez assignés à cette séance. Consacrez-y environ 50 % de la séance.

4. **Du Chi Gong pour finir** : le fait de terminer avec un peu de Chi Gong peut vous permettre d'en revenir plus ragaillardi et plus alerte, mais cela dépendra aussi du temps, de l'expérience et du désir que vous aurez. La part de temps à y consacrer dépendra de vos disponibilités et du choix que vous ferez ou non d'ajouter le Chi Gong à votre pratique du Tai Chi (pour en savoir davantage sur le Chi Gong et sur la manière dont il peut constituer un complément, voir chapitre 13).

# Trouvez un professeur ou un cours de Tai Chi

Je serais extrêmement flattée d'apprendre que vous considérez ce livre comme un support suffisant pour une pratique complète du Tai Chi. D'un autre côté, je serais déçue également, car mon but, en écrivant ce livre, était plutôt de vous offrir un guide d'initiation : observer et écouter quelqu'un, vivre la dynamique d'une classe de Tai Chi, rien de tel pour passer vraiment au niveau supérieur.

## Commencez à chercher

Pour trouver où prendre des cours, vous avez plusieurs possibilités :

- **Les centres communautaires ou les centres de remise en forme de votre quartier** : si vous fréquentez déjà un centre de remise en forme, par exemple, il se pourrait bien que vous n'ayez pas besoin d'aller chercher plus loin pour trouver un cours de Tai Chi. Souvent, dans un même établissement, les disciplines corporelles et les disciplines corps-esprit coexistent. Des cours de Tai Chi peuvent aussi être organisés dans des centres communautaires, dans des centres de formation ou dans des maisons de retraite. Un jour, je suis tombée sur un cours de Tai Chi dans une maison de retraite, où les participants de tous âges étaient les bienvenus. Les cours avaient lieu dans le jardin, derrière le bâtiment : c'était splendide.

- **Interrogez votre entourage et vos commerçants habituels** : qui sait si certains de vos amis ne prennent pas des cours ? Peut-être seraient-ils ravis de partager avec vous leurs découvertes. Les magasins de diététique et autres boutiques alternatives sont de bons endroits pour se renseigner. Les boutiques et restaurants du genre « New Age », vous savez, là où l'on trouve des bougies et de l'encens, sont souvent en relation avec ce genre de cours, et sinon, ils ont bien une ou deux adresses à vous proposer.

✔ **Consultez l'annuaire** : la version papier ou la version électronique (les Pages jaunes). Quelle rubrique devez-vous consulter ? Bien-être, Gymnastique, Karaté, Arts martiaux ? À voir… Attention, les noms des établissements peuvent être trompeurs. Un centre nommé « Studio Aïkido », par exemple, peut proposer des cours de Tai Chi. N'hésitez pas à téléphoner et à demander. S'ils ne proposent pas de cours de Tai Chi, ils auront probablement une bonne adresse à vous recommander.

✔ **Renseignez-vous auprès d'un organisme d'État** : contactez par exemple la Fédération française de Tai Chi Chuan. Ces associations ont souvent des listes de professeurs. Vous pourrez choisir en fonction de la localisation géographique. Si vous ne trouvez rien d'assez près, demandez encore. De nouvelles classes de Tai Chi se créent çà et là, parfois trop rapidement pour que les listes soient vraiment à jour. Vous pouvez vous aider de l'annexe.

✔ **Demandez conseil aux professeurs de votre région** : si vous avez trouvé un cours ou un professeur, mais que vous aimeriez trouver plus près de chez vous, demandez au professeur s'il connaît un autre cours ou un autre professeur plus près. Dans chaque courant, il se crée un réseau, si bien que les professeurs savent qui enseigne, qui fait quoi et où. À partir d'une cinquantaine de kilomètres de distance, soyez sûr que les professeurs de Tai Chi ne se considéreront pas comme des concurrents mais plutôt comme des collègues, et qu'ils seront ravis de vous renseigner.

✔ **Cherchez sur Internet** : je traite des ressources du Web plus loin dans ce chapitre, mais vous serez peut-être surpris de constater que le moindre centre de remise en forme et le moindre professeur de Tai Chi ont leur propre site, sur lequel vous pourrez trouver des adresses. D'accord, ces sites ne sont pas toujours à jour, mais c'est un moyen de commencer votre recherche. En fait, les petits sites peuvent même être meilleurs pour cela que les grands, car ils sont gérés avec plus d'amour. Explorez ces sites en fonction de vos centres d'intérêt et de votre localisation géographique, et voyez.

## Comment avoir une idée de la qualité d'un professeur

Selon la discipline, les diplômes, titres et certifications peuvent plus ou moins aider à se faire une idée de la compétence d'un enseignant. Qu'en est-il des arts martiaux, et plus particulièrement du Tai Chi et du Chi Gong ? Les critères ne sont pas toujours évidents, surtout pour les non-initiés. Personnellement, je ne vous conseillerai pas de vous fier uniquement aux titres.

Le Tai Chi est une discipline qui a traversé les âges et qui repose sur la tradition, pas sur des certificats. En France, comme dans les autres pays d'Europe et aux États-Unis, n'importe qui peut enseigner le Tai Chi (en Chine, en revanche, il existe des certifications : certaines fiables, d'autres moins).

Ainsi donc, en Occident, vous pouvez aussi bien tomber sur un professeur réellement bon que sur quelqu'un qui a décidé qu'il était apte à enseigner le Tai Chi après avoir suivi huit mois de cours. Certains osent même se donner le titre de « maître ». Il existe des certifications, mais le contenu des formations n'est pas contrôlé. Certaines sont des plus sérieuses, d'autres ne valent pas tripette.

Voilà le tableau. À vous de trouver la bonne recommandation ou d'avoir de la chance. Pour vous aider à trouver un professeur compétent – et ce n'est pas là la moindre partie du programme – lisez ce qui suit :

✔ **Ouvrez l'œil et réfléchissez** : s'il existe un centre à proximité, et si ce centre vous intéresse, demandez à assister à un cours donné par le professeur qui deviendrait le vôtre. Il n'y a pas de raison pour que cela leur pose un problème. Ou alors, voilà une bonne raison de se méfier. Certains centres réputés vous inviteront même à suivre un cours gratuitement avant de vous décider. Ça, c'est plutôt bon signe !

Quand vous assisterez à un cours, ayez certaines questions à l'esprit. Ainsi, par exemple, le style vous convient-il ? Le professeur vous paraît-il assez explicite ? Parle-t-il trop ? Les élèves ont-ils l'air d'aimer ce qu'ils font, se parlent-ils avant ou après le cours, remarquez-vous qu'ils s'entraident ? Le professeur est-il disposé à répondre aux questions ? Les instructions qu'il donne vous semblent-elles correspondre à ce dont vous auriez besoin ? Le professeur a-t-il l'air de bien maîtriser les formes qu'il enseigne ? Le cours commence-t-il et se termine-t-il à l'heure (si vous y attachez de l'importance) ? Imaginez-vous en train de participer à ce cours : comment vous sentiriez-vous ?

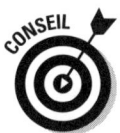

Si le cours ne vous plaît pas, cela ne signifie pas que le professeur n'est pas bon. Peut-être son style ne vous convient-il pas, tout simplement. Une fois le cours terminé, parlez au professeur de ce que vous aimeriez trouver : peut-être vous orientera-t-il vers un autre cours.

✔ **Communiquez, posez des questions** : interrogez le professeur sur son expérience. Assurez-vous qu'il ne s'agit pas d'un de ces ex-stagiaires de huit semaines qui croient tout savoir. Demandez-lui pendant combien de temps il a étudié, avec quel maître, dans quel club. Certains spécialistes considèrent qu'un professeur doit avoir étudié au minimum cinq ans. Posez des questions simples sur la théorie ou sur l'histoire du Tai Chi. Un bon professeur doit savoir y répondre.

✔ **Écoutez et demandez** : dans les centres que vous visiterez ou que vous contacterez, demandez où vous pouvez trouver des cours. Quand des cours ont du succès, cela se sait assez vite, même chez ceux qui ne pratiquent pas la discipline. Par conséquent, demandez autour de vous.

✔ **Entrez dans le circuit** : prendre une petite série de cours, dans un centre communautaire par exemple, peut être un moyen de s'initier à peu de frais. Il existe des programmes de 4 ou 6 semaines. Ainsi, même si le professeur ne vous correspond pas, vous apprendrez des rudiments et vous pourrez vous renseigner pour trouver d'autres adresses. Une fois que vous aurez un pied dans le circuit, il vous sera plus facile de trouver d'autres informations.

### À quoi doit ressembler un cours de Tai Chi

Avant de commencer à suivre des cours, il peut être rassurant de savoir à quoi s'attendre. Je ne peux pas vous en donner une idée très précise, puisque chaque professeur est différent. Le rythme et le contenu des cours dépendront aussi de l'objectif : s'agit-il d'un programme thérapeutique ? D'un entraînement au combat, pour des élèves déjà rompus à d'autres formes d'arts martiaux ? D'un programme pour des personnes âgées qui cherchent à retrouver un certain équilibre physique ? Enseigne-t-on la version courte, la version longue, la poussée des mains, le maniement des armes ? Enseigne-t-on la forme Chen ou la forme Yang ? (Pour en savoir plus sur ce sujet, voir chapitres 5 et 6).

Toutefois, quel que soit l'objectif des cours, vous devez y trouver :

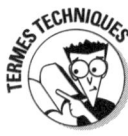

✔ Une forme d'échauffement, soit par des mouvements de gymnastique, soit par des mouvements de Tai Chi plus lents ou même du Chi Gong.

✔ Une formation à des postures (voir chapitre 14 pour les positions du Chi Gong et chapitre 8 pour les postures de base du Tai Chi), ce qui est fondamental pour une bonne circulation du *chi* et pour un meilleur Tai Chi.

✔ Une forme de méditation, courte ou longue, dans les positions enseignées ou bien séparément. La méditation ne sera peut-être pas une partie importante du programme, selon l'objectif et selon l'enseignant, mais une initiation est nécessaire, et la méditation doit être pratiquée au moins de façon épisodique.

✔ Une formation aux différents mouvements du Tai Chi, puisqu'il s'agit bien évidemment du plat de résistance. À ce propos, voir chapitres 9 à 11.

✔ Une décomposition des mouvements. Vous travaillerez sur des parties spécifiques d'une ou plusieurs formes (des mouvements considérés isolément pour mieux les apprendre), avant de les enchaîner.

Naturellement, on peut aussi attendre autre chose des cours, indépendamment des formes et des positions enseignées :

✔ De l'ordre. En tant que client, vous avez le droit d'attendre que le professeur fasse régner la discipline, qu'il garde le contrôle de ses élèves, qu'il veille à ce que personne n'enfreigne les règles de savoir-vivre et que son enseignement soit organisé et programmé.

✔ Un enchaînement sans à-coups entre les différentes parties des formes.

✔ Un certain niveau de difficulté, mentalement et physiquement. Ainsi, par exemple, un certain nombre de positions sollicitent les muscles des jambes et des hanches, mais un bon professeur saura montrer à ses élèves comment adapter les règles à leur niveau et à leurs besoins.

✔ Un cours adapté à plusieurs niveaux, surtout si la composition de la classe évolue, si des gens intègrent le cours et si d'autres le quittent. Si vous vous sentez dépassé, dites-le à votre professeur.

# Quand les arts martiaux et le multimédia se rencontrent

Aujourd'hui, on peut trouver une mine d'informations dans des sources diverses comme les vidéos, les CD, les livres et Internet. Ce sont là autant de moyens possibles de trouver un professeur.

## Sélectionnez des stars du petit écran

Choisir des vidéos est parfois plus difficile que de choisir un professeur. En général, il n'est pas possible de regarder gratuitement une vidéo comme on assiste gratuitement à un cours, et la production d'une vidéo n'est pas soumise à l'homologation d'une instance gouvernementale.

## En forme pour les formes ?

Faut-il être en bonne condition physique pour faire son Tai Chi ? Pas forcément, car cette discipline est très douce et convient bien aux débutants. Certes, être déjà en bonne condition peut vous permettre de progresser beaucoup plus vite. Si vous avez des courbatures au bout de quelques jours, c'est que vous en faites sans doute trop (que ce soit seul, avec l'aide d'une vidéo ou en cours). Le Tai Chi, pas plus que toute autre forme d'exercice physique, ne doit vous faire souffrir. Il doit vous imposer des efforts, mais ne pas vous faire souffrir. Un bon professeur doit pouvoir vous aider à modifier vos positions en fonction de votre niveau. Une vidéo ou un livre également. En lisant les cha-pitres 8 à 12, vous remarquerez que je vous propose un certain nombre de variantes et de modifications, pour différents niveaux. Si vous pratiquez le Tai Chi par vous-même, n'oubliez pas ceci : si une douleur persiste plus de deux jours, ce n'est pas normal, et vous devrez alors consulter un médecin. Une courbature est acceptable, à condition qu'elle n'entrave pas la poursuite de vos activités quotidiennes. Si vous souffrez un peu de courbatures, faites relâche pendant 24 heures, appliquez de la glace sur la zone endolorie et faites quelques étirements très faciles. Si cela ne vous soulage pas, consultez un médecin.

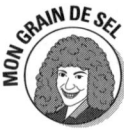

Un jour, je me suis procuré une vidéo auprès d'une source autorisée. Cette vidéo, en termes de qualité de production, était pire que tout ce que vous pourriez imaginer. On y voyait un homme debout devant un mur crasseux, les fenêtres étaient on ne peut plus mal disposées, et cet homme parlait tout en se déplaçant. Il se trompait, il bafouillait, il était filmé depuis les angles les moins appropriés, et il tournait parfois le dos à la caméra alors qu'il continuait à parler – et la caméra continuait à le filmer de dos. La vidéo elle-même était de qualité exécrable, mais l'enseignement que donnait ce monsieur était tout à fait correct : il fallait simplement éviter de se laisser distraire par toutes les personnes qui passaient à tout moment devant la caméra.

Voici à présent quelques conseils pour choisir une vidéo de Tai Chi :

- ✔ Aussi bien pour faire des exercices que pour les disciplines corps-esprit, procurez-vous des vidéos de source fiable (les grandes compagnies s'intéressent maintenant aux activités non traditionnelles, car celles-ci touchent un public de plus en plus étendu). Vous trouverez des sources en annexe.

- ✔ Lisez ce qui est écrit sur l'emballage – ou la présentation, sur le catalogue – pour savoir quelle est la qualification de l'instructeur.

- ✔ Cherchez s'il y a des indications sur l'angle des prises de vue et sur les éventuelles répétitions permettant de comprendre vraiment un mouvement.

- ✔ Choisissez, dans la mesure du possible, une vidéo montrant des mouvements décomposés par petits fragments, ce qui vous permettra d'assimiler plus facilement les formes.

- ✔ Vérifiez si le catalogue ou le magasin propose une garantie de type « satisfait ou remboursé », ainsi, si vous vous apercevez que c'est épouvantable, vous pourrez être dédommagé, ou au moins obtenir un avoir.

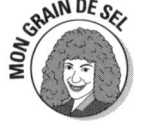

- ✔ Acceptez de prendre des risques. Avec ces vidéos, vous ne pouvez jamais savoir d'avance si vous tirerez le gros lot ou si vous en serez pour vos frais.

## Lisez tout ce qui est publié sur ce sujet

Comment essayer de savoir d'avance quel livre est intéressant et quel livre est à éviter ?

- ✔ Si vous suivez des cours, demandez au professeur de vous indiquer des références. Même si vous ne prenez pas de cours, vous pouvez téléphoner à un centre et demander des conseils.

✔ Si vous décidez de faire un tour dans une librairie, ne vous précipitez pas sur le livre le plus gros ou le plus coloré. Pensez à ce dont vous avez vraiment besoin (davantage d'explications ? des illustrations ? des définitions ? des instructions détaillées ?) et cherchez le livre qui correspondra le mieux à vos critères. Et, comme pour les vidéos, vérifiez le parcours et les compétences de l'auteur.

✔ Si vous faites vos achats sur Internet, cherchez un fournisseur qui vous donne suffisamment d'informations sur le contenu, le nombre d'illustrations, le nombre de pages et la compétence de l'auteur. Ainsi, vous choisirez en connaissance de cause.

✔ En un mot, lisez, et lisez beaucoup. Pour votre pratique et pour votre compréhension du Tai Chi, cela ne pourra qu'être bénéfique.

Avec les livres consacrés au Tai Chi, deux problèmes subsisteront malgré tout (et celui que vous tenez entre les mains ne fait pas exception, hélas – bien qu'il se veuille une référence, naturellement) :

✔ Au Tai Chi, les bras, les mains, les pieds, les jambes et les hanches, tout bouge en même temps sans interruption et sans à-coups. Au contraire, dans un livre, tout est segmenté : c'est à vous d'imaginer le flux, la dynamique, la continuité.

✔ Le Tai Chi se pratique dans un espace tridimensionnel, tandis que les pages d'un livre sont plates. Tout le monde ne parvient pas à transposer dans le réel le contenu de ces pages.

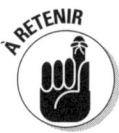

Une fois de plus, je vous renvoie à l'annexe pour savoir comment trouver des livres. Considérez cette annexe non pas comme le seul endroit où vous référer, mais comme un moyen de trouver des informations ailleurs.

## *Naviguez sur Internet*

Internet est devenu une source inestimable pour rechercher des informations sur n'importe quel sujet, et les disciplines corps-esprit de l'Extrême-Orient ne font pas exception. Je ne vous ferai pas ici un cours sur la manière de surfer sur le Web, mais je vous donnerai simplement quelques trucs pour trouver des renseignements sur le Tai Chi :

✔ Commencez votre recherche en saisissant, sur votre moteur de recherche préféré, par exemple Google ou Yahoo, le nom de la discipline qui vous intéresse. Vous obtiendrez une imposante liste de sites intéressants. Parole d'honneur !

✔ Essayez différentes orthographes : *Tai Chi, Taï-Chi, T'ai Chi*, etc. Les moteurs de recherche s'embrouillent parfois avec les espaces et les apostrophes. Par ailleurs, si certains termes étrangers peuvent s'écrire de différentes manières, les moteurs de recherche n'en connaissent souvent qu'une. Ainsi, par exemple, Chi Gong peut s'écrire aussi *Chi Kung* ou *Qigong*. Le Tai Chi est parfois connu sous son nom complet, *Tai Chi Chuan*, ou selon l'orthographe chinoise, *Taijiquan*. À propos de l'orthographe, voir chapitre 6 pour Tai Chi et chapitre 13 pour Chi Gong.

Sur Internet, vous trouverez toutes sortes d'informations, plus ou moins bien présentées, mais qui valent souvent la peine que l'on s'y attarde. Aidez-vous de l'annexe.

# Chapitre 16

# Un style Tai Chi dans votre vie de tous les jours

A pprendre un art martial comme le Tai Chi, ce n'est pas comme apprendre à coudre ou à taper dans un ballon. Il ne s'agit pas d'apprendre les règles pendant une heure pour les oublier jusqu'au cours suivant. Comme je l'explique au chapitre 7, ce sont des règles et des principes qui doivent peu à peu faire partie de vous-même, si vous voulez vraiment évoluer.

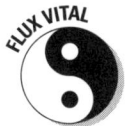

Apprendre les formes, c'est très bien. Vous vous sentirez plus fort et plus souple physiquement et en surface. Cependant, en apprenant à respirer, à développer votre *chi* et à vous enraciner, et en apprenant tous les autres éléments essentiels pour bien faire les mouvements (voir chapitres 3, 4 et 7), vous découvrirez quelque chose de surprenant : les formes ne sont qu'un moyen de pratiquer et d'apprendre tout ce que je viens de citer. Les formes ne sont que le moyen pour vous d'avancer dans votre découverte – une découverte qui peut transformer votre vie et vos pensées. Ces formes ne sont que l'expression physique de ce qui se produit à l'intérieur de vous-même.

Dans ce chapitre, je vous emmène un peu au-delà du B.A.-BA des formes, et je vous donne un petit aperçu – vraiment très superficiel – de la façon dont les principes et les concepts du Tai Chi peuvent vous aider dans la vie de tous les jours, pour que vous viviez véritablement votre Tai Chi. Certes, il s'agit aussi d'expliquer comment pratiquer tel ou tel aspect du Tai Chi mais, là encore, il s'agit d'en faire une partie intégrante de votre existence, et non pas simplement de perfectionner des mouvements.

# Changez grâce au Tai Chi

Pendant que vous vous appliquez à découvrir comment « Repousser le singe », « Saisir la queue de l'oiseau » ou perfectionner la Position de l'arc (des formes présentées dans les chapitres 8 à 11), il se produit aussi autre chose : vous apprenez également, par exemple, le pouvoir de la souplesse, la force, la paix intérieure et la tranquillité que peuvent apporter l'exploitation et la compréhension des contraires, du yin et du yang (voir chapitre 3).

Examinez attentivement l'ordre de la présentation, dans ce livre comme ailleurs. Remarquez que les fondements spirituels de la pratique et les principes du Tai Chi apparaissent bien avant l'initiation aux formes proprement dites.

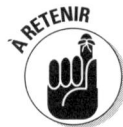

En fait, la découverte des principes sous-jacents du Tai Chi et de la manière dont ils sont liés à votre existence peut être un voyage initiatique très personnel. En effet, chacun a des besoins différents. Prenez ce qui vous intéresse et laissez le reste. Ensuite, avancez et explorez vous-même le terrain, pour voir dans quels aspects de votre vie vous aimeriez introduire un peu de Tai Chi, que ce soit d'un point de vue pratique (voir section suivante) ou d'un point de vue philosophique (juste après).

# Pour que le Tai Chi entre dans votre quotidien

Dans cette section, je ne vous dis pas quoi faire ni comment faire, ni quand ni où. Vous trouverez dans les chapitres 17 à 19 un certain nombre de suggestions particulières concernant le type de forme, les mouvements et les enchaînements auxquels vous pourrez consacrer quelques minutes çà et là. Ici, je vous propose simplement quelques idées pour utiliser votre temps, non seulement quand vous pratiquez vraiment, mais aussi pour appliquer un mouvement ou un autre concept d'ordre physique tout en étant occupé à autre chose.

## Vivez le temps autrement

Avec le Tai Chi, vous pourrez faire autre chose que simplement effectuer des mouvements à certains moments de la journée. Il ne s'agit pas d'y consacrer 30 à 60 minutes de temps à autre, et puis c'est tout. Voici quelques moments à vivre autrement :

✔ **Observez le lever du soleil** : au moment où la lumière orange et rouge du soleil commence à se répandre autour de vous, il se produit quelque chose de magique. C'est comme si tout reprenait des couleurs pour préparer le jour qui s'annonce. Même au cœur des plus grandes villes, le lever du soleil a quelque chose d'impassible, de quoi créer comme une oasis au milieu de toute cette frénésie. C'est en *choisissant* de vous lever tôt que vous vous sentirez autrement en vous levant tôt. Faites en sorte de dormir suffisamment, puis essayez de vous lever au chant du coq pour faire quelques mouvements de Tai Chi.

✔ **Faites attention au milieu de la matinée** : parfois, au milieu de la matinée, votre rythme s'accélère. C'est le moment où vous foncez à un déjeuner de travail, où vous repassez à la maison, où vous allez chercher vos enfants à l'école, etc. Il peut vous sembler que ce moment ne se prête pas à la pratique de quelques véritables mouvements de Tai Chi : vous êtes en plein « rush ». Pourtant, cette activité trépidante est justement une bonne raison de prendre un moment pour faire autre chose. Où que vous soyez, vous pourrez trouver un banc isolé, un coin tranquille à l'étage, un petit espace calme à l'arrière d'un bâtiment ou même une cage d'escalier déserte. Au lieu de courir prendre un café, consacrez quelques instants à la méditation ou à des mouvements plus limités. Cela vous permettra de retrouver de l'énergie, pour mieux vivre votre réunion ou votre fin de matinée.

✔ **Faites quelque chose pendant la pause du déjeuner** : à midi, vous avez peut-être tendance à aller déjeuner « sur le pouce », ou peut-être à vous contenter d'un sandwich au bureau. Profitez donc de ce moment pour vous extraire de la routine quotidienne. Vous en reviendrez toujours plus ragaillardi que si vous étiez simplement allé au snack d'en face, pour revenir au bureau dès le repas terminé. Ce peut être un bon moment pour faire des mouvements plus longs ou pour vous consacrer à la méditation, ou peut-être même pour suivre un cours ou regarder une vidéo.

✔ **Une petite synthèse en milieu d'après-midi** : en milieu d'après-midi, la plupart des gens connaissent un moment de relâchement. Les scientifiques ont même découvert que notre organisme ralentit son activité sept à huit heures après le lever. Pour beaucoup d'entre nous, ce ralentissement se produit entre 13 heures et 16 heures : juste au moment où l'on a envie d'un bon café pour se réveiller. Un moment, s'il vous plaît… Oubliez le café. Consacrez plutôt 5 à 10 minutes à faire des mouvements et des positions faciles, pour activer votre circulation et garder l'esprit alerte.

✔ **Ne négligez pas le crépuscule (ou le début de la soirée)** : un autre beau moment de la journée, un moment paisible, normalement… surtout à la fin du printemps, en été et au début de l'automne, quand les jours sont les plus longs (cependant, au beau milieu de l'hiver, le soleil se couche trop tôt pour qu'il soit vraiment possible d'en profiter : c'est encore le milieu de l'après-midi, ou presque ! Dans ce cas, se référer au paragraphe qui précède). Alors qu'au lever du soleil, vous puisez de l'énergie pour votre journée, c'est au crépuscule (ou au début de la soirée) que vous chercherez la paix et que vous ralentirez le rythme.

✔ **Décompressez avant d'aller vous coucher** : le moment de se coucher, c'est peut-être le seul moment de la journée que vous aurez pour vous-même. Simplement, évitez de faire ce que font tant de gens : vous presser, vous presser toute la journée, jusqu'au moment de vous coucher, et vous effondrer pour recommencer tout aussi frénétiquement le même programme le lendemain, dès le lever du soleil. Trouvez un petit moment pour ralentir le rythme avant d'aller ronfler.

Un peu plus loin dans ce chapitre, je vous donne quelques tuyaux pour vous ménager un havre de tranquillité. Dans les trois chapitres qui suivent (17 à 19), je vous donne quelques idées de formes abrégées et de mini-enchaînements à insérer dans votre emploi du temps. Commencez donc à réfléchir aux moments de la journée que vous allez choisir et aux exercices qui pourront trouver leur place dans le cours de vos activités.

## Comment vous évader quelques instants par-ci par-là avec le Tai Chi

Dans la section qui précède, je vous indique les différents moments de la journée pendant lesquels vous pouvez pratiquer le Tai Chi. Et si je vous parlais maintenant de quelques autres moments et de quelques autres endroits où vous pourriez glisser quelques mouvements de Tai Chi ? Voyez ce que vous pouvez faire dans les situations suivantes :

✔ **Vous êtes arrêté devant un feu rouge** : voir un feu passer à l'orange, puis au rouge au moment où vous arrivez à sa hauteur, n'est-ce pas contrariant ? Pourtant, au lieu de vous énerver contre un objet inanimé et de tambouriner sur votre volant (et de faire monter votre tension, par la même occasion), pourquoi ne pas en profiter pour respirer en profondeur, en conscience, et pour triompher de cette tendance à la précipitation ? Quel bien cela vous fait-il de rester là, assis, à pester ? Aucun. Vous n'y pourrez rien changer. Alors respirez, et mettez à profit cette minute d'attente pour vous détendre. Ce conseil est valable pour toutes les autres situations du même genre, dans lesquelles vous vous précipitez et devez tout à coup attendre : encombrements, queue devant les guichets de la poste, serveur de restaurant trop occupé ailleurs, etc.

✔ **Vous avez affaire à quelqu'un d'exaspérant au travail (ou ailleurs)** : considérez cette personne comme un allié dans vos efforts pour cultiver la tolérance et la paix intérieure. Là encore, quel bien cela vous fait-il de vous énerver à cause du comportement de quelqu'un ? Laissez donc les choses se faire comme elles doivent se faire, et laissez les gens être comme ils sont. Profitez de ce moment pour vous connecter à votre orbite microcosmique (pour plus d'informations sur ce sujet, voir Chi Gong, chapitres 13 et 14).

✔ **Vous portez quelque chose, vous déplacez quelque chose, ou vous tapez un texte** : quand vous vous consacrez à une activité quelconque, comme conduire ou taper à l'ordinateur, combien de fois pestez-vous ou soupirez-vous plus que nécessaire ? (Moi, par exemple, j'ai tendance à donner des coups sur le clavier quand je tape des textes, ce qui ne sert à rien et ne me calme vraiment pas.) Utilisez seulement l'énergie musculaire nécessaire à votre activité. Çà et là, au cours de la journée, prenez le temps de faire le point sur ce qui se produit quand vous êtes au téléphone, quand vous écrivez, quand vous tapez à l'ordinateur (ça, c'est pour moi), ou même quand vous tenez votre fourchette ou votre tasse. Sentez la tension, faites-la disparaître, nourrissez cette partie de votre corps d'un *chi* positif et sentez-vous plus équilibré.

✔ **Vous ouvrez une porte qui est lourde** : drôle de moment pour pratiquer son Tai Chi, non ? Pourtant, les principes d'enracinement et de descente vers le sol (voir chapitre 7) entrent en jeu dans ce genre de situation, précisément. Au lieu d'essayer de maintenir ouverte cette fichue porte en forçant sur les bras, fléchissez les genoux, abaissez le poids du corps, et poussez ou tirez la porte en utilisant votre corps tout entier, comme une seule pièce, et en ne sollicitant que les bons muscles, avec simplement la force nécessaire. C'est fou ce qu'on peut faire, juste pour ouvrir une porte, non ?

✔ **Vous faites la queue** : que ce soit devant la caisse d'un supermarché, à la banque ou au garage, vous aurez sans doute l'impression que votre vie s'arrête dans cette queue, alors que vous avez tant de choses à faire. C'est bien cela ? Alors, vous pouvez coller à la personne qui est devant vous, comme pour la pousser en avant (est-ce utile ?), taper des pieds (est-ce une distraction intéressante pour les personnes qui vous entourent ?) ou parler sèchement à la personne qui est derrière vous (que vous a-t-elle fait ?) : dans tous ces cas de figure, ce ne sont vraiment pas les principes du Tai Chi (calme et équilibre, entre autres) que vous mettez en application. Considérez plutôt ces moments comme une occasion qui vous est offerte de pratiquer votre posture de Tai Chi, de travailler le Pas de centrage, d'exploiter votre orbite microcosmique, ou tout simplement de vous connecter à votre *chi* et à la terre. Il n'y a aucune raison pour que cela soit voyant, ni pour que les personnes qui vous entourent s'en aperçoivent (vous ne voulez tout de même pas qu'on appelle la police !).

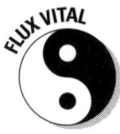

Plutôt que de vous demander où vous voulez aller ou ce que vous devriez faire, soyez vraiment là, soyez dans le moment présent. L'impatience est le signe d'une incapacité d'être présent dans ce qui est en train de s'accomplir dans votre vie, en ce moment même, et le Tai Chi est justement ce qui vous permet de cultiver la concentration sur ce qui est en cours plutôt que sur l'objectif ou la destination. Au Tai Chi, on n'arrive jamais vraiment à destination : on est toujours sur le chemin, mais c'est le chemin qui compte, et c'est en chemin qu'on ne cesse d'apprendre et de grandir.

Cependant, beaucoup de gens passent leur vie à se dépêcher de vouloir être ailleurs que là où ils sont. Or, quand vous cherchez fébrilement à arriver au but au lieu d'apprécier le voyage lui-même, vous passez à côté d'une grande partie de ce que la vie peut vous offrir.

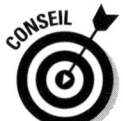

Manny, mon collaborateur, propose cette sage maxime des anciens bouddhistes : « Ne laissez pas les autres marcher dans votre esprit propre avec leurs pieds sales. »

Ce qui me permet d'enchaîner directement sur la prochaine section, consacrée à appliquer tout simplement ces principes dans votre vie quotidienne.

## Vivez selon les principes du Tai Chi

Pour faire du Tai Chi et de ses règles une partie intégrante de votre existence, en semaine comme le week-end, inutile de manger quotidiennement du soja et du tofou. Vivre selon les principes du Tai Chi, c'est simplement voir les choses et les événements différemment, les vivre différemment et y réagir différemment.

Le Tai Chi, c'est une expérience d'apprentissage continu qui peut imprégner, remodeler et changer chaque aspect de votre existence. Le Tai Chi vous permet de changer votre vie du point de vue physique, mental, émotionnel et même spirituel. Certains se contentent de suivre la voie du Tai Chi pour être en meilleure santé, ou pour lutter contre le stress : ce sont certes d'excellentes raisons de le faire. Cependant, d'autres envisagent cette expérience comme une manière de vivre entièrement nouvelle. Ces deux approches sont valables. On peut même en choisir une qui soit à mi-chemin des deux.

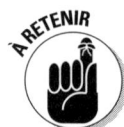

Il existe une infinité de chemins possibles. À vous de découvrir lequel est le vôtre.

Quand vous refermez ce livre pour vaquer à vos occupations quotidiennes, votre pratique du Tai Chi ne s'arrête pas vraiment. Dans cette section, je vous indique quelques moyens de continuer d'appliquer les règles du Tai Chi – et la sagesse que vous avez acquise ou que vous allez acquérir grâce à ces règles – pendant le reste de la journée.

## Laissez le stress de côté

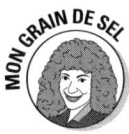

Dans son hôpital, mon collaborateur Manny enseigne non seulement le Tai Chi, mais aussi la gestion du stress. Sa méthode, influencée par sa connaissance du Tai Chi, est un peu différente de celle de ses collègues. Au lieu de privilégier des techniques impliquant une retraite en un endroit tranquille pour faire des exercices de méditation et de relaxation, Manny s'efforce plutôt d'apprendre aux gens à réfléchir à leurs attitudes, à leurs anticipations et à leurs perceptions, et à les changer, afin d'éviter une accumulation de stress à un niveau préjudiciable. C'est comme s'il leur apprenait à pêcher au lieu de leur donner du poisson. En intégrant sa méthode, tout peut arriver. Tous les changements sont liés aux règles du Tai Chi : respiration, connexion au chi, enracinement, utilisation exclusive des muscles et de la force nécessaires, détachement par rapport à ce qu'il est impossible de changer. D'une certaine manière, il s'agit de lâcher prise pour mieux maîtriser les choses.

N'avez-vous jamais rencontré une personne qui vous semblait réussir ce qu'elle entreprenait sans jamais être vraiment atteinte par la tourmente ? Si vous conformez votre vie aux principes du Tai Chi, vous serez semblable à cette personne. De même que la tortue transporte sa maison, vous pourrez emporter avec vous, partout où vous irez, votre petit cocon de sérénité.

## Concentrez-vous sur votre respiration

Dans toute situation, respirez. Entraînez-vous à avoir conscience de votre respiration. Vous serez surpris de vous apercevoir à quel point vous avez tendance à la retenir. Vraiment. Surtout si vous écrivez à l'ordinateur, et si vous avez une date butoir ! Il vous faudra un peu de pratique, mais pensez à vérifier ce que fait votre corps et comment vous respirez.

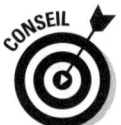

Si vous êtes en train de débattre, de discuter ou même de vous disputer avec quelqu'un, prenez le temps de respirer avant de lui répondre. En veillant à ralentir votre respiration, vous pourrez ralentir votre rythme cardiaque et faire descendre votre tension artérielle (pour plus de détails sur les bienfaits physiques des exercices corps-esprit, voir chapitre 2, et à propos de la façon dont la respiration peut aider à en tirer des bienfaits au niveau de la conscience et de l'esprit, voir chapitre 4).

## Un peu d'introspection

Réfléchissez à la manière dont vous réagissez dans certains situations ou face à certaines personnes, et à la raison pour laquelle vous réagissez ainsi. Êtes-vous vraiment vous-même dans ces moments-là, ou ne serait-ce pas votre propre frustration que vous projetteriez sur l'autre ? Tâchez de ressentir les choses, toute la journée, dans tout ce que vous faites, et consacrez de courts moments de méditation à faire de l'introspection.

## Observez ce qui se passe autour de vous

Lors de vos interactions quotidiennes avec les autres, observez-les et observez-vous vous-même. Contentez-vous cependant d'observer, car, comme vous ne devez pas l'oublier, le Tai Chi impose de ne pas juger.

Observer ne veut pas dire penser. Il ne s'agit pas de se dire : « Mince, je viens de dire quelque chose de stupide ! » ni « Mais comment peut-elle porter des chaussures aussi moches ? » Observer signifie simplement prendre note de ce qui est autour de vous et de la façon dont cela vous affecte, puis reconnaître cette réaction ou cette influence. Une fois que vous aurez mis en pratique ces méthodes pendant quelque temps, votre quotidien vous paraîtra plus calme et plus paisible.

## Réagissez au comportement des autres

Il peut arriver à tout le monde d'avoir affaire à quelqu'un d'exaspérant, que ce soit au travail ou en faisant les courses. Ce sont des choses qui nous arrivent, ne serait-ce que de temps à autre. Au lieu de vous abaisser au niveau de l'autre personne, restez courtois et continuez à traiter les gens difficiles comme vous aimeriez qu'ils vous traitent. En laissant les attitudes et les comportements des autres déterminer vos propres réactions, vous donnez à ces personnes un pouvoir incroyable. Et si, après une altercation, vous ne pouvez vous empêcher de ressasser, vous leur donnez encore plus de pouvoir sur vous.

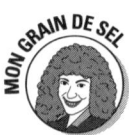

Quand quelqu'un me cassait les pieds, mes parents me disaient : « Tue-le par ta gentillesse. » Depuis, j'ai continué à appliquer cette leçon.

Lâchez prise, soyez aimable et suivez le courant.

## Il faut y croire

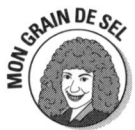

Si vous n'y croyez pas, vous ne parviendrez sans doute jamais à entrer en relation avec votre chi. Si vous n'avez pas confiance, vous ne pourrez sans doute jamais lâcher prise suffisamment pour trouver la force de l'immobilité.

Croyez en la confiance et faites confiance à la croyance !

## Prenez cinq minutes

Pas le temps de faire votre pause Tai Chi, dites-vous ? On ne me la fait pas. Tout le monde – je dis bien tout le monde – peut trouver au moins cinq minutes dans sa journée à consacrer à soi-même. Essayez donc ce petit exercice : écrivez toutes les petites choses que vous faites dans la journée, depuis le lever jusqu'au coucher. Tout ! Par exemple : brosser les dents, 2 minutes ; lire le journal, 15 minutes ; chercher les clés de la voiture, 4 minutes ; et ainsi de suite. Une fois que vous aurez constaté ce que vous faites de votre temps, vous pourrez facilement trouver où prendre ces cinq minutes pour respirer, pour faire des postures ou pour vous centrer. Trouvez cinq minutes. Faites-en un principe. Au moins cinq minutes. Une fois que vous les aurez trouvées, ces cinq minutes, commencez à en chercher dix.

# Prenez soin de votre corps

Dans ce livre, je vous parle beaucoup de votre esprit, de l'influence de votre esprit sur votre corps et de la manière dont vous pouvez adapter vos mouvements aux besoins de votre corps. Mais que donnez-vous à votre corps comme *carburant* ? Comment vous asseyez-vous ? Comment vous tenez-vous debout ? Vous reposez-vous suffisamment ?

Si vous vous négligez tout le temps, sauf pendant votre cours ou votre séance de Tai Chi, vous ne tirerez pas non plus tous les bienfaits possibles de cette expérience. Ce livre n'est pas consacré à la manière de prendre soin de soi-même, à la nutrition, à l'exercice physique, etc. Pour tout cela, vous trouverez de nombreux autres ouvrages. Ici, je vais simplement passer en revue quelques aspects qui sont importants pour quiconque veut vivre selon les principes du Tai Chi.

## Ménagez-vous un sanctuaire

Pour trouver le temps de pratiquer régulièrement votre Tai Chi, il peut être important de disposer d'un endroit tranquille – un havre de tranquillité – où vous ne vous sentirez pas dérangé pour « vous réfugier » dans votre programme pendant 10, 20 ou 30 minutes. Afin de pouvoir vous trouver votre espace réservé « idéal », suivez les règles suivantes :

✔ **Trouvez un lieu où vous pourrez vous concentrer**. Faute de disposer d'un endroit à vous, vous aurez toujours du mal à vous concentrer sur vous-même. Pour faire votre Tai Chi, mieux vaut ne pas avoir devant vous un bureau encombré, les jouets de vos enfants, des piles d'assiettes, du linge qui sèche ou des moutons de poussière.

✔ **Mettez-y de quoi éviter les distractions**. Une cloison, un écran ou un paravent peuvent vous permettre de mettre de côté la famille, les dossiers ou les tâches ménagères qui vous restent à faire (ce genre de séparation peut même constituer un élément vraiment attrayant de votre décor).

Des bougies peuvent aussi contribuer à créer une ambiance et vous pouvez diffuser un parfum agréable. Une statue ou une photo peuvent vous permettre de vous sentir vraiment ailleurs. Même le fait de vous habiller d'une manière particulière peut vous aider à changer d'ambiance.

✔ **Appropriez-vous votre sanctuaire**. Même si vous ne pouvez pas disposer de cet espace de façon permanente, appropriez-vous mentalement un coin. Vous pourrez ranger vos affaires dans un tiroir, sur une étagère dans un placard, ou les rouler sous un lit. Une fois le moment arrivé de vous ressourcer, il vous suffira de tirer la cloison, de sortir les bougies et la tenue, et vous serez prêt en un clin d'œil.

✔ **Sachez prendre de la distance par rapport à votre sanctuaire**. Soyez capable de vous réserver des moments même sans devoir compter sur un endroit particulier comme votre sanctuaire.

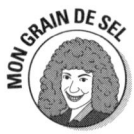 Prenez soin de votre corps et de votre esprit, et ils prendront soin de vous.

## Mangez bien

Si vous mangez sainement, vous vous sentirez généralement bien et vous serez capable de bien vous concentrer. Manger bien signifie manger des aliments peu gras, riches en fibres, et absorber une quantité modérée de protéines (un régime végétarien convient bien, mais n'est pas obligatoire), des glucides non raffinés et une bonne quantité de légumes et de fruits. Jetez un coup d'œil aux menus des restaurants asiatiques pour avoir une idée du bon équilibre et des bonnes proportions. Ne vous êtes-vous jamais demandé pourquoi les plats chinois véritables comportaient autant de légumes et étaient toujours accompagnés de riz ? Parce que, le plus souvent, ils sont préparés selon les règles d'alimentation saine dont je parle ici.

Des études montrent que la plupart des gens savent comment ils *devraient* manger, mais n'appliquent pas les règles. Parfois, cela suppose quelques efforts. Si vous avez besoin d'une petite aide (et qui n'en a pas besoin ?), pourquoi ne pas acheter un livre sur l'alimentation saine ? Par exemple *Bien s'alimenter pour les Nuls*. Vous pourrez aussi trouver des sites web consacrés à ce sujet.

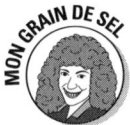

Je ne vous demande pas de bouleverser vos habitudes alimentaires du jour au lendemain. J'aimerais simplement vous encourager à réfléchir un peu plus quand vous remplissez votre caddy ou quand vous lisez le menu au restaurant.

## Dormez bien

Faites-vous partie de ceux qui dorment suffisamment, la plupart du temps ? Pas vraiment ? C'est bien ce que je pensais. Dans ce cas, vous aurez plus de difficultés à trouver le temps et l'énergie nécessaires pour pratiquer le Tai Chi. Même si les mouvements du Tai Chi sont faciles, vous aurez envie de vous affaler dans un fauteuil, comme une masse. Si vous essayez de méditer, votre esprit risque de s'égarer, au lieu de rester concentré vers l'intérieur.

Les inventions censées permettre aux gens de gagner du temps, comme les téléphones portables et les messageries électroniques, ne les empêchent pas de courir toujours plus vite, de ramer toujours davantage jour après jour et d'essayer de faire tenir 26 ou 28 heures dans une journée de 24 heures. Les conséquences sur le sommeil sont inévitables.

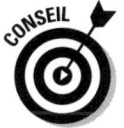

Vous savez probablement de combien d'heures de sommeil vous avez besoin pour vous sentir bien. Partez de l'heure à laquelle vous devez vous lever, et comptez en arrière le nombre d'heures de sommeil dont vous avez besoin. Ensuite, tâchez d'aller vous coucher au bon moment, afin de pouvoir vraiment profiter de la journée, d'être efficace à 100 % au travail et de trouver aussi du temps pour faire un peu de Tai Chi.

## Tenez-vous droit (votre mère avait raison)

Que vous soyez en train de méditer ou de faire la queue devant les guichets de votre banque, tenez-vous droit. Ainsi, non seulement vous aurez davantage confiance en vous-même, mais vous pourrez aussi débloquer vos canaux énergétiques pour que votre *chi* circule plus librement (je parle plus en détail des canaux énergétiques – ou méridiens – et du *chi* dans les chapitres 13 et 14. Vous trouverez aussi des indications sur le *chi* au chapitre 3). Comme votre mère avait raison quand elle insistait pour que vous vous teniez droit !

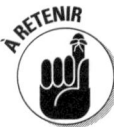

Se tenir droit ne signifie pas prendre une posture rigide, comme un militaire qui parade. Il s'agit de maintenir sa colonne vertébrale droite, tout en restant détendu. Pour savoir ce qu'est une bonne posture de Tai Chi, jetez un coup d'œil aux indications et aux illustrations du chapitre 8. Quand vous vous tenez droit, vos idées sont plus claires, vous vous concentrez plus facilement et vous pouvez mieux méditer.

## Maintenez un rythme de travail sain

Dans ce monde de fous, on dirait que les gens sont incités à travailler jusqu'à des heures insensées, à oublier leur famille, à ne jamais s'amuser et à renoncer à leur liberté. Il faut dire non, tout simplement. Il ne s'agit pas de devenir un poids mort, mais de savoir se fixer des limites et de savoir à quelle heure il est temps de rentrer à la maison et à quel moment un jour de congé s'impose. Le travail ne peut pas remplacer tout le reste : tout le monde a besoin de faire aussi autre chose et de se distraire, du coursier au P.-D.G. Le travail, ce n'est qu'une partie de votre vie. Pour rester en bonne santé, il faut un bon équilibre (pour plus de détails à ce propos, voir la règle de l'équilibre, au chapitre 7).

## Restez en forme et en bonne santé

Le Tai Chi peut faire beaucoup pour vous maintenir en forme et en bonne santé. Il se peut, cependant, que vous ayez besoin d'y ajouter quelques autres activités, en fonction de votre condition physique ou de votre état de santé. Plus d'étirements, plus d'entraînement à l'endurance ou même de la gymnastique ou de la marche rapide peuvent vous aider à trouver un meilleur équilibre physique.

# Chapitre 17

# Essayez les mini-formes

. . . . . . . . . . . . . . . . . . . . . . . . . . . . . . . . . . . . . . . . . . . . . . . . . . . .

## Dans ce chapitre :

▶ Fixez vos objectifs

▶ Recherchez l'équilibre

▶ Travaillez la force

▶ Adaptez la flexibilité

▶ Tranquillisez votre esprit

▶ Soignez votre cœur et vos poumons

. . . . . . . . . . . . . . . . . . . . . . . . . . . . . . . . . . . . . . . . . . . . . . . . . . . .

*P*arfois, une vraie séance de Tai Chi peut ne pas être envisageable. Si le souci d'arriver à caser une séance de Tai Chi dans votre emploi du temps est pour vous une source de stress, au lieu de vous recentrer et de libérer votre *chi*, vous risquez de faire tout le contraire. Même la plus courte de toutes les formes risque alors d'être trop longue, que ce soit en termes de minutage ou en termes de niveau de concentration exigé, surtout si vous êtes encore en train d'apprendre les mouvements.

L'ironie est que, d'après ce que l'on dit, la série de mouvements que l'on appelle couramment la forme Yang, version courte, celle que je présente dans les chapitres 9 à 11, aurait été créée en partie pour les besoins d'un style de vie très actif, et en même temps avec le souci de préserver la beauté et les bienfaits du Tai Chi. Or, depuis l'apparition de cette forme abrégée, le rythme de vie, dans notre société, s'est encore accéléré. Aurions-nous besoin d'une forme Yang, version courte « light » ?

Plutôt qu'une forme « light » (comme en Chine, où apparaît actuellement une forme courte encore raccourcie en huit mouvements), je vous montre ici cinq mini-séries constituées principalement de deux formes simples extraites de la forme Yang, version courte. Ces mouvements sont isolés et enchaînés, ce qui vous permettra d'avoir votre dose quotidienne de Tai Chi tout en évitant l'overdose de stress. Chaque mini-forme – concoctée avec l'aide de mon collaborateur et professeur Manny – répond à un objectif qui lui est propre.

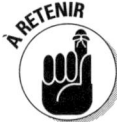

Malgré le peu de temps dont vous pourrez disposer et la brièveté des formes que vous choisirez de faire, n'oubliez jamais les règles de base que je présente au chapitre 7. Il est particulièrement important d'avoir en tête ces notions de tranquillité, de lenteur, d'équilibre, etc. quand vous ne disposez que de quelques minutes pour faire circuler votre *chi*. Faire simplement les gestes, en vitesse, ne vous fera aucun bien, sauf si votre seul objectif est de vous débarrasser du Tai Chi en tant que tâche figurant sur votre agenda de la journée. Mais ce serait tellement contraire à l'esprit du Tai Chi !

## Pour vos mini-formes, choisissez les objectifs

Avec ces mini-formes, j'ai défini cinq domaines liés aux activités quotidiennes ainsi qu'aux sports et autres activités physiques. Ces domaines – qui ne sont évidemment pas les seuls possibles – sont les suivants :

- **L'équilibre** : rester droit, marcher droit, ne pas chanceler ni risquer de se fouler une cheville.

- **La force** : avoir des muscles et des tissus conjonctifs capables de résister à de véritables épreuves.

- **La flexibilité** : avoir des muscles et des tissus qui fléchissent et qui se plient, pour ne pas risquer de se faire mal.

- **La tranquillité** : rester calme, être simplement bien avec soi-même.

- **L'endurance** : avoir un cœur et des poumons solides, pour que le sang et l'oxygène circulent mieux et plus vite.

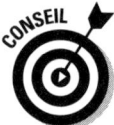

Dans les cinq mini-formes de ce chapitre, vous utiliserez principalement les formes, échauffements et autres mouvements que je présente dans les autres chapitres. Je vous renvoie alors aux instructions détaillées, et je ne parle ici que de ce dont vous avez besoin pour comprendre le principe de chaque mini-forme. Lorsque le mouvement en question n'est pas expliqué dans un autre chapitre, je vous donne toutes les instructions.

## Essayez les mini-formes du Tai Chi

Ce n'est là qu'un début ! Vous pouvez rassembler deux ou trois formes, échauffements ou mouvements au gré de vos besoins, du temps dont vous disposez, de vos capacités ou de vos préférences. La seule limite, lorsque vous aurez les idées, ce sera celle de votre imagination, et j'espère que ce ne sera pas vraiment une limite.

# *Mini-forme : À la recherche de l'équilibre*

Le Tai Chi lui-même n'est qu'un grand exercice d'équilibre. Le simple fait de former la Position de l'arc et de passer par cette position pour la quitter (à propos de cette position parmi les plus basiques, voir chapitre 8) suffit à tester vraiment votre capacité à ne pas chanceler.

Je vous fais donc ici une suggestion pour travailler plus spécifiquement encore votre équilibre : pratiquez la marche du Tai Chi. En d'autres termes, marchez simplement dans le style du Tai Chi, c'est-à-dire lentement, dans la continuité, en restant concentré et bien stable, tout en appliquant toujours les règles du chapitre 7.

Ainsi, non seulement vous travaillerez votre équilibre, mais vous développerez la force de vos jambes. Au lieu d'avancer en entretenant un élan, une quantité de mouvement, vous apprécierez chaque pas. Encore une chose : dans cette mini-forme, vous pratiquez le Pas de centrage (voir chapitre 8), un élément de base qui fait intervenir le sens de l'équilibre.

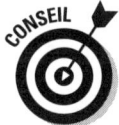

En choisissant un vaste hall, une grande pièce ou une grande allée, vous pourrez avoir devant vous un espace assez vaste pour pouvoir avancer sans devoir rapidement briser le rythme en changeant de direction.

1. **Tenez-vous talons joints, les pieds légèrement ouverts pour former un angle d'environ 45 °. Les bras restent détendus sur les côtés. Vous pouvez placer les mains sur les hanches si cela vous amuse.**

   Si vous faites ces pas mains sur les hanches, tâchez de les détendre. Quand les mains pendent librement sur les côtés, la marche est instable et donc plus difficile, car vous devez veiller à ce que vos bras ne partent pas dans tous les sens.

2. **Inspirez, puis expirez en fléchissant le genou droit et en descendant davantage sur cette jambe. Assurez-vous de rester bien au sol et bien stable.**

   En descendant, gardez le coccyx rentré, pour éviter que votre dos oscille et que vos fesses sortent. Vous devez donc détendre cette région tout en évitant de vous affaisser sur les côtes et sur le bassin (votre posture doit toujours paraître normale).

   Et maintenant, on passe aux choses sérieuses.

3. **Inspirez et levez lentement le pied gauche. Ensuite, tout aussi lentement, posez le pied gauche devant vous, légèrement à gauche, en expirant. C'est d'abord le talon qui doit toucher le sol, après quoi le pied se déroule lentement. Le poids du corps se déplace sur le côté gauche pendant que vous fléchissez le genou gauche.**

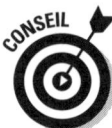

Cela doit ressembler à un pas normal, mais au ralenti. Faites attention de ne pas poser trop brusquement le pied sur le sol devant vous : déroulez la plante du pied, en souplesse et en douceur, de la pointe au talon.

4. **Une fois que vous avez fini de basculer sur le pied gauche et que vous vous sentez stable, inspirez et levez le pied droit, puis expirez et placez la pointe du pied sur le sol, légèrement, au niveau de la cheville du pied gauche (c'est le Pas de centrage, expliqué au chapitre 8). Ne déplacez pas le pied droit pour prendre la position du Pas de centrage avant d'être bien assuré de ne pas chanceler, ni avant d'être bien posé sur le sol, sur toute la plante du pied avant (le pied gauche).**

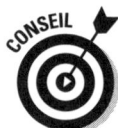

Pour moins chanceler, vous devez non seulement bien descendre, mais aussi utiliser les muscles abdominaux pour le centrage.

5. **Maintenant, faites avec le pied droit un pas légèrement de côté, en veillant à redescendre le talon d'abord et à dérouler doucement et en souplesse tout le pied. Utilisez comme transition le même Pas de centrage qu'à l'étape 4.**

6. **Continuez la marche du Tai Chi jusqu'à ce que vous ayez atteint la limite de votre espace. Puis, faites demi-tour. Avancez en zig zag, en vous écartant légèrement de part et d'autre à chaque pas.**

Évitez de plonger en avant sur la jambe avec le genou fléchi. Soulevez le talon devant vous sans bouger le reste du corps, puis ramenez-le sous vous. Pour ramener le pied dans sa position de départ, vous ne devez pas avoir besoin de pousser sur la jambe. Faites simplement le pas le plus grand possible sans basculer le poids du corps. La marche du Tai Chi, ce n'est pas Goldorak !

Une fois que vous avez pris le pli, pour la marche, essayez aussi en arrière. Vous pouvez, par exemple, parcourir la longueur d'une allée, puis vous arrêter, et repartir en arrière. Bien sûr, il faudra vous assurer qu'il n'y a pas derrière vous de jeunes enfants qui gambadent…

## Mini-formes : Pour être plus fort

Que ce soit clair : je ne parle pas de se faire de gros muscles comme Arnold ou comme Sylvester ! Je parle d'avoir des muscles minces et toniques, qui feront ce que vous voudrez qu'ils fassent, quand vous le voudrez, et qui vous éviteront de vous faire mal non de vous coincer quelque chose.

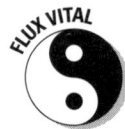

Il faut que vous sachiez que la force que le Tai Chi demande et permet de cultiver, ce n'est pas la force musculaire toute bête, c'est plutôt une force qui vient de l'intérieur. Si vous pratiquez des mouvements en continuité, avec un corps détendu et un esprit tranquille, vous découvrirez en vous une force dont vous n'auriez peut-être pas soupçonné l'existence.

## *Fortifiez vos jambes (position « À cheval » et Position de l'arc)*

Tout le Tai Chi permet de cultiver la force et l'endurance au niveau des jambes et du bassin, surtout quand vous descendez plus bas sur les genoux – ce qui impose davantage d'efforts au bas du corps. Si toutes les formes font travailler la force des jambes, ce sont peut-être les positions de base qui sont les plus centrées sur cet aspect particulier. C'est en pratiquant les positions suivantes que vous vous rendrez le mieux compte que décidément, le Tai Chi, ce n'est pas pour les « nounouilles » :

✔ Position « À cheval » (mini-forme) : pieds parallèles et écartés de la largeur des épaules (voir chapitre 8).

✔ Position de l'arc (mini-forme) : il s'agit de la position de base de l'arc et de la flèche, celle qui, d'une certaine manière, donne l'impression qu'on se jette en avant (voir chapitre 8).

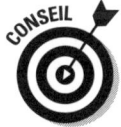

Vous pouvez pratiquer ces positions en vous amusant à faire ce que vous voulez de vos bras, mais dans la mesure où il s'agit de travailler la force des jambes, il ne faut pas que vos bras vous en détournent. Le mieux est peut-être de laisser les bras sur les côtés, surtout au début, ou bien de poser les mains sur les hanches, libres de toute tension.

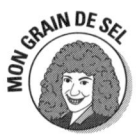

Manny se souvient qu'au début, il arrivait à ses cours de Tai Chi avec une demi-heure d'avance. Seul dans le parc, il pratiquait ses positions : « Ça m'a beaucoup apporté du point de vue de la force et de l'endurance. J'ai été capable de tenir le rythme pendant des cours qui duraient généralement trois ou quatre heures. »

## *Cultivez la force des bras (Debout comme un arbre : mini-forme)*

Projeter le poids du corps, par exemple en faisant des pompes ou en soulevant des haltères, est une chose. Etre capable de garder les bras en l'air, en mouvement ou immobiles, est une chose tout à fait différente.

C'est cela que demande le Tai Chi. C'est pourquoi, dans les formes, vous devez porter une grande attention aux bras. Vous pouvez recourir à des méditations debout, de type Chi Gong (« Debout comme un arbre », par exemple), qui vous obligeront à garder les bras levés et stables (pour plus de détails sur le Chi Gong, voir chapitres 13 et 14).

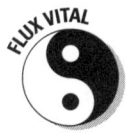

En pratiquant ces méditations, vous faites d'une pierre deux coups. Non seulement vous fortifiez vos bras, ce qui vous permet de mieux faire la forme Yang, version courte (voir chapitres 9 à 11), mais vous apprenez aussi à méditer pendant un temps prolongé, ce qui vous permet de cultiver votre force intérieure et votre paix intérieure.

Pour des détails sur la position des bras, voir chapitre 14. Ici, je ne m'occupe que de la position « Embrasser l'arbre ».

1. **Prenez une position confortable, debout, par exemple une simple posture de Tai Chi (voir chapitre 8).**

2. **Placez les bras dans la position « Embrasser l'arbre ». Maintenez-les ainsi pendant cinq cycles de respiration (cinq inspirations et cinq expirations). Puis abaissez les bras pour les reposer quelques secondes.**

3. **Recommencez, alternez la position bras levés pendant cinq cycles de respiration et les quelques secondes de repos. Faites ainsi pendant dix minutes, ou le plus longtemps possible.**

Chaque semaine (ou toutes les deux semaines, selon la fréquence à laquelle vous pratiquez), ajoutez cinq cycles de respiration à cette position avant d'abaisser les bras. Vous pouvez aussi, une semaine sur deux, maintenir la même durée de la position bras levés mais en ajoutant cinq minutes au temps total. Ainsi, une semaine vous vous entraînez à garder les bras en l'air plus longtemps, et l'autre semaine, vous vous entraînez à pratiquer l'exercice plus longtemps.

Poursuivez cette progression jusqu'à parvenir à garder les bras en l'air pendant une heure sans avoir besoin de les abaisser pour vous reposer.

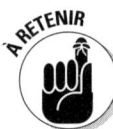

Peut-être ne ressentirez-vous pas le besoin de vous entraîner à garder les bras en l'air pendant une heure. Cela ne fait rien : limitez-vous à 10, 20 ou 30 minutes. Les bienfaits que vous en tirerez seront proportionnels à l'effort, mais quand vous serez parvenu à tenir cette position pendant 10 à 15 minutes, vous aurez sans doute acquis une force et une endurance suffisantes pour faire du bon Tai Chi.

## Mini-formes : Trouvez la flexibilité

Accessoirement, et d'une manière douce, le Tai Chi peut aussi vous permettre de travailler la flexibilité, surtout au niveau du tronc, du bassin, du dos et des jambes. Il ne s'agit pas de faire le grand écart, mais tout de même, la flexibilité, cela peut servir.

Pour devenir plus souple, vous pouvez ajouter à votre programme les trois mini-formes qui suivent et les répéter autant que vous en aurez le loisir.

### D'un côté à l'autre

Il s'agit du mouvement d'échauffement expliqué au chapitre 8. En écartant les pieds et en imprimant un mouvement d'aller-retour à vos hanches, non seulement vous les étirez, mais vous étirez aussi l'intérieur des cuisses ainsi que les jambes.

### *Coup de talon gauche – Coup de talon droit*

Ces mouvements sont expliqués au chapitre 10, où les figures 10-4 et 10-6 vous aideront. Pour un bon étirement, faites ces mouvements lentement, en levant chaque jambe aussi haut que possible tout en maintenant le corps dans une bonne position. Vous pouvez aussi pratiquer cette mini-forme sans les bras et sans les mains : ainsi, vous pourrez peut-être mieux vous concentrer sur la position des jambes et du bas du corps. Cet exercice vous permet de travailler l'équilibre et la force des jambes.

1. **Partez d'une bonne posture de Tai Chi (voir chapitre 8).**

2. **Choisissez un côté, et donnez le premier coup de talon.**

   Veillez à inspirer avant de commencer, et à expirer en donnant le coup de talon.

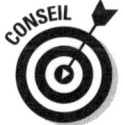

3. **Une fois que le pied a atteint la plus grande hauteur, ramenez-le lentement vers le sol et mettez le poids du corps dessus, de façon que l'autre pied puisse à son tour quitter le sol. Vous faites alors un Pas de centrage (voir chapitre 8).**

4. **À partir du Pas de centrage, donnez un coup de talon de l'autre côté.**

5. **Répétez cet enchaînement.**

   Avec chaque coup, vous avancez légèrement.

Ces coups de talon permettent de travailler l'équilibre ainsi que la force des jambes.

### *Le serpent rampe et le faisan doré se tient sur une patte, gauche et droite*

Voici un mouvement que vous pouvez répéter de chaque côté. Suivez les instructions et répétez l'enchaînement de chaque côté plusieurs fois, comme un tout.

1. **Partez de la position qui termine le « Simple fouet » (voir chapitre 10 et figure 10-1), la main droite dans la position de la « Main qui retombe » (voir chapitre 8) et la main gauche poussant vers l'extérieur sur le côté.**

2. **Faites le « Serpent qui rampe » sur le côté gauche et le « Faisan doré » sur la patte gauche (voir chapitre 11 et figure 11-1). La main gauche passe derrière le corps et descend à côté de la cuisse droite. Vous terminez dans la position du « Faisan doré sur une patte », sur la jambe gauche.**

3. **Du pied droit, celui qui est en l'air, faites un pas en avant et effectuez une transition vers le « Simple fouet », le même qu'au début mais de l'autre côté : c'est maintenant la main *gauche* qui prend la position de la « Main qui retombe » et la main droite qui pousse vers l'extérieur sur le côté.**

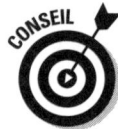

Ici, l'objectif étant principalement la flexibilité, ne vous préoccupez pas trop, au début, de la position exacte des mains.

4. **Rampez et tenez-vous de l'autre côté : le « Serpent qui rampe » enchaîné avec le « Faisan doré » sur la patte droite (voir chapitre 11 et figure 11-2). La main droite passe derrière le corps et descend à côté de la cuisse gauche. Vous terminez dans la position du « Faisan doré sur une patte », cette fois sur la jambe droite.**

5. **Répétez cet enchaînement, avec la transition du « Simple fouet » vers le « Serpent qui rampe sur un côté » puis la transition du « Simple fouet ». Faites ensuite le « Serpent qui rampe » de l'autre côté, jusqu'à ce que vous n'ayez plus assez de place pour continuer. Vous pourrez alors, si vous le voulez, faire demi-tour et répéter la mini-forme en sens opposé.**

## Mini-forme : Vers l'immobilité (Debout comme un arbre)

Pour la tranquillité de l'esprit, le calme corporel et le développement du *chi*, rien ne vaut la pratique de la méditation debout (pour cette mini-forme, voir « Debout comme un arbre », au chapitre 8). Pour bien commencer la journée (et plus sereinement), c'est mieux que d'aller boire un café. La méditation debout peut aussi vous permettre de décompresser un peu pendant la journée. C'est aussi un bon moyen de vous détendre à la fin de votre journée de travail.

La méditation est bienvenue à tout moment, mais l'aube et le crépuscule sont les moments de choix :

- **L'aube** : l'énergie yang du jour commence à croître, et l'énergie yin de la nuit commence à s'estomper (pour plus de détails sur le yin et le yang, voir l'encadré « L'attraction des contraires : le yin et le yang », au chapitre 3). Pratiquer la méditation tôt le matin vous permet d'accueillir le jour avec un esprit frais, ouvert et détendu, pour être prêt à affronter tous les événements de la journée.

- **Le crépuscule** : l'énergie yang se dissipe, tandis que l'énergie yin croît avec le coucher du soleil. Pratiquer la méditation le soir vous permet de stabiliser ou même d'évacuer toutes les scories mentales de la journée pour passer une soirée paisible.

La méditation « Debout comme un arbre », avec ses variantes, est expliquée au chapitre 14. Pour votre méditation quotidienne, changez la position des bras ou alternez les positions à raison d'une position différente chaque jour.

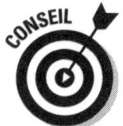

S'il est une position des bras que vous aimez moins que les autres, pourquoi ne pas commencer la semaine avec celle-ci ?

# *Pour être en bonne condition physique*

Le rythme habituellement lent du Tai Chi vous permet d'appliquer et d'apprécier pleinement les règles. Cela ne signifie pas qu'il soit impossible de le pratiquer de façon moins lente : n'oublions pas que le Tai Chi, à l'origine, est une forme d'entraînement au combat (pour plus de détails sur l'histoire du Tai Chi, voir chapitres 5 et 6). Dans un combat, il s'agit de s'activer, c'est une question de vie ou de mort !

Vous pouvez faire n'importe quelle forme, soit seule, soit associée à une ou deux autres. Cependant, avant de pratiquer un style de Tai Chi plus rapide, façon Alvin et les Chipmunks, quelques règles s'imposent :

- ✔ **Sachez d'avance quelles formes vous allez faire, pour pouvoir les enchaîner sans temps mort.** Vous devez donc pouvoir faire ces formes lentement, et bien les réussir, avant de les enchaîner.

- ✔ **Échauffez-vous bien.** En général, le Tai Chi est assez lent pour que vous n'ayez pas nécessairement besoin d'un échauffement. Cependant, si vous accélérez le mouvement, l'échauffement devient indispensable. Faites les mouvements d'échauffement proposés au chapitre 8. Vous pouvez aussi commencer par faire les formes lentement, en guise de deuxième partie de l'échauffement.

- ✔ **Maintenez la précision des mouvements.** Ne faites pas de l'à-peu-près sous prétexte que vous allez plus vite. Si vous n'arrivez pas à maintenir le même degré de précision, ralentissez le rythme pour pouvoir effectuer les mouvements correctement.

- ✔ **Quand vous accélérez le rythme, allez-y avec modération au début.** En d'autres termes, n'allez pas tout de suite le plus vite possible. La première fois que vous essayez d'aller plus vite, allez seulement un petit peu plus vite que d'habitude. Vous pourrez ensuite augmenter progressivement la vitesse, par petits paliers.

- ✔ **Relâchez progressivement.** Si vous bougez plus vite, vous aurez aussi besoin de répéter plus lentement les formes que vous aurez choisies, afin de vous détendre. Ensuite, vous pouvez aussi vous détendre en reprenant certains des mouvements d'échauffement.

Certains mouvements de la forme Yang, version courte se prêtent bien à une accélération du rythme. Vous pourrez les faire soit sur place, soit en traversant la salle :

✔ « Saisir la queue de l'oiseau » (voir chapitre 9)

✔ « Mouvoir les mains comme les nuages » (voir chapitre 10)

✔ « Brosser les genoux » (voir chapitre 9)

✔ « Coup de talon gauche » et « Coup de talon droit » (voir chapitre 10)

✔ « Séparer la crinière du cheval » (voir chapitre 9)

# Chapitre 18

# Accordez-vous un moment de Chi Gong

*P*ratiquer le Chi Gong ne demande pas nécessairement un temps prolongé. Si vous voulez faire des petites pauses au cours de la journée, quelques minutes suffisent pour pratiquer certaines positions et certains mouvements qui vous permettront de stimuler votre *chi*. Pour vous initier à quelques mouvements de Chi Gong que vous pourrez essayer dès que vous disposerez ne serait-ce que d'un tout petit laps de temps, jetez un coup d'œil au chapitre 14.

Cela dit, même si certains mouvements de Chi Gong ne demandent que quelques minutes, peut-être allez-vous vous demander comment vous devez les choisir, quand et pourquoi. Assignez des objectifs spécifiques à certains mouvements, de façon à les pratiquer en fonction de vos besoins.

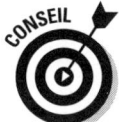

Dans ce chapitre, je vous propose cinq mini-pauses Chi Gong. Souvent, je vous renvoie au chapitre 14. Si nécessaire, je vous renvoie aussi aux instructions que je donne dans les autres chapitres, mais je reprends ici l'essentiel pour que vous puissiez travailler sans problème. Quand il s'agit d'un nouveau mouvement, je donne les instructions. Ne vous inquiétez pas, les nouveaux mouvements sont simples.

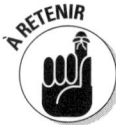

Le Chi Gong fait aussi partie des arts martiaux. Il consiste surtout à trouver son énergie et à libérer le flux énergétique à travers le corps. On dit qu'en permettant à cette énergie de circuler continuellement, on se porte mieux, on est plus heureux et on peut mieux pratiquer son Tai Chi (je présente le Chi Gong au chapitre 6, je l'explique plus en détail au chapitre 13 et je donne davantage d'informations sur les mouvements et la méditation au chapitre 14).

Remarquez que j'utilise deux mouvements tirés des Huit Trésors (voir chapitre 14). De façon générale, pour tirer le plus de bienfaits de ces huit mouvements, il convient de les pratiquer tous en une seule séance, et dans l'ordre dans lequel ils sont présentés au chapitre 14. Cependant, même si j'en isole deux ici, pour les mini-pauses Chi Gong, les bienfaits restent importants. Je vous promets que même si vous ne pratiquez pas l'ensemble de ces mouvements, la colère des cieux ne s'abattra pas sur votre tête pour autant.

## Fixez des objectifs à vos mini-pauses Chi Gong

Naturellement, vous pouvez intégrer ces mini-pauses dans un programme plus vaste. Vous pouvez aussi les faire pour d'autres raisons. Trois objectifs peuvent cependant être couramment soulignés :

- **Vous requinquer** : qui n'a pas besoin, de temps à autre, d'un petit remontant ? Pour bien commencer la matinée ou bien après le travail, faites donc une pause Chi Gong ! Stimuler un peu la circulation de l'énergie, voilà pour vous revigorer et vous donner un petit coup de jeune !

- **Évacuer le stress** : si vous avez besoin de vous requinquer, c'est que vous avez probablement besoin aussi d'évacuer le stress. En choisissant le bon mouvement, vous pourrez trouver le moyen d'être moins anxieux et plus serein.

- **Chasser le mauvais *chi*** : faire circuler le *chi*, c'est bien, mais il faut aussi que ce soit le bon *chi*. Le mauvais *chi* provient des autres, du stress, ou d'un mauvais état de santé. C'est en chassant le mauvais *chi* que vous pourrez faire de la place pour le bon.

## Essayez les mini-pauses Chi Gong

Ces mouvements ne sont qu'un début ! Vous pouvez en enchaîner deux ou trois, pour remplir l'intervalle de temps que vous voudrez. Plus vous en ferez, et mieux vous saurez en tirer les bienfaits. Avec un peu de créativité, vous pourrez en faire un peu plus (au chapitre 19, vous trouverez quelques exemples d'association du Chi Gong au Tai Chi, pour plus de variété encore dans vos mini-pauses).

# Place au Chi Gong !
# Mini-pauses : Tonus et énergie

Pratiquement tous les mouvements du Chi Gong vous permettent de retrouver du tonus, d'une manière ou d'une autre. Pour atteindre ce but en particulier, voici deux suggestions.

### Frappez, frottez et regardez derrière vous

Au Chi Gong, on peut vous demander de vous frapper vous-même. Oui, vous avez bien lu. Pas de panique, attendez que je vous dise : à mon premier cours de Chi Gong, j'avais été un peu décontenancée, mais j'ai persévéré. Il fallait bien suivre le mouvement, non ? Et j'ai été surprise de me rendre compte comme cela faisait du bien. Vous aussi, vous allez être surpris.

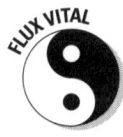

En vous frottant et en vous frappant, vous stimulez la circulation et les muscles, comme on le ferait avec un massage. Ces mouvements permettent aussi de stimuler le flux du chi.

1. **Prenez une bonne posture de Chi Gong (c'est-à-dire une bonne posture de Tai Chi, celle du chapitre 8).**

2. **Faites le mouvement « Regardez derrière vous » extrait des Huit Trésors (voir chapitre 14).**

3. **Reprenez la posture de Chi Gong la plus simple et, à l'aide de vos mains, frappez-vous doucement sur tout le corps, en essayant à chaque « claque » de couvrir la plus grande surface possible avec la paume de la main. Frappez-vous le cou, les épaules, les bras, les fesses et les jambes : toutes les parties que vous pourrez atteindre.**

   Si vous le voulez, vous pouvez ensuite vous frotter, ou bien alterner les claques et les frottements.

4. **Reprenez une bonne posture de Chi Gong, et répétez le mouvement « Regardez derrière vous », puis frappez-vous et frottez-vous.**

   Répétez ces deux mouvements autant de fois que vous voudrez.

### Stimulant en trois parties

Cette mini-pause n'est pas un mouvement du chapitre 14, c'est pourquoi je vous l'explique ici en détail. Manny, mon collaborateur, met souvent ce mouvement au programme de ses cours de Tai Chi (pour plus d'informations sur les liens entre Tai Chi et Chi Gong, voir chapitres 6 et 13). Cette mini-pause comporte trois parties : n'en oubliez aucune et faites-les dans l'ordre, pour en tirer le maximum de bienfaits sur le plan énergétique.

Vous pouvez pratiquer cet exercice de stimulation à différents moments :

> ✔ À la fin de l'échauffement, mais avant de commencer vos formes et vos positions.
>
> ✔ À la fin du cours ou de votre séance de Tai Chi, pour vous redonner de l'énergie.
>
> ✔ N'importe quand, et plus particulièrement lorsque vous vous rendez compte que vous êtes resté assis trop longtemps (mais n'essayez pas de le faire dans les toilettes d'un avion).

### Prenez le temps de respirer

1. **Partez d'une bonne posture de Tai Chi (voir chapitre 8). N'oubliez pas de fléchir les genoux, mais dans la limite du confortable. Vos mains reposent devant vous, légèrement posées sur les cuisses, comme si vous portiez une pile de dictionnaires bien lourds. Les bras sont presque tendus, et les doigts des deux mains sont pointés vers l'intérieur et se touchent presque.**

2. **Inspirez et laissez vos bras partir sur les côtés et vers le ciel, presque comme si vous faisiez un grand saut sans bouger les pieds. Lorsque les bras arrivent à la hauteur des épaules, tournez les paumes vers le ciel. Les bras continuent de monter jusqu'à se trouver juste au-dessus de la tête (comme le « Y » dans les mouvements qui accompagnent la chanson « YMCA »). Sentez votre corps s'élever et flotter en hauteur au moment où vos bras se lèvent, mais sans que les genoux se tendent entièrement. Restez enraciné pour tirer de la terre tout le chi possible.**

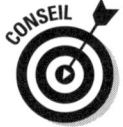

   Essayez de coordonner la respiration et le lever des bras, afin de finir d'inspirer au moment où vos bras parviennent au sommet.

3. **Vos bras étant au sommet, faites une pause d'une seconde. Tournez doucement les paumes des mains vers l'extérieur. Puis expirez lentement et profondément tout en redescendant sur les genoux. Les mains reviennent à leur position initiale, sur les cuisses, devant vous.**

4. **Répétez ce mouvement 4 à 6 fois, ou même 10 à 12 fois, avant de passer à la deuxième partie.**

### Stimulez les organes internes

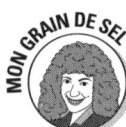

Pour cette deuxième partie, j'aime beaucoup l'analogie que propose Manny : pour lui, c'est comme le fait de secouer une bouteille de soda, sauf que la bouteille, c'est votre corps. Alors, ma vieille, ça va gigoter !

En Occident, les gens se soucient toujours de leurs muscles externes : de leur aspect, de leur consistance, etc. En fait, dans nos sports traditionnels (jogging, vélo, etc.), le sang circule à travers des organes internes pour atteindre les muscles qui travaillent. C'est tout le contraire des disciplines asiatiques, où ce sont les organes internes et leur bon fonctionnement qui comptent le plus.

Dans cette deuxième partie, il s'agit surtout des organes internes. Vous constaterez peut-être des ressemblances avec certains mouvements des Huit Trésors du chapitre 14.

1. **Adoptez la posture du Tai Chi traditionnelle (voir chapitre 8). Les bras pendent librement, naturellement et confortablement sur les côtés.**

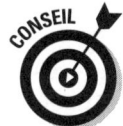

Pendant tout l'exercice, gardez tout le haut du corps relâché et détendu. Les bras restent libres, et si vous êtes suffisamment détendu, vos muscles faciaux peuvent même tressaillir ! Ne vous inquiétez pas, personne ne vous regarde.

2. **Dressez-vous sur la pointe des pieds, puis laissez retomber rapidement les talons au sol. Ne pensez pas à abaisser les talons avec soin, comme pour ne pas écraser des œufs. Pensez plutôt à laisser rapidement les talons retomber sur le sol, comme si vous vouliez écraser un ou deux œufs. Répétez cela pendant 10 à 15 secondes.**

Les genoux restent dans la même position, légèrement fléchis, pendant tout ce temps. Tout le mouvement se fait au niveau des pieds et des chevilles. Au-dessus, tout le reste ne fait que suivre.

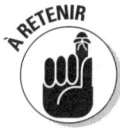

Ici, ne cherchez pas la performance. Ne cherchez pas à monter le plus haut possible. Montez juste assez pour pouvoir bien faire retomber les talons. Cela ne représentera peut-être que la moitié de l'amplitude maximale. En retombant, vos talons doivent frapper vigoureusement le sol à chaque fois.

3. **Montez une dernière fois sur la pointe des pieds, un peu plus haut et un peu plus lentement cette fois-ci, puis laissez retomber les talons au sol très sèchement.**

Cela nous fait une séquence. Si vous l'effectuez correctement, vous devez commencer à éprouver une sensation de fourmillement dans les paumes des mains au moment où vous terminez, due au surcroît de flux d'énergie montant à travers les jambes et à travers le corps.

4. **Répétez ce mouvement 4 ou 5 fois, ou même 10 à 12 fois, si vous avez assez de temps. N'oubliez pas qu'il s'agit de tout secouer, donc ne retenez rien.**

Si vous avez des problèmes de dos, si vous suivez un traitement d'orthétique ou si vous avez des problèmes de pieds (fascite plantaire, talalgie), ne faites pas ce mouvement, à moins que votre médecin ne vous donne le feu vert.

### *Massez aussi les organes internes*

Quand vous vous faites masser, cela vous fait du bien, n'est-ce pas ? Imaginez simplement le bien que pourrait vous faire un massage des organes internes ! Non seulement vous éprouveriez cette même sensation agréable, mais cela stimulerait aussi votre circulation, tout en libérant le flux de chi.

1. **Tenez-vous pieds parallèles, les chevilles se touchant. Fléchissez légèrement les genoux et penchez le corps en avant d'environ 45 ° à partir du bassin.**

   Pour ménager votre dos, gardez la colonne vertébrale bien droite. Ne vous affaissez pas au niveau du bas du dos, penchez-vous en utilisant l'articulation des hanches comme pour vous plier en deux.

   On arrive maintenant au massage.

2. **Dans cette position inclinée, imaginez qu'une corde descende sur vos épaules et qu'elle pende des deux côtés. Faites comme si vous utilisiez les extrémités de cette corde pour tirer des seaux d'un puits. Cependant, n'utilisez pas les bras : laissez-les pendre comme des spaghettis. Faites comme s'ils n'existaient pas. Soulevez une épaule, puis l'autre, en alternance. Votre corps doit osciller comme un serpent.**

3. **Continuez ce mouvement – lentement – pendant deux minutes.**

   Tant que vous ne vous penchez pas trop, ce mouvement peut être bon pour votre dos. En revanche, si vous avez des problèmes de dos, ne faites pas ce mouvement sans l'accord de votre médecin. Il y a un certain nombre d'années déjà, Manny avait eu des problèmes de dos. Il dit que ce mouvement lui a permis de garder un dos souple, de l'étirer et de le fortifier.

## Mini-pauses : Pour évacuer le stress

Ai-je vraiment besoin de vous expliquer l'intérêt d'évacuer le stress ? Non, c'est bien ce que je pensais. J'irai donc droit au but, pour vous proposer deux autres mini-pauses Chi Gong.

### Debout pour trouver la paix

Un des grands bienfaits de la pratique du Chi Gong, c'est la façon dont elle permet d'éliminer le stress. Au niveau de l'organisme, le stress provient souvent des tensions musculaires. Un peu de Chi Gong permet de relâcher les muscles qui sont tendus, et ainsi de s'assurer une détente durable et réelle des muscles et du mental.

Cette mini-pause reprend tout simplement un autre mouvement présenté dans ce livre. Bien qu'elle soit la plus courte et la plus simple, elle permet bien d'illustrer l'importance d'une position debout dans la tranquillité.

Pour faire ce mouvement, inspirez-vous de « Debout comme un arbre » et des positions de mains du chapitre 14.

Vous n'avez pas besoin de pratiquer cette mini-pause parallèlement à un programme. Que vous disposiez de cinq minutes ou d'une demi-heure, vous pouvez vous tenir debout comme un arbre. Avez-vous déjà vu un arbre stressé ?

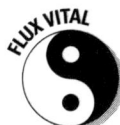

La pratique de la méditation vous permet de vous concentrer sur un point, d'éviter de vous laisser distraire et de chasser les pensées stressantes. En pratiquant cet exercice de façon quotidienne, vous pouvez créer une sorte de bulle de sérénité qui vous enveloppera et qui sera toujours avec vous, où que vous soyez.

Alors soyez l'arbre, et trouvez votre bulle de sérénité.

### Secouer et remuer

Pour cette mini-pause, vous reprenez deux des Huits Trésors (voir chapitre 14). Vous pouvez aussi vous contenter d'un seul des deux. Personnellement, j'ai un point faible pour « Remuez la tête et la queue ».

1. **Répétez 3 à 6 fois « Penchez-vous et remuez la tête et la queue », extrait du programme des Huit Trésors. Vous pouvez aussi en faire davantage, si vous le désirez.**

2. **Répétez plusieurs fois « Secouez l'arrière du corps », extrait du programme des Huit Trésors.**

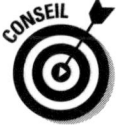

Faites bien le même nombre de mouvements de chaque forme. En d'autres termes, ne faites pas, par exemple, neuf fois « Remuez… » et seulement une fois « Secouez… ».

# Mini-pause : Chassez le mauvais chi

Dans la pratique du Chi Gong, les choses se déroulent en grande partie au niveau mental : l'imagerie joue un rôle important, et l'on mobilise les ressources de l'esprit. Si vous y croyez, alors vous pouvez libérer votre chi, éliminer les mauvaises énergies et trouver la paix. Y croire n'est pas toujours facile, surtout pour ceux qui ont un cerveau gauche nettement dominant, ceux qui s'en tiennent aux faits. Mais ce sont peut-être ces personnes, justement, qui auraient le plus besoin de faire ces mouvements.

Si vous avez l'impression que votre chi stagne un peu trop – comme un ruisseau qui s'assèche en été –, cette forme brève vous aidera.

1. **Partez d'une bonne posture de Tai Chi (voir chapitre 8). Les genoux restent légèrement fléchis pendant ce mouvement. Les bras et les mains pendent sur les côtés, libres de toute tension.**

2. **Inspirez et élevez les mains devant vous, à la hauteur des épaules, pendant l'inspiration. Les mains restent écartées de la largeur des épaules, paumes vers le ciel. Les coudes sont légèrement fléchis et pointent vers le sol.**

3. **Au moment où les mains arrivent à la hauteur des épaules, ramenez-les aux épaules (la main droite à l'épaule droite et la main gauche à l'épaule gauche), tout en tournant doucement les paumes vers le devant.**

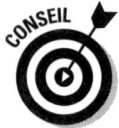

Ce mouvement se fait dans la continuité et la constance. Depuis le moment où les mains sont pendantes jusqu'au moment où elles sont levées et en train de revenir, tout est dans le flux. Si ce mouvement était une phrase, cette phrase ne contiendrait aucune ponctuation.

4. **Expirez et poussez vers l'avant avec les mains, loin du corps, pendant l'expiration. Ensuite, les mains reviennent à leur position de départ, sur les côtés.**

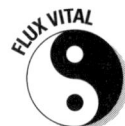

C'est là que l'esprit intervient : en élevant les mains et en inspirant, pensez qu'avec les mains et par la respiration, vous amassez et vous absorbez du bon *chi* tout nouveau. En tournant les paumes des mains vers l'extérieur, en poussant vers l'extérieur et en expirant, pensez que vous sortez tout le mauvais *chi* de votre corps et que vous l'éliminez de votre existence. Visualisez-vous aussi en train d'expulser le *chi* stagnant, à travers l'expiration.

5. **Faites ce mouvement pendant quelques minutes, ou bien aussi longtemps que cela vous semblera nécessaire.**

# Chapitre 19

# Associez le Chi Gong et le Tai Chi

. . . . . . . . . . . . . . . . . . . . . . . . . . . . . . . . . . . . . . . . . . . . .

*Dans ce chapitre :*

▶ Associez le Chi Gong au Tai Chi dans un enchaînement court

▶ Envisagez plusieurs enchaînements possibles en fonction de vos besoins

. . . . . . . . . . . . . . . . . . . . . . . . . . . . . . . . . . . . . . . . . . . . .

À qui sait s'impliquer et faire preuve de motivation, le Tai Chi et le Chi Gong peuvent apporter beaucoup de choses. Bien qu'ils soient généralement pratiqués comme deux disciplines différentes, ils peuvent être réunis de différentes manières pour cultiver un niveau élevé de *chi* et une bonne santé. Dans ce chapitre, je vous propose quelques suggestions sur la façon dont vous pouvez pratiquer le Tai Chi et le Chi Gong ensemble. En approfondissant, vous pourrez trouver par vous-même de nouvelles manières de les associer, en fonction de vos besoins. N'ayez pas peur d'expérimenter, à mesure que vous en saurez assez pour sentir que vous pouvez vraiment le faire.

## Décidez quel genre de bienfait vous voulez en tirer

En fonction de votre objectif, vous pouvez enchaîner des mini-séries de mouvements de Tai Chi et de Chi Gong fondées sur deux notions :

✔ **La similarité** : vous souhaitez travailler l'immobilité, ou l'équilibre, ou l'ancrage au sol, etc. Choisissez alors des mouvements de Tai Chi et de Chi Gong appropriés.

✔ **Le contraste** : vous souhaitez travailler l'enchaînement entre plusieurs types de mouvements, par exemple entre des mouvements yin (plus doux) et des mouvements yang (plus énergiques) (voir chapitre 3). Enchaînez donc deux mouvements choisis pour vous faire travailler sur le contraste et sur le passage d'un sentiment à un autre.

# Faites-le à votre manière à vous

Ces mini-enchaînements que je vous propose, vous pouvez les faire à votre manière. Ce sont des exemples pour démarrer, mais je vous encourage à les personnaliser ! Réunissez deux, trois ou quatre enchaînements ou échauffements, selon vos besoins, votre emploi du temps ou vos capacités. Choisissez ceux que vous préférez, et choisissez ceux qui présentent tout de même une petite difficulté pour vous. Choisissez des mouvements similaires ou bien des mouvements contrastés.

Pour les formes dont je parle ici, les instructions et les illustrations se trouvent dans les chapitres 8 à 11 et dans le chapitre 14. Je donne les détails nécessaires pour les transitions et je vous renvoie ensuite au chapitre et à l'illustration appropriés, pour plus de facilité. Pour les nouvelles formes, toutes les instructions sont ici. Je vous précise aussi les références aux concepts de base dans les autres chapitres, afin que vous puissiez mieux saisir la signification de chaque chose et pour que vous puissiez mieux apprendre.

## Mini-enchaînement : Yin et yang

Cet enchaînement comporte deux choses :

- Les contraires, dans les mouvements d'avance (yang) et de recul (yin) de «Saisir la queue de l'oiseau », extrait de la forme Yang, version courte présentée aux chapitres 9 à 11.
- Le yin et le yang du mouvement « Saisir la queue de l'oiseau » associés à l'immobilité (yin) d'une position de méditation version Chi Gong, visant l'accumulation du *chi* (pour plus de détails, voir chapitres 3 et 13).

### Méditation sur le chi avec « Saisir la queue de l'oiseau » et « À cheval »

Alternez « Saisir la queue de l'oiseau » sur un côté avec une position « À cheval » centrée sur le Dan Tien (à propos du Dan Tien, voir chapitre 13).

1. **Saisissez la queue de l'oiseau, cinq fois à droite. Les instructions et les illustrations correspondantes sont dans le chapitre 9.**

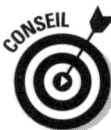

Pour faire ce mouvement plusieurs fois, vous pouvez avancer le pied arrière et passer ainsi de la position qui termine le mouvement «Pousser» au Pas de centrage. Ensuite, vous pouvez simplement échanger les positions des pieds dans le Pas de centrage, puis aller vers le prochain mouvement « Saisir la queue de l'oiseau », du même côté.

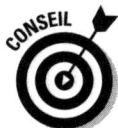

Essayez de faire ce petit enchaînement sans passer par le Pas de centrage. En effet, en restant enraciné dans la Position de l'arc et en éliminant la petite pause, vous fortifiez vos jambes et vous évitez d'interrompre le flux du *chi*.

Je vous suggère de faire ce mouvement cinq fois, mais vous pouvez en faire plus ou en faire moins, selon le temps dont vous disposez et selon vos capacités.

2. **Redescendez en arrière avec le poids du corps sur la jambe gauche, en ayant soin de fléchir le genou. Faites pivoter le pied droit sur son talon, vers l'intérieur, en vous tournant vers la gauche pour terminer dans une position « À cheval » (voir chapitre 8). Corrigez la position du pied gauche pour qu'il soit lui aussi orienté tout droit vers l'avant et parallèle au pied droit.**

Prenez garde de n'avoir aucun poids sur la jambe dont le pied pivote, afin de ne pas vous faire mal au genou ni à la hanche. Ne faites pas pivoter le pied jusqu'à l'inconfort.

3. **En arrivant dans cette position, amenez les mains devant le buste, dans une position « Embrasser l'arbre » (voir chapitre 14).**

4. **Imaginez que l'arbre se rétrécisse pour devenir un ballon de volley. Les bras et les coudes flottent sur les côtés, de telle sorte que vous puissiez tenir ce ballon entre les mains devant le Dan Tien, ou au niveau du nombril, les doigts partant vers l'extérieur. Gardez cette position.**

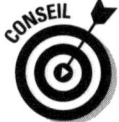

Une fois que vous maîtrisez la position du Dan Tien, vous pouvez prendre directement cette position au moment où vous passez à la position « À cheval », sans passer par la position « Embrasser l'arbre ».

5. **Inspirez lentement et en profondeur. Pensez au *chi* qui s'accumule dans votre Dan Tien. En expirant lentement et pleinement, pensez que le *chi* gagne le ballon imaginaire que vous tenez et le remplit d'énergie. Inspirez et expirez ainsi à cinq reprises.**

6. **Répétez ce processus, en faisant cette fois le mouvement « Saisir la queue de l'oiseau » à gauche. Déplacez le poids du corps sur le pied gauche, puis faites pivoter le pied droit vers l'intérieur, sur son talon. Redéplacez le poids du corps sur la jambe droite, puis écartez le pied gauche pour former la Position de l'arc. Pour « Saisir la queue de l'oiseau » sur la gauche, suivez les instructions du chapitre 9.**

7. **Répétez « Saisir la queue de l'oiseau » cinq fois à gauche et enchaînez la transition du pivot sur le pied telle qu'elle est expliquée à l'étape 2, pour prendre la position du Chi Gong. Ensuite, répétez les étapes 3 à 5.**

Vous pouvez continuer à alterner la forme « Saisir la queue de l'oiseau » et la position « À cheval », aussi longtemps que vous le désirez.

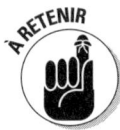

Quand vous répétez un mouvement, évitez de presser. Si cela vous fait du bien de rester plus longtemps ou d'en faire plus, restez plus longtemps, et faites-en plus.

# Mini-enchaînement : Orbite microcosmique

Cet enchaînement associe le mouvement latéral de « Mouvoir les mains comme les nuages » à un mouvement de Chi Gong qui vous permet de faire circuler votre *chi* à travers votre corps et à travers son orbite microcosmique (à propos de l'orbite microcosmique, voir chapitre 13).

### Mouvoir les mains comme les nuages et orbite microcosmique

Ici, comme dans le premier mini-enchaînement, vous alternez deux mouvements. Cependant, cette fois-ci, vous passez du mouvement latéral dynamique de « Mouvoir les mains comme les nuages » à la méditation de l'orbite microcosmique, stationnaire mais très bénéfique.

1. **Faites la forme « Mouvoir les mains comme les nuages » en appliquant cinq étapes d'abord à gauche (voir chapitre 10).**

2. **Écartez le pied gauche pour prendre une bonne posture, la posture du Chi Gong qui est aussi la posture du Tai Chi (voir chapitre 8).**

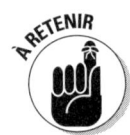

   Les pieds ne doivent pas être trop écartés : de la largeur des épaules à peu près, le poids du corps bien centré sur les deux pieds.

3. **Passez à la méditation de l'orbite microcosmique (voir chapitre 14). Pour plus de détails sur l'orbite microcosmique, voir chapitre 13.**

4. **Repassez à « Mouvoir les mains comme les nuages », cette fois en allant à droite. Puis pratiquez debout la méditation de l'orbite microcosmique.**

# Mini-enchaînement : Pour le chi

On reprend ici l'ouverture traditionnelle de la forme Yang, version courte, pour son entraînement à l'équilibre sur le sol, puis on travaille davantage le *chi* grâce à un mouvement de Tai Chi et de Chi Gong. Pour plus de détails sur le *chi*, voir chapitres 3 et 13.

### Commencement, Séparer la crinière du cheval et Chi Gong de la marche

Ici, on enchaîne non plus deux, mais trois mouvements. Cela vous permet un choix supplémentaire lorsque vous personnaliserez ce mini-enchaînement. Ici, chaque mouvement est d'un type différent, ce qui vous oblige à veiller à ne pas laisser le *chi* partir dans tous les sens, surtout lors des transitions.

1. **Partez du « Commencement », dit aussi « Ouvrir la porte » (voir chapitre 9). Pour vous concentrer au départ, servez-vous des mouvements vers le haut et vers le bas, destinés à amasser le *chi*.**

2. **Concentrez-vous sur le yin et le yang des mains qui s'élèvent et sur la descente du corps, puis sur les mains qui plongent et sur le corps qui s'élève. Faites ce mouvement cinq fois, en inspirant quand les mains s'élèvent et en expirant quand elles descendent.**

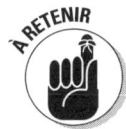

Je conseille un certain nombre de répétitions, mais vous pouvez toujours décider d'en faire moins ou d'en faire plus. Rien n'est gravé dans le marbre.

3. **À la fin des répétitions du « Commencement », déplacez le poids du corps sur la jambe droite pour faire un Pas de centrage (à propos des Pas de base, voir chapitre 8). En même temps, les bras prennent la position « Tenir le ballon », main droite au-dessus et main gauche au-dessous (voir chapitre 8 également).**

4. **Inspirez, puis expirez en écartant le pied gauche pour faire le mouvement « Séparer la crinière du cheval » (voir chapitre 9).**

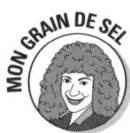

Ne vous crispez pas sur cette transition. Elle est expliquée au chapitre 9, et elle devrait vous être facile, car en réalité, dans la forme Yang, version courte, « Séparer la crinière du cheval » est le mouvement qui suit le « Commencement ».

5. **Redéplacez le poids du corps vers le pied droit pour faire un Pas de centrage, et reprenez la position « Tenir le ballon ». Ainsi, vous pouvez répéter « Séparer la crinière du cheval » autant de fois que vous le désirez.**

6. **Après ces répétitions, déplacez à nouveau le poids du corps sur la jambe droite, mais cette fois, vous vous préparez à écarter le pied pour le Chi Gong de la marche.**

7. **Commencez votre Chi Gong de la marche avec le pied gauche. Faites cinq pas très lents avec chaque pied – ou plus, si vous le désirez, même autant que vous voudrez, mais sans rentrer dans un mur.**

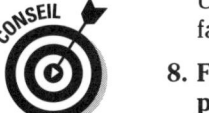

Une fois que vous aurez terminé votre marche, peut-être vous faudra-t-il faire demi-tour avant de répéter l'enchaînement.

8. **Finissez votre marche en plaçant les deux pieds dans une bonne posture de Tai Chi – ou de Chi Gong. Vous voilà prêt à répéter tout l'enchaînement, en commençant par... le « Commencement », bien sûr.**

# Sixième partie
# La partie des Dix

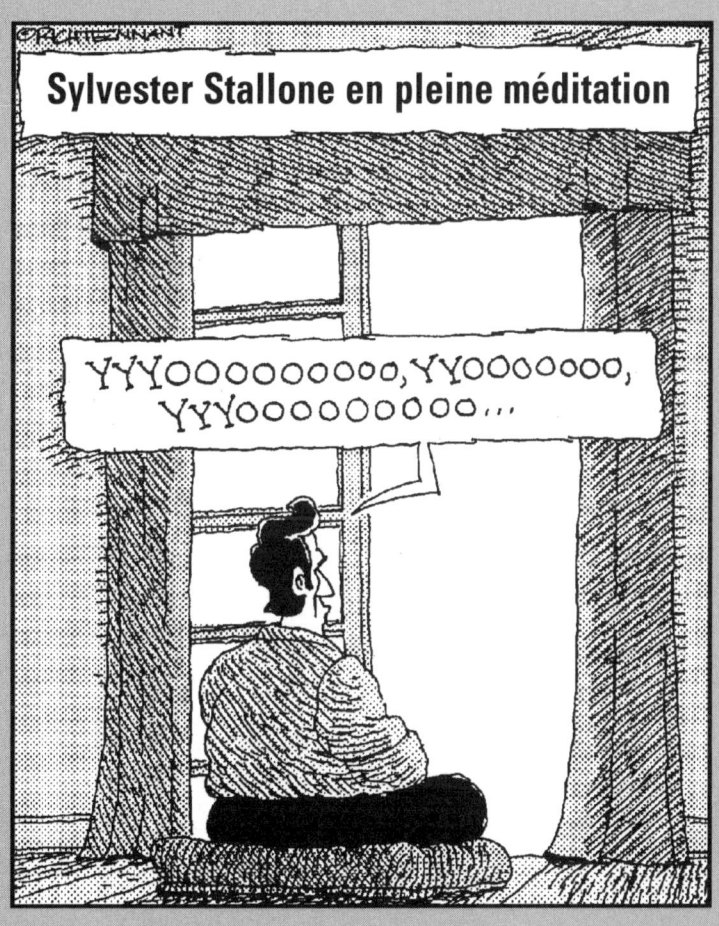

Sylvester Stallone en pleine méditation

## Dans cette partie...

Ici, vous avez de quoi vous distraire. Dans les autres parties aussi, tout de même, mais la sixième partie, vous pouvez vous en servir n'importe quand, même dans votre vie quotidienne. Elle est concise et facile à lire. Vous y trouverez des fragments de philosophie du Tai Chi, quelques citations et quelques enseignements du Tao. Ce que y vous trouverez, vous pourrez le lire et le relire à volonté. Au début, ce sera une distraction mais, faites-moi confiance, au fur et à mesure que vous progresserez dans votre pratique du Tai Chi, revenez sur les chapitres qui suivent, et les conseils et les suggestions que vous y trouverez, vous les relirez à chaque fois sous un nouvel angle. Vous remarquerez des détails qui vous auront échappé à la précédente lecture. Vous verrez !

# Chapitre 20

# Dix bienfaits apportés par la pratique du Tai Chi

................................................................

*Dans ce chapitre :*

▶ Comment être moins stressé et moins anxieux

▶ Comment voir la vie autrement

▶ Comment être en meilleure santé

▶ Comment progresser en flexibilité

▶ Comment parfaire votre posture

................................................................

L a pratique du Tai Chi – ou du Chi Gong, de la même manière, ou de n'importe quelle autre discipline chinoise de type corps-esprit – peut vous apporter toute une liste de bienfaits sur le plan mental et sur le plan physique.

Vous aurez peut-être un peu de mal à le croire, mais il est possible de tirer tous ces bienfaits du Tai Chi simplement en faisant certains mouvements qui, extérieurement, à tous égards, semblent tout à fait élémentaires. À vous d'y croire ou non, mais les bienfaits que vous pourrez constater sur vous-même peuvent dépendre de cette conviction.

Cette liste n'est pas exhaustive. Elle n'a pas non plus été étudiée, testée, validée ni prouvée scientifiquement. Peut-être certains de ces bienfaits ne seront-ils jamais prouvés (pour plus de détails, et notamment pour un petit aperçu de ce que disent les scientifiques – et de ce qu'ils ne disent pas – jetez un coup d'œil au chapitre 2).

Que vous en tiriez tous ces bienfaits, je ne peux pas vous le garantir. Je ne peux pas non plus affirmer que vous n'en tirerez pas d'autres. Chacun a ses points faibles et ses points forts. Aussi, chacun y trouvera autre chose.

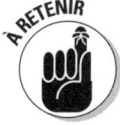

Tout résultat tangible que vous pourrez constater dépendra, pour une part non négligeable, de l'effort avec lequel vous aurez pratiqué. Si vous pratiquez votre Tai Chi une fois tous les 36 du mois et de façon machinale, vous n'en tirerez pas grand-chose. En revanche, si vous le pratiquez avec assiduité et si vous travaillez sérieusement les bonnes formes, avec les bonnes techniques et en appliquant toutes les règles de base, vous pourrez en tirer tous les bienfaits que comporte cette liste, et même davantage encore.

# Soyez moins stressé et moins anxieux

Il me semble que de plus en plus de gens commencent à en avoir assez de cette société toujours plus frénétique dans laquelle nous vivons, sans compter la frustration de ne pas parvenir à lever le pied (si j'ose m'exprimer ainsi).

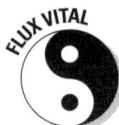

Le Tai Chi peut être votre île dans la tempête (c'est poétique, non ?). Lutter contre le stress ou chasser l'anxiété, voilà sans doute la première raison pour laquelle tant de gens y viennent. Même si vous n'accrochez pas tout de suite – dans la réalisation d'une forme ou dans la compréhension de cette histoire de *chi* – vous vous sentirez probablement un tout petit peu mieux même après un seul cours. Pourquoi ? Parce qu'à un moment donné, vous éprouverez ce sentiment de ralentir, de lever le pied : vous pourrez commencer à respirer et à trouver votre paix intérieure.

On parle parfois du Tai Chi comme d'une « méditation dans le mouvement » ou d'une « méditation par le mouvement ». Ce n'est pas pour rien. Un peu de méditation peut suffire à vous rendre moins stressé et moins anxieux, et à atténuer ce sentiment que vous pouvez éprouver d'être dépassé ou surmené.

# Videz votre esprit

La clarté du mental et la réduction du stress vont certainement de pair. Qui peut échapper au stress tout en ayant toujours dans la tête un tas de choses qui défilent comme des boules dans une loterie ?

C'est en devenant moins stressé que l'on parvient à se vider l'esprit et à concentrer toute son attention sur le moment présent. Le Tai Chi fait partie des arts du mouvement qui réunissent l'esprit et le corps. Cette réunion consiste à assigner la même place au corps et à l'esprit au même moment, ce qui vous permet de vivre pleinement le moment présent au lieu de passer votre temps à vous préoccuper de ce qui pourrait de passer, de ce qui s'est passé et de ce qui va se passer.

En vivant le moment présent avec un esprit clair, vous évitez de vous consumer de culpabilité ou de regret à propos d'événements du passé auxquels vous ne pouvez rien changer. Vous évitez, de la même manière, de vivre dans la crainte que certains événements futurs se produisent – ou ne se produisent pas.

# Changez votre façon de voir la vie

Comme un certain nombre d'autres activités, le Tai Chi peut procurer un sentiment d'accomplissement et de succès. Pour cette seule raison, vous pouvez vous sentir mieux dans votre existence. Cependant, le Tai Chi va plus loin. Au Tai Chi, le sentiment d'accomplir quelque chose ne vient pas de l'extérieur, il ne provient pas d'une performance particulière ni d'une comparaison avec les autres : il ne concerne que vous, et doit venir de l'intérieur. Maintenant, je ne prétends pas qu'aucune autre activité ne puisse engendrer ce genre de sentiment grâce à des facteurs intrinsèques ou internes, mais je considère qu'au Tai Chi, seul compte ce qui se produit à l'intérieur de vous-même.

La plus modeste manifestation du *chi* à l'intérieur de vous peut à elle seule être le signe du succès. Le simple fait de pratiquer, un jour donné, est une victoire qui vous permet de mieux vivre tout ce qui se produit autour de vous.

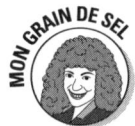

Manny dit que pour réussir dans sa pratique du Tai Chi, deux choses suffisent :

- ✔ Commencer
- ✔ Continuer

Quel moyen plus simple pourrait-on trouver de se sentir mieux ? Coubertin disait que l'important, c'est de participer, mais vous aurez peut-être le sentiment que participer ne suffit pas. Bien sûr, nous sommes tous différents. Cependant, ces mouvements lents et méditatifs peuvent tout simplement vous permettre, en éliminant le stress, de mieux vivre les événements de l'existence.

# Cultivez la discipline et la maîtrise de vous-même

Bien sûr, vous pouvez toujours vous faire engager dans l'armée, faire des gammes au piano plusieurs heures par jour ou respecter minutieusement chaque jour un emploi du temps bien établi. Le Tai Chi n'est certes pas le seul moyen de cultiver l'autodiscipline.

Toujours est-il que le Tai Chi est un excellent moyen de le faire. D'ailleurs, pour ma part, entre l'armée, les gammes et le Tai Chi, je choisirais le Tai Chi : et vous ?

Grâce à une pratique régulière, vous acquerrez la discipline et la faculté de vous impliquer qui vous permettront de faire les choses même lorsque vous n'en aurez pas envie. C'est que, dans la vie, malheureusement, nous avons besoin de faire des choses qui ne nous plaisent pas toujours (la vaisselle, par exemple). C'est en grande partie une question d'habitude. L'habitude facilite l'autodiscipline. Le début est parfois difficile, mais après coup, on est content d'avoir fait l'effort.

Certes, je ne veux pas dire qu'il faut pratiquer tous les jours, même si vous êtes malade, blessé, tendu, fatigué ou endolori. Ce qu'il faut, c'est de l'assiduité. Cultivez l'assiduité au Tai Chi, et vous en éprouverez aussi les bienfaits dans votre vie quotidienne : vous vous sentirez plus facilement capable de vous mettre en train pour vos propres affaires et de faire de l'exercice physique, au lieu de passer toute la soirée affalé devant la télévision et de vous faire aider pour des tâches que vous pourriez facilement faire tout seul.

## Portez-vous mieux

Voilà un aspect à ne pas négliger : une meilleure santé. Il s'agit aussi bien d'avoir moins de cholestérol ou de tension que d'avoir moins mal au bas du dos ou de moins souffrir de l'arthrite. Intéressant, non ?

Votre portefeuille aussi ne s'en portera que mieux : moins de dépenses médicales, plus d'économies pour des dépenses plus amusantes. La Sécurité sociale appréciera aussi. Vous vivrez mieux à tout point de vue, car quand on se porte mieux, on peut mieux profiter de tout, vivre plus heureux et trouver une meilleure qualité de vie.

Bien sûr, le Tai Chi à lui seul ne suffira peut-être pas à vous mettre tout à fait à l'abri des maladies cardiovasculaires et des cancers, mais les chercheurs et les médecins non plus. Une chose est sûre, dans notre société technologiquement avancée, le Tai Chi ne peut que jouer un rôle positif dans la protection contre les maladies.

Finalement, votre souci, c'est de vous sentir mieux : et croyez-moi, grâce au Tai Chi, vous vous sentirez mieux.

## Ayez un meilleur équilibre

Voilà un autre bienfait parmi les plus essentiels d'une pratique régulière du Tai Chi, et ce bienfait est prouvé par les scientifiques (voir chapitre 2). Qui dit mieux ?

Ce dont je veux parler, c'est du fait de ne pas perdre l'équilibre. Vous pensez peut-être que les personnes âgées ont tendance à tomber, et puis c'est tout. Peut-être. Mais si vous n'exercez pas votre sens de l'équilibre, vous le perdrez en vieillissant. Pas seulement quand vous serez âgé. Dès que vous serez un peu plus âgé seulement.

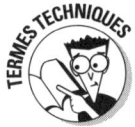

Les mouvements lents, les levers de jambe et les rotations du corps permettent de gagner de la force dans les jambes, d'être plus conscient de son corps et de ses mouvements, et de progresser dans la *proprioception neuromusculaire* (c'est-à-dire la communication entre les nerfs et les muscles). En résumé, on sait mieux pouvoir rester debout, et l'on se tient mieux.

## Respirez mieux

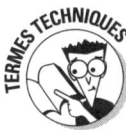

Au Tai Chi, il importe de penser à sa respiration. C'est une chose que l'on n'a pas normalement l'habitude de faire, puisque la respiration se fait toute seule. Cependant, on ne respire pas toujours pleinement ni profondément. Or, si vous respirez pleinement, tout en relâchant les épaules et en gonflant le ventre comme il faut, vous absorberez davantage d'oxygène (ce qui est souhaitable) et vous rejetterez davantage de dioxyde de carbone (c'est également mieux pour vous).

Avec une bonne respiration lente, vous pouvez aussi diminuer votre rythme cardiaque. Le cœur n'aura pas besoin de travailler dur pour envoyer l'oxygène dans tout le reste du corps.

En un mot : avec une respiration pleine et profonde, vous vous sentirez sacrément mieux. Je crois que c'est là l'essentiel, non ?

## Retrouvez de la flexibilité dans vos muscles

Je parie que vous vous êtes rendu compte que vos muscles étaient plus raides qu'auparavant : même si vous faites de l'exercice physique. Ne vous est-il pas déjà arrivé de vous pencher pour ramasser quelque chose à terre ou pour lacer vos chaussures, et de vous dire que vous faisiez cela plus facilement il y a quelque temps ?

Ce n'est peut-être pas lourd de conséquences, mais des muscles raides peuvent entraîner des problèmes, des douleurs au niveau des reins par exemple, et de l'inconfort.

Le relâchement et les mouvements du Tai Chi, doux et lents mais dynamiques, vous permettent d'être plus flexible et de faire jouer plus amplement vos articulations.

Ainsi, la prochaine fois que vous voudrez atteindre le sol, vos pieds ou vos chaussures, vous y arriverez mieux.

# Améliorez votre posture

Moins de stress, un meilleur équilibre, une vision plus positive de la vie, quoi encore ? Eh bien, une posture droite et solide. Par rapport à certaines disciplines physiques plus classiques qui favorisent parfois la raideur musculaire et peuvent ainsi entraîner une mauvaise posture, le Tai Chi, au contraire, vous permet de viser une posture idéale : une tête haute, des épaules détendues, un buste solide mais pas trop raide, un dos droit, et des pieds fermement posés sur le sol.

Qui dit mieux ?

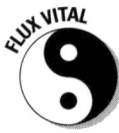

Une bonne posture améliore aussi le flux d'énergie le long de la colonne vertébrale, de bas en haut et de haut en bas (encore cette histoire de *chi* ! Pour plus de détails, voir chapitre 3). Une bonne posture vous permet aussi d'éviter que vos organes internes ne se tassent les uns contre les autres, comme cela se produit lorsqu'on a trop tendance à s'avachir. D'autre part, en utilisant vos muscles de façon plus équilibrée, vous soignez mieux le bas de votre dos. Vous gagnez aussi de la confiance en vous !

# Faites baisser votre tension artérielle

En réalité, tout exercice physique qui fait monter le rythme cardiaque, ne serait-ce qu'un petit peu, facilite la baisse de tension. Là, il n'y a pas que le Tai Chi. Cependant, pour atteindre cet objectif, le fait d'y ajouter la respiration consciente et la concentration est un atout supplémentaire.

Naturellement, ce genre de bienfait n'est pas garanti, et si vous avez une tension élevée, mieux vaut consulter votre médecin avant de commencer à suivre n'importe quel programme d'exercice physique.

Quoi qu'il en soit, en étant moins stressé, en ayant un rythme cardiaque ralenti et une vision plus positive de l'existence, en étant plus détendu, en utilisant mieux l'oxygène et en souriant, vous aurez moins de tension.

# Chapitre 21

# Dix moments et dix endroits où vous pouvez mettre un peu de Tai Chi dans votre existence

● ● ● ● ● ● ● ● ● ● ● ● ● ● ● ● ● ● ● ● ● ● ● ● ● ● ● ● ● ● ● ● ● ● ● ● ● ● ● ● ● ● ● ● ● ●

*Dans ce chapitre :*

▶ Programmez vos moments de Tai Chi

▶ Envisagez des moments différents pour pratiquer votre Tai Chi, par exemple quand vous êtes bloqué dans des encombrements ou quand vous faites la queue

▶ Faites votre Tai Chi dans un beau cadre, par exemple à la montagne ou à la plage

● ● ● ● ● ● ● ● ● ● ● ● ● ● ● ● ● ● ● ● ● ● ● ● ● ● ● ● ● ● ● ● ● ● ● ● ● ● ● ● ● ● ● ● ● ●

*L*e Tai Chi ne consiste pas simplement à pratiquer toutes les formes dans une salle carrée, devant un professeur. Le Tai Chi consiste aussi à trouver les moments qui vous conviennent le mieux et qui répondent le mieux à vos besoins. Trouver le bon moment et le bon lieu, c'est permettre une meilleure circulation du chi dans votre organisme.

Que l'on me comprenne bien. Je ne veux pas dire que tout en faisant la queue devant les guichets de la poste, vous pourrez effectuer d'un bout à l'autre une forme en 24 mouvements. Certes, vous ne passeriez pas inaperçu, et peut-être cela vous permettrait-il d'arriver plus vite devant les guichets. Cependant, plus sérieusement, il s'agit de trouver dans votre journée quelques moments, çà et là, pour consacrer quelques minutes à faire un ou deux mouvements, parce que vous êtes stressé et parce que vous en ressentez le besoin, ou bien parce que cela vous paraît si beau que vous avez envie de faire quelque chose.

Puisez quelques idées dans la liste qui suit :

# À l'aube

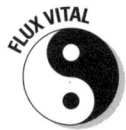

Le moment où le soleil commence à darder ses rayons à l'horizon peut être le plus idyllique, non seulement pour pratiquer votre Tai Chi, mais aussi pour réfléchir au pouvoir de la terre. Les maîtres chinois traditionnels donnent leurs cours très tôt, pour profiter de ce moment du jour. C'est qu'en pratiquant votre Tai Chi à l'aube, vous pouvez renforcer votre *yang*, l'énergie forte, et diminuer votre *yin*, l'énergie plus douce. Pour bien commencer la journée, une petite dose de yang, c'est peut-être précisément ce qu'il vous faut.

# Au crépuscule

En dehors de l'aube, le crépuscule, quand le soleil disparaît derrière l'horizon, est le meilleur moment du jour pour pratiquer. Pourquoi ? Pour des raisons inverses : à la fin de la journée, vous devez ralentir, dissiper votre énergie yang et accroître votre énergie yin.

En général, il est recommandé de pratiquer les mouvements à l'aube et au crépuscule. C'est ainsi que vous pouvez favoriser la bonne énergie, aussi bien pour le début de la journée que pour la fin. Tout le monde ne peut pas pratiquer à la fois à l'aube et au crépuscule. Mais il ne s'agit pas de pratiquer pendant une heure. Pourquoi ne pas consacrer à votre Tai Chi cinq minutes à l'aube et cinq minutes au crépuscule, si vous ne souhaitez pas en faire davantage ? Vous pourrez ainsi réussir une meilleure transition de la nuit au jour et du jour à la nuit.

# Quand vous êtes en proie au stress

Une séance de Tai Chi vraiment profitable suppose un esprit calme et détendu. Pourtant, dans le monde actuel, commencer sa séance dans la détente n'est pas toujours possible. Votre séance de Tai Chi peut donc être pour vous un moyen de vous détendre, quand vous sentez que vous êtes en proie au stress ou quand vous avez envie de cesser quelques instants de vous occuper des affaires du monde.

Là non plus, je ne parle pas d'une séance complète. Vous pouvez vous contenter d'une seule forme – par exemple, « Mouvoir les mains comme les nuages » – qui vous prendra quelques minutes, ou bien, vous pouvez vous contenter d'une ou plusieurs positions de méditation. Quel que soit votre choix, quelques minutes de Tai Chi vous calmeront et apaiseront votre esprit (pour plus d'information sur tel ou tel mouvement de Tai Chi, voir chapitres 9 à 11).

# Quand vous parcourez de nombreux kilomètres en voiture

Ne perdez pas votre sens des réalités. Je ne vous suggère pas de fermer les yeux au volant pour faire de la méditation. On ne vous accorderait pas les circonstances atténuantes pour l'accident dont vous seriez responsable (mais, Monsieur l'agent, j'ai fait ce qui est indiqué dans ce livre !).

Les longs trajets sont parfois épuisants. Lorsque vous vous arrêterez sur le bord de l'autoroute pour faire une petite pause, manger un morceau ou aller aux toilettes, trouvez un endroit tranquille pour faire ne serait-ce que deux minutes de Tai Chi. Choisissez la forme que vous voulez, même du Chi Gong, cela ne pourra faire que du bien à votre dos, à votre cou et à vos épaules. Et si vous sentez le sommeil qui commence à vous gagner, quelques minutes de mouvements propres à stimuler le chi (voir chapitres 14 et 18) vous remettront d'aplomb pour une petite distance supplémentaire. À l'arrivée, vous vous sentirez sans doute plus frais et plus tonique.

# Quand vous êtes assis dans votre voiture, dans les embouteillages

Non, il ne s'agit pas de sortir de la voiture pour aller saisir la queue de l'oiseau. Cependant, quand vous êtes coincé dans votre voiture (ou même, assis dans une salle, pendant un cours ou une réunion qui vous ennuie), vous pouvez vous adonner à une petite pratique mentale, une sorte de visualisation de ce que vous faites.

Des athlètes aux orateurs en passant par les musiciens et les danseurs, tous ceux qui doivent se produire en public préparent l'événement en s'aidant de la visualisation. Faites de même avec le Tai Chi. Dès que la circulation automobile est bloquée, pratiquez une respiration abdominale profonde, et effectuez mentalement un mouvement ou un enchaînement de Tai Chi. Visualisez-vous en train d'effectuer correctement les mouvements, au rythme qui convient et en respectant toutes les règles du Tai Chi. Vous en tirerez de grands bienfaits. Vous pouvez aussi essayer cela même quand vous n'êtes pas bloqué quelque part.

## Quand vous faites la queue

Chaque fois que vous vous trouvez dans une queue à attendre – que ce soit dans un magasin, à la banque, devant un cinéma, etc. – vous pouvez pratiquer un peu de Tai Chi informel. Essayez tout simplement de trouver une bonne posture de Tai Chi, de respirer pleinement, de prendre une position de méditation, de sentir vos points d'acupuncture dans vos pieds, fermement plantés dans le sol pour tirer l'énergie de la terre, ou de faire quelques petits exercices avec les mains pour sentir le *chi* (pour plus de détails sur les points d'acupuncture, voir chapitre 13).

Ainsi, attendre dans une queue cesse d'être une perte de temps pour devenir un moment privilégié au milieu d'une journée intense.

## Dans un parc

Le meilleur endroit pour pratiquer, physiquement et mentalement, c'est sans conteste l'extérieur. Pour la plupart des gens, l'extérieur, c'est un parc. Ce peut être aussi un beau jardin. Du moment que c'est vert et qu'il y a des arbres…

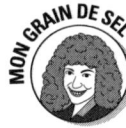

Manny explique que, de chez son professeur, il suffisait de traverser la rue pour pouvoir pénétrer dans un beau parc. C'est là qu'ils se rendaient tous les samedis – qu'il pleuve ou qu'il vente, qu'il fasse chaud ou froid – pour pratiquer leurs formes pendant près de quatre heures. « Pratiquer dehors, dans la nature, sentir le soleil, la pluie ou le vent sur sa peau, sentir les fleurs et l'air frais, entendre les oiseaux qui chantent ou le bruissement du vent dans les branches des arbres, tout cela procure un sentiment particulier. Et le fait de pratiquer au même endroit toute l'année me faisait percevoir l'aspect cyclique de l'existence, car je pouvais observer le cycle de la naissance, de la croissance, de la mort et de la déchéance dans la nature. »

Prenez le large. Prenez le temps de vous mettre au diapason de l'énergie des arbres et des plantes qui vous entourent. Pour vos méditations debout, tâchez d'imiter la force et l'énergie d'un chêne : bien enraciné, robuste, fort près du sol, mais en même temps souple et flexible en hauteur.

# À la plage ou au bord d'un lac

Le bord de l'eau est toujours un endroit privilégié pour pratiquer le Tai Chi. Profitez de l'énergie de la mer, qui rencontre la terre et le ciel, ainsi que de l'énergie des vagues qui refluent et qui se brisent. Éprouvez un sentiment de paix en entendant la brise qui souffle. Si vous êtes sur du sable, pratiquer pieds nus vous permettra de mieux travailler encore le déplacement, l'enracinement et l'équilibre.

# À la montagne

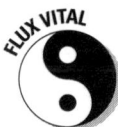

Comme l'eau, les montagnes sont une source d'énergie. Dans la plupart des cas, il s'agit d'une bonne énergie, qui vous fait ressentir les forces primales de la nature. Si vous avez comme moi des montagnes derrière chez vous, ou si vous passez vos vacances dans une région montagneuse, vous pourrez éprouver ce sentiment de vie et d'énergie si important au Tai Chi. Dans une salle, cette expérience n'est jamais vraiment possible.

# Devant un miroir

Quand vous pratiquez votre Tai Chi à l'extérieur, à la plage ou à la montagne, il ne s'agit pas d'avoir avec vous un miroir psyché, mais pouvoir vérifier votre posture est toujours une bonne chose.

Des murs recouverts de glaces, voilà un excellent moyen de vérifier sa posture sous tous les angles. Certes, comme vous le savez, l'aspect extérieur compte moins que ce que l'on ressent de l'intérieur. Cependant, si vos positions et votre posture ne sont pas correctes, vous risquez de ne jamais découvrir comment ressentir ce que vous devez ressentir. C'est un peu comme l'histoire de la poule et de l'œuf. Même si vous pratiquez toujours dehors, arrangez-vous pour pratiquer devant un miroir de temps à autre. Toutefois, que cela ne devienne pas un soutien quotidien.

# Chapitre 22

# Dix moyens (et un onzième) de compléter votre Tai Chi

. . . . . . . . . . . . . . . . . . . . . . . . . . . . . . . . . . . . . . . . . . . . . . .

*Dans ce chapitre :*

▶ Mettez un peu de Tao dans votre vie

▶ Élargissez votre vision des choses grâce à des livres et à des vidéos

▶ Pratiquez mentalement

▶ Appliquez en permanence les principes du Tai Chi

. . . . . . . . . . . . . . . . . . . . . . . . . . . . . . . . . . . . . . . . . . . . . . .

*P*ratiquer le Tai Chi, c'est un peu comme s'habituer à conduire. Si vous avez simplement appris à conduire en ville une petite voiture à boîte automatique, vous êtes encore loin du compte. Il vous faut élargir votre savoir-faire pour devenir un conducteur plus chevronné et plus sûr. Il serait bon d'acquérir aussi l'expérience de la conduite d'une voiture plus grande, d'une voiture à boîte manuelle, d'une camionnette et peut-être même d'un 4 x 4. Il faut que vous sachiez aussi conduire sur une route ventée, pluvieuse, voire enneigée. C'est ainsi seulement que vous serez meilleur conducteur.

De même, au Tai Chi, connaître la forme courte est une chose. Vous avez peut-être aussi découvert un petit peu le Chi Gong. En essayant autre chose, en lisant autre chose, vous pourriez compléter vos connaissances, et votre Tai Chi n'en serait que meilleur. Jetez donc un coup d'œil à ce qui suit.

## Lisez un peu les auteurs taoïstes

Le taoïsme est la philosophie qui inspire le Tai Chi, les arts martiaux et autres disciplines spirituelles chinoises comme le Chi Gong. Ce n'est pas une religion (même s'il peut le devenir), et vous pouvez vous y intéresser et même y adhérer sans renier vos convictions actuelles. Le taoïsme est une manière de vivre et de voir le monde de façon harmonieuse, dans laquelle on cultive la simplicité et le désintéressement.

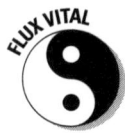

Vous aurez peut-être le sentiment que la philosophie taoïste peut venir compléter votre vision du monde actuelle. C'est que, quoi que puissent en penser certains adeptes de telle ou telle religion, on peut considérer que la plupart des systèmes de croyance sont autant de chemins différents vers un même objectif. Au sommet de la montagne, la vue est la même, quel que soit le chemin par lequel on y est parvenu.

En comprenant les principes fondamentaux du taoïsme, vous pourrez mieux pratiquer le Tai Chi. Vous comprendrez surtout mieux le concept de yin et de yang (voir chapitre 3).

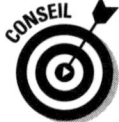

Le Tao de Pooh, de Benjamin Hoff, est un livre agréable et intéressant. Je peux vous conseiller aussi le Tao Te King, attribué à Lao Tseu, un livre simple (dans la traduction de Stanislas Julien, par exemple). Pour savoir où trouver ces ouvrages, consultez l'annexe. Ces deux livres constituent l'un comme l'autre une introduction remarquablement accessible à la pensée taoïste. Vous pourrez les lire et les relire pour vous imprégner des préceptes et des idées taoïstes.

# Regardez des vidéos de Tai Chi

Non, je ne parle pas des films de Bruce Lee ! Je parle de vidéos d'apprentissage. Même après avoir lu ce livre, suivi des cours et regardé une vidéo, vous pourrez toujours apprendre davantage encore en observant d'autres professeurs.

Si vous faites le choix d'apprendre avec un professeur, les vidéos de cours peuvent vous aider. Si vous apprenez tout seul, les vidéos peuvent vous apporter une information complémentaire et élargir votre horizon. Chaque professeur a sa propre manière de faire les choses. Acceptez les différences. Ce n'est qu'en étant ouvert et curieux que vous pourrez déterminer ce qui vous convient le mieux.

Encore une chose : si vous pouvez profiter des vidéos, vous devez aussi être capable de savoir quoi éviter. N'importe qui peut faire une vidéo. Ce n'est pas parce qu'une chose est fixée sur la pellicule qu'elle devient sacrée. Si ce que vous voyez vous semble douteux, il est possible que ce ne soit pas par hasard. Parfois, les erreurs que vous voyez sur une vidéo peuvent aussi vous permettre de détecter les mêmes erreurs dans votre propre façon de faire les formes.

# Faites bon usage des livres sur le Tai Chi

Vous voilà prêt à aller vous procurer des vidéos de Tai Chi ? Passons maintenant au support papier. Les livres peuvent vous apporter beaucoup, même s'il est difficile de trouver dans un livre tout ce dont on a besoin (même dans celui que vous tenez entre vos mains !) À mesure que vous progresserez, ce livre et les autres pourront être pour vous de précieuses ressources et de bonnes références. En comparant les points de vue et les explications des différents auteurs, vous pourrez affiner votre perception du Tai Chi.

Une fois que vous vous serez constitué votre propre petite bibliothèque de Tai Chi, vous pourrez grapiller çà et là des petits morceaux de sagesse. Je vous assure qu'à chaque fois que vous ouvrirez un de vos livres vous y découvrirez quelque chose que vous n'aviez pas remarqué la fois d'avant ! (Pour des références, voir l'annexe.)

# Regardez-vous sur une vidéo

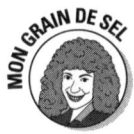

De même que regarder un sport à la télévision peut être le moyen de mieux en comprendre la technique, vous pouvez progresser en vous enregistrant et en vous regardant vous-même. « Quoi, c'est moi, ça ? » Eh, oui, la caméra ne ment pas ! Surtout si la vidéo est votre truc (moi, c'est le mien, pas de doute), en vous voyant faire ce qu'on vous a peut-être dit que vous faisiez, vous l'admettrez et vous vous rendrez compte qu'il y a quelque chose à changer. Parfois, il faut juste être un peu plus critique envers soi-même.

# Essayez la méditation

Dans tout bon cours et dans toute bonne séance de Tai Chi, la méditation a sa part. Vous trouverez quelques exercices de méditation au chapitre 8, ainsi que quelques techniques de méditation de Chi Gong au chapitre 14. Cela n'a rien de compliqué. Pas besoin de bougies spéciales ni d'un encens particulier. Ces méditations se font souvent debout.

Et les méditations assises, me direz-vous ? C'est autre chose. Vous pouvez essayer cela en dehors de vos séances de Tai Chi.

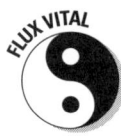

La méditation n'a vraiment rien de très mystérieux. Il s'agit simplement d'un moyen de reposer son esprit sur un objet unique pendant un certain laps de temps. On dit parfois que méditer, c'est comme poser un récipient d'eau boueuse sur un support jusqu'à ce que les sédiments se soient déposés et que l'eau soit claire. La méditation vous permet de vous extraire du rythme frénétique de votre vie quotidienne pour être plus calme et plus détendu. Et le mieux, c'est qu'elle vous permet de concentrer votre attention sur le moment présent et de vivre véritablement la vie telle qu'elle se présente au lieu de passer votre temps à l'envisager, à la planifier et à la rêver.

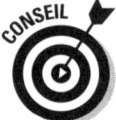

Essayez ceci : asseyez-vous d'une manière qui soit confortable pour vous et qui vous permette de détendre votre corps, que ce soit sur un siège ou par terre. Vous pouvez garder les yeux ouverts ou bien les fermer, au choix. Prenez simplement quelques minutes pour vous vider l'esprit. Si une pensée vous trotte dans la tête (ce que vous allez préparer pour le dîner, ce que vos enfants sont en train de faire, l'heure qu'il est), acceptez-la et laissez-la faire son chemin. Pour plus de facilité, vous pourrez vous concentrer sur quelque chose : un mot, une phrase, un son que vous répéterez, ou bien votre respiration, ou même le vacillement d'une bougie.

## Pratiquez mentalement

Dans le cadre de leur entraînement, les grands athlètes visualisent ou répètent mentalement leur technique ou leur jeu. Vous pouvez faire de même. Commencez par vous détendre le mental en faisant un peu de méditation. Ensuite, visualisez-vous en train de faire un mouvement ou une forme du Tai Chi.

Cette technique vous permet de pratiquer quand vous n'êtes pas libre de vos mouvements : par exemple, quand vous faites la queue, quand vous êtes dans une salle d'attente ou au cours d'une réunion assommante (ne parlez pas à votre chef de service des conseils que je vous donne !).

Fermez les yeux, détendez-vous l'esprit et commencez à pratiquer mentalement.

## Essayez les autres arts martiaux

Même si ce n'est pas pour le combat que vous vous intéressez au Tai Chi, c'est en comprenant la signification de chaque mouvement que vous pourrez mieux le pratiquer en en tirer le plus de bienfaits. Vous pourrez mieux progresser en lisant des livres, en apprenant avec des professeurs, ou même, en regardant quelques films de Jackie Chan (je ne plaisante pas !) ; Manny, par exemple, avait commencé à pratiquer le Tae Kwon Do et avait appris le Hsing-I Chuan avant d'apprendre le Tai Chi. Vous avez différents moyens de progresser en discipline et d'atteindre la paix intérieure.

Une précision toutefois : si vous décidez de persévérer dans un des arts de combat, vous devrez sans doute choisir un style de prédilection. Les autres styles pourront enrichir vos connaissances, mais ne devront pas vous détourner de votre spécialité, qui sera par exemple le Tai Chi. Il est déjà suffisamment difficile de parfaire un style (et seuls les plus grands maîtres peuvent réellement prétendre le faire).

Évitez donc de courir plus d'un lièvre à la fois.

## Poussez contre le mur

Manny ne jure que par cette technique, même si ses collègues ne le suivent pas dans sa persévérance à pousser contre le mur, quand il est seul dans une pièce. Sérieusement, vous pouvez vous aider d'un mur pour vérifier vos positions et vos postures et corriger vos défauts d'alignement.

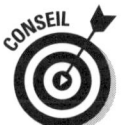

Faites un essai avec un des mouvements présentés dans ce livre. Essayez par exemple le « Simple fouet » (voir chapitre 10). Mettez la main droite dans la position du « Bec de grue », près de vous sur le côté, et la main gauche à distance sur le côté, la paume tournée vers l'extérieur comme si vous repoussiez un ennemi. Toutefois, placez cette main contre un mur, un arbre ou tout autre support rigide. Poussez doucement. Ensuite, concentrez-vous sur vos pieds et déplacez votre attention sur les différentes parties de votre corps, muscle par muscle et articulation par articulation. Traquez les éventuelles tensions musculaires et autres nœuds. Quand vous en trouvez, relâchez ces endroits du corps, puis continuez jusqu'à la tête, puis dans les bras. Au passage, n'oubliez pas le visage !

Des anciens maîtres du Tai Chi, on disait que leurs mouvements étaient très limités et n'avaient rien d'impressionnant mais que, quand ils frappaient, c'était comme si une montagne s'effondrait sur leurs adversaires.

## Debout sur des briques

Qu'est-ce que c'est encore ? On pourrait imaginer un jardinier qui monte sur des briques pour atteindre le haut d'une clôture. Pas d'erreur, c'est bien de Tai Chi qu'il s'agit.

Posez deux briques par terre et mettez un pied sur chaque brique : vous verrez vite si vous vous tenez correctement en équilibre, surtout si les briques ne sont pas très stables. Bien sûr, si vous avez des problèmes de genou, de cheville ou de dos, abstenez-vous de faire cet exercice. D'autre part, évitez de le pratiquer sur une surface trop dure.

Cet exercice est recommandé par Yang Jwing-Ming, un maître du Tai Chi :

1. **Partez de la position du Tai Chi (voir chapitre 8), avec une brique sous chaque pied (le côté long et étroit sous le pied). Les côtés les plus larges des briques doivent se faire face et être parallèles.**

2. **Abaissez le poids du corps sur les deux pieds, comme pour vous enfoncer dans le sol.**

Si vous vous tenez correctement et si vous pesez comme il faut de tout votre poids, les briques ne doivent pas bouger. Vous allez très vite savoir si votre équilibre est bon car, dans le cas contraire, les briques vont basculer, et vous serez obligé de retirer un pied, voire les deux. Regardez bien quel pied est déséquilibré, et dans quelle direction, car c'est en fonction de cela qu'il vous faudra travailler l'équilibre et la position. Si, par exemple, une brique bascule vers l'intérieur, cela signifie que la jambe correspondante fait pression vers l'intérieur. Au contraire, si elle bascule vers l'extérieur, c'est que la jambe fait pression vers l'extérieur.

# Doublez la cadence

Fondamentalement, les mouvements du Tai Chi sont enseignés et pratiqués à une vitesse très lente. N'oubliez pas, cependant, qu'il s'agit à l'origine d'un art martial. Une fois que vous connaîtrez bien vos formes et que vous serez capable de bien les réaliser très lentement, vous pourrez essayer de les réaliser un petit peu plus vite et de voir si vous parvenez à maintenir un bon équilibre, un bon flux énergétique et un bon alignement.

Avant d'essayer d'aller plus vite, assurez-vous de savoir vraiment bien votre forme. Je suis très sérieuse. Manny, par exemple, a passé trois ans (oui, trois ans !) à pratiquer le Tai Chi lentement avant de pouvoir faire correctement les mouvements à un rythme plus rapide.

Augmentez le rythme de façon très progressive. Au début, accélérez juste un petit peu. Une fois que tout ira bien et que vous vous sentirez à l'aise, vous pourrez accélérer un petit peu plus. Ne craignez pas de passer des jours ou des semaines à travailler au même rythme avant d'essayer d'aller plus vite.

 En faisant les mouvements plus vite, vous aurez sans doute tendance à raidir à nouveau les muscles. Aussi, travaillez à les maintenir relâchés. Avant d'aller plus vite, vous devez pouvoir réaliser entièrement la forme en question sans serrer les muscles.

 Décidément, que de mises en garde ! Encore une, si vous le voulez bien : en allant plus vite, vous risquez un peu plus de vous tordre quelque chose, surtout si vous avez tendance à vous raidir. Assurez-vous donc d'être bien échauffé avant d'essayer d'adopter un rythme plus soutenu.

# Appliquez les principes du Tai Chi dans tout ce que vous faites

Dans pratiquement tout ce que vous ferez, vous pourrez trouver l'occasion d'appliquer les règles du Tai Chi. Pour plus de détails à ce sujet, voir chapitre 16. Quelques exemples physiques :

- Quand vous devez faire la queue, par exemple à la banque, descendez un peu sur les genoux et pratiquez la respiration abdominale.
- Écrivez comme vous feriez du Tai Chi : tenez votre stylo ou votre crayon avec le moins de force possible.
- Conduisez en tenant le volant avec décontraction, plutôt qu'en crispant les doigts dessus.
- Ouvrez les portes en déplaçant le poids du corps plutôt qu'en tirant avec les bras.

Vous avez compris le truc ? Ensuite, il y a aussi l'aspect mental et spirituel :

- Quand vous êtes arrêté devant un feu rouge, détendez-vous et vivez le moment présent. Que cet arrêt ne soit plus un obstacle pénible dans votre course effrénée, mais plutôt une occasion de vous faire du bien.
- Quand vous êtes au téléphone et quand on vous met en attente, essayez une mini-méditation.
- Pratiquez le « lâcher-prise », et voyez comme cela vous détend et comme tout vous réussit mieux dans la vie.

# Chapitre 23

# Dix réflexions que vous pourriez vous faire à propos de votre Tai Chi

• • • • • • • • • • • • • • • • • • • • • • • • • • • • • • • • • • • • • • •

*Dans ce chapitre :*

▶ Cultivez un bon état d'esprit

▶ Faites-vous des réflexions constructives

▶ Comprenez que c'est le chemin qui compte

• • • • • • • • • • • • • • • • • • • • • • • • • • • • • • • • • • • • • • •

*I*l est des choses auxquelles il est toujours utile de penser, que l'on soit sur le point de passer un entretien de recrutement, que l'on prépare un discours ou que l'on entreprenne une thérapie de couple.

Ici, je vous propose donc quelques maximes, quelques rappels et quelques réflexions. Si vous avez déjà lu une partie de ce livre, vous en reconnaîtrez certains passages. En vous mettant au Tai Chi, quel que soit votre degré d'assiduité, vous pourrez vous répéter ces sentences avec profit. Vous pourrez peut-être en recopier les plus utiles sur des bouts de papier pour les coller au miroir de votre salle de bains ou à la planche de bord de votre voiture. Pendant une réunion ou un cours ennuyeux, vous pourrez aussi vous les rappeler et les transcrire.

## Doucement les basses

Suis-je en train de pratiquer la technique du disque rayé ? En tout cas, elle peut avoir du bon. N'ayez pas peur de penser toujours plus lent, toujours plus lent. Il est toujours possible de ralentir. On peut toujours faire plus lent.

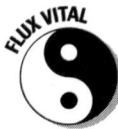

Il s'agit vraiment d'une des règles les plus essentielles du Tai Chi. Ralentir le rythme, aller plus lentement. Physiquement et mentalement. Les mouvements détendus du corps calment l'esprit, et les pensées de paix exercent à leur tour leur influence sur les mouvements corporels.

Dans notre société, le rythme s'accélère de façon incroyable. Si vous comparez le rythme actuel à celui d'il y a seulement quelques années, vous pouvez constater une différence. Reconnaissez que lorsque le conducteur qui est devant vous adopte une vitesse plus… disons, moins stressée que celle que vous aimeriez, vous en éprouvez un sentiment de frustration. Cependant, cet automobiliste qui vous précède sur la route, peut-être s'est-il tout simplement rendu compte qu'en levant le pied, il pouvait vivre une vie plus riche et plus saine.

Les bouddhistes ont un proverbe : « La vie est si courte qu'il faut la vivre très lentement. »

# On ne fait pas la course

En réalité, vous le savez bien. Quels que soient vos efforts et votre assiduité, il restera toujours quelque chose à corriger, à améliorer, à parfaire (mais la perfection est-elle de ce monde ? À ce propos, voir la prochaine section). D'autre part, il y aura toujours une forme que vous pourrez effectuer plus lentement ou perfectionner. Par conséquent, cessez donc de vouloir aller vite, de vous comparer au voisin, de vous regarder dans le miroir pour comparer votre état actuel à celui que vous aimeriez atteindre, et pratiquez tout simplement vos mouvements.

À propos, dites-vous aussi que l'on peut toujours faire pire. Mais qu'importe, finalement ? La seule comparaison qui vaille, c'est avec vous-même.

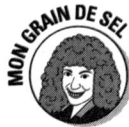

Les plus grands maîtres sont les plus humbles et les plus modestes, ceux qui, quand vous les rencontrerez, ne laisseront pas paraître qu'ils sont les meilleurs : parce que ce n'est pas cela qui importe. Ils pratiquent leur art, et puis c'est tout. Chaque fois que Manny, mon collaborateur et professeur de Tai Chi, est complimenté sur son talent, il fait remarquer que son propre maître est bien meilleur que lui-même. Naturellement, ce maître lui-même, à son tour, ferait humblement valoir qu'il ne sait rien en comparaison de ce que sait son propre maître. Et ainsi de suite.

Le problème n'est pas de dépasser les autres, mais de se dépasser soi-même.

# Je ne serai jamais parfait

« Impossible » n'est pas français ? Peut-être, mais le mot « parfait » ne fait pas partie du vocabulaire du Tai Chi. Au Tai Chi, il est toujours possible d'en apprendre davantage, de progresser physiquement ou mentalement ou d'intégrer davantage encore les règles de la pratique de cet art dans sa vie de tous les jours.

La perfection, telle qu'on l'entend dans notre monde, n'est tout simplement pas envisageable. Un grand cuisinier ne cherche-t-il pas encore et encore à parfaire sa recette ? Un peintre peut-il contempler une de ses œuvres sans avoir envie de faire une petite retouche quelque part ? Un auteur peut-il relire un texte sans rien trouver à changer, en ayant le sentiment qu'il serait impossible de faire mieux ? (À cette dernière question, pour ma part, je réponds « non » sans hésiter).

Par conséquent, n'essayez pas d'être parfait. Soyez, tout simplement.

# Le but, c'est le chemin lui-même

Plus vous vous concentrerez sur votre objectif, et plus il vous faudra du temps pour l'atteindre (voir l'encadré à la fin du chapitre 7). En effet, ce faisant, vous vous détournez en partie du nécessaire processus d'apprentissage.

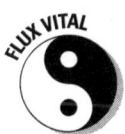

La vie, c'est ce qui se déroule quand nous attendons que quelque chose se produise. Au Tai Chi, ne vous préoccupez pas des résultats que vous pourrez atteindre, de la possibilité de les atteindre, du moment auquel vous les atteindrez, ni de ce que vous pourriez faire d'autre pour les atteindre. Profitez tout simplement de votre chemin, et les résultats viendront d'eux-mêmes.

Comme John Madden, un coach, le disait à ses Oakland Raiders avant une partie importante : « Ne vous inquiétez pas du fait que le cheval soit aveugle, préparez la charrette. » J'ignore quel était le sens exact de cette maxime, mais j'ai eu envie de la placer ici, ça fait *cool*, non ?

# Les choses se font progressivement

Vous avez sûrement entendu parler de ces sensations que l'on éprouve subitement, du jour au lendemain. Dans la musique ou le cinéma, par exemple, des artistes passent une bonne partie de leur vie à s'escrimer avant de connaître tout à coup la consécration. Il en est de même pour le Tai Chi, où les résultats viennent après des efforts soutenus et répétés sur une longue période, à condition, bien sûr, de le pratiquer correctement en appliquant toutes les règles.

Il s'agit de pratiquer le Tai Chi pour le pratiquer – correctement, bien sûr – et non pas en gardant le cap sur un objectif.

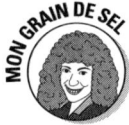

En ce qui concerne Manny, il avait pratiqué assidument le Tai Chi à raison de plusieurs heures presque tous les jours pendant un an et demi, sans avoir jamais rien « ressenti » véritablement. Puis, un beau jour, alors qu'il réalisait la forme Yang, version longue, ses mains s'étaient soudain « animées » et il les avait senties « pleines » : pleines d'énergie. Il avait fini par capter le *chi* dans ses mains, mais pour cela, il lui avait fallu des mois et des mois de pratique attentive et rigoureuse.

Quand la neige tombe d'une grosse branche chargée, c'est parce qu'elle s'y est progressivement accumulée jusqu'au point où elle se met à glisser. De même, au Tai Chi, chaque séance d'entraînement est comme une couche de neige supplémentaire. Avec le temps, l'accumulation des couches finit par produire le résultat espéré.

# Le Tai Chi est un art martial

Quelles que soient les raisons pour lesquelles vous avez décidé de pratiquer le Tai Chi, n'oubliez pas qu'il s'agit, à la base, d'un système d'autodéfense. La différence entre le Tai Chi et les autres formes de lutte, c'est que le Tai Chi donne la priorité au lâcher-prise, à la fluidité du mouvement et à l'évitement du conflit. Ici, pas de grands sauts ni de coups de poing dans des piles de briques : ce qui n'empêche pas le Tai Chi d'être un système de défense remarquablement efficace, justement parce qu'il ne repose pas sur la force musculaire. Les légendes abondent à propos de vieux adeptes du Tai Chi triomphant d'adversaires plus jeunes, ou même à propos de tel maître capable de vaincre à lui seul plusieurs adversaires à la fois – en sachant mobiliser la bonne énergie, plutôt qu'en comptant sur la force physique proprement dite.

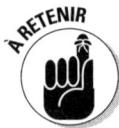

Même si vous pratiquez le Tai Chi pour des raisons de santé, gardez à l'esprit la logique défensive ou combative de chaque mouvement que vous travaillez, afin de donner à votre corps la position correcte. Ainsi, par exemple, en vous rappelant que telle main ou tel pied est placé à tel endroit pour mieux bloquer l'adversaire, vous vous souviendrez de la forme mieux qu'en cherchant simplement à en mémoriser chaque étape. Par ailleurs, les placements stratégiques sont conçus pour optimiser la circulation de l'énergie (du *chi*).

# *Acceptez de perdre*

Si vous entendiez ce conseil de la bouche de votre banquier ou de votre gestionnaire de portefeuille, vous en chercheriez aussitôt un nouveau. Cependant, ici, il ne s'agit pas d'argent : il s'agit de Tai Chi. Le Tai Chi est un art martial, mais c'est une discipline défensive et non pas offensive. La force du Tai Chi, c'est de savoir céder devant l'attaquant. Quand celui-ci, en vous poussant, ne rencontre pas la résistance à laquelle il s'attendait, il perd l'équilibre, ce qui vous permet de le contrer plus facilement. Ainsi donc, acceptez de « perdre » dans certaines situations, car c'est ce qui vous permettra de reprendre l'avantage dans d'autres situations. À propos de « pousser » et de « céder », vous en saurez davantage en lisant le chapitre 6.

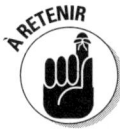

Ce principe consistant à accepter de perdre s'applique aussi dans votre vie quotidienne. Ainsi, par exemple, entre conjoints, celui qui a le dessus au cours d'une dispute n'est pas toujours le vrai gagnant. Parfois, c'est en laissant faire et en « cédant » qu'on gagne véritablement, du point de vue relationnel comme du point de vue de la santé.

Non, je ne vous demande pas de baisser les bras, ni de faire le mort. Bien sûr, certaines choses méritent d'être défendues. Mais il faut choisir ses batailles. S'il s'agit d'attendre cinq minutes de plus au restaurant, ou si vous n'aimez pas que l'on presse le tube de dentifrice au milieu plutôt qu'à l'extrémité, la victoire ne vaudra sans doute pas le prix de la dispute.

# *Dans tout ce que je fais, il y a des leçons que je peux tirer*

Toute expérience que l'existence peut vous réserver et toute personne que vous pouvez rencontrer sont susceptibles de vous apprendre quelque chose. Manny rappelle cette superbe citation : « Tout homme m'est supérieur en quelque manière, c'est pourquoi je puis m'instruire à son contact. » (Il croit qu'elle est d'Emerson, mais il n'en est pas sûr... Est-ce vraiment important de le savoir ?)

Quand vous avez affaire à ce que l'on appelle des personnes difficiles, ce sont autant d'occasions de vous entraîner à négocier de différentes manières, de réfléchir au moyen d'affronter des situations diverses et d'apprendre à résoudre des problèmes tout en restant calme. Il peut s'agir de votre mère, ou de votre belle-mère. Réfléchissez à ce que ces personnes disent, à ce qu'elles peuvent ressentir, à ce qu'elles cherchent ainsi à exprimer, et trouvez dans ce type de situation un moyen de mieux comprendre ce que vous éprouvez vous-même. Vous pourrez alors travailler à changer vos sentiments et vos réactions – et peut-être même à changer la manière dont vous influez sur les sentiments de votre interlocuteur.

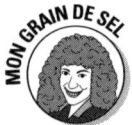

Chacun de nous peut en découvrir plus sur sa véritable nature dans une situation conflictuelle que lorsque tout baigne dans l'huile.

# Moi aussi, je suis un exemple pour les autres

Si vous êtes sincère avec vous-même quand vous pratiquez le Tai Chi, votre vie changera.

Vous en doutez ? Et pourtant, c'est vrai. Celui qui pratique vraiment le Tai Chi cultive le calme, la patience, la capacité de voir le monde sous un angle plus large, ainsi que la capacité d'affronter les conflits sans perdre ses moyens. Lentement mais sûrement, ces qualités deviendront visibles pour les gens qui vous entourent. Et ainsi, vous deviendrez vous-même celui qui montre la voie. Dans votre entourage, les gens ouverts et vraiment disposés à apprendre seront incités à changer leur propre vie de la même manière.

Cependant, tous ces changements seront très subtils. Il n'est pas question de parader en captant l'attention de votre entourage pour montrer à tous qui vous êtes et pour inciter à vous imiter. Contentez-vous de faire. Contentez-vous d'être. L'exemple s'imposera de lui-même.

Comme l'a écrit James Allen dans *As a Man Thinketh*, « Le calme est comme un arbre dont les gens cherchent l'ombrage ».

# Mon chemin n'est pas le seul possible

Le Tai Chi – et à plus forte raison le style de Tai Chi que vous pratiquez – n'est pas le seul moyen de parvenir au sommet. Le Tai Chi n'est pas mieux que le yoga, la méditation ou le Chi Gong. Pour certains, il est mieux. Pour d'autres, peut-être pas.

Inutile de chercher à définir un ordre de préférence entre les différentes disciplines du corps et de l'esprit, ni entre les systèmes de croyance. En effet, chacun est unique, et ce qui vaut de l'or pour l'un peut ne pas paraître intéressant pour un autre. Les choses parlent différemment à chaque personne, elles sont perçues chacune autrement. Si quelque chose vous convient, c'est très bien ainsi. Que demander de plus ?

Dans *L'herbe du diable et la petite fumée*, Carlos Castaneda dit qu'on peut suivre un certain nombre de chemins, et que chacun devrait essayer autant de chemins que possible pour trouver celui qui a « du cœur ». C'est bien de cela qu'il s'agit : faire votre expérience pour trouver votre propre chemin. Si vous êtes à l'écoute, si vous savez ressentir les choses, vous reconnaîtrez votre chemin lorsque vous l'aurez trouvé.

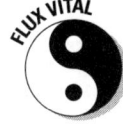

Comme dit un proverbe : « Au sommet de la montagne, la vue est la même, quel que soit le chemin par lequel on y est parvenu. »

# Chapitre 24

# Dix leçons de sagesse taoïste

• • • • • • • • • • • • • • • • • • • • • • • • • • • • • • • • • • • • • • • • • •

*Dans ce chapitre :*

▶ Découvrez la sagesse taoïste

▶ Apprenez à ne pas sous-estimer l'importance de l'autocritique

▶ Recherchez la simplicité, l'indulgence et la souplesse

▶ Vivez le moment présent et recentrez-vous

• • • • • • • • • • • • • • • • • • • • • • • • • • • • • • • • • • • • • • • • • •

Le Tai Chi entretient un lien étroit avec la philosophie taoïste. C'est pourquoi la connaissance des principes taoïstes peut vraiment donner une nouvelle dimension à votre pratique du Tai Chi. En connaissant le pourquoi et le comment d'une forme, vous la travaillerez de façon plus efficace et plus intéressante !

Même si vous renoncez à étudier véritablement le taoïsme, et même si les aspects religieux ne vous intéressent pas, prenez la peine de découvrir les dix leçons qui suivent. Ce sera pour vous non seulement une bonne introduction à la pensée taoïste et à la pratique du Tai Chi, mais aussi un moyen de trouver comment mener une vie à la fois plus tranquille et plus riche, quelles que soient vos propres convictions.

## Évaluez votre Wu Wei

L'expression « wu wei » signifie à peu près « effort sans effort » ou « faire sans faire ». On dirait un oxymore, non ? En fait, la plupart du temps, les Occidentaux ont tendance à vouloir faire, plus que nécessaire : on force le couvercle du bocal, on essaie de garer sa voiture dans un espace à peine suffisant, on frappe bien fort sur son clavier, on veut soulever des haltères plus lourdes, etc. L'enseignement du « wu wei » consiste, au contraire, à cesser de faire autant d'efforts pour aller plutôt dans le sens du courant et laisser les choses arriver : en un mot, à cesser de vouloir forcer les choses à être comme vous aimeriez qu'elles soient, ici et maintenant.

Si vous avez un jour la chance de pouvoir observer un maître du Tai Chi en pleine action, vous remarquerez qu'il ne semble pas faire beaucoup d'efforts, même quand il déstabilise son adversaire. D'une certaine manière, le même principe peut s'appliquer à d'autres activités physiques : la danseuse qui évolue avec grâce sur la scène, ou le coureur en tête du peloton qui semble flotter dans l'air pendant que les derniers semblent souffler et haleter à n'en plus finir.

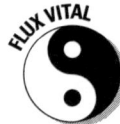

Prenez les choses (la vie, l'adversaire, etc.) comme elles viennent, et sachez les utiliser à votre avantage.

# Découvrez les vertus de l'humilité

Dans le Tao Te King, ce célèbre ouvrage taoïste, l'auteur conseille au lecteur d'être « semblable à l'eau ». À l'eau ? À l'eau ! Dans le sens où l'eau cherche toujours à remplir l'espace le plus bas. L'océan est à plus basse altitude que les fleuves, c'est pourquoi il reçoit toute leur eau. Et c'est l'océan qui est le plus fort. Ainsi, à l'image de l'eau, soyez humble, recherchez les positions les moins hautes, et c'est ainsi que vous parviendrez à exercer votre ascendant sur ceux qui continueront de rechercher les positions les plus élevées.

L'humilité sert deux objectifs :

✔ Elle vous rappelle que vous trouverez toujours meilleur que vous, que ce soit au Tai Chi, au bowling, au backgammon ou dans vos activités professionnelles.

✔ Elle vous évite de parader et de vous vanter. N'avez-vous pas remarqué que les vrais maîtres, les meilleurs parmi les meilleurs, ne se vantent jamais ? Ils laissent leurs actes parler pour eux. Et si quelqu'un ignore que vous êtes le meilleur, il risquera moins de chercher à vous renverser.

# Soyez doux et indulgent

Comme le dit le *Tao Te King* :

*Quand l'homme vient au monde, il est souple et faible ; quand il meurt, il est roide et fort. Quand les arbres et les plantes naissent, ils sont souples et tendres ; quand ils meurent, ils sont secs et arides. La roideur et la force sont les compagnes de la mort ; la souplesse et la faiblesse sont les compagnes de la vie. Lorsqu'un arbre est devenu fort, on l'abat. Ce qui est fort et grand occupe le rang inférieur ; ce qui est souple et faible occupe le rang supérieur.*

Moralité : Tâchez de rester souple et flexible, non seulement physiquement mais aussi mentalement, dans la parole comme dans l'action. Iriez-vous tester votre force contre un lutteur de 150 kilos ? J'en doute. Vous préféreriez vous protéger, esquiver, négocier, ou recourir à la ruse : face à plus fort que vous, vous préféreriez céder.

## Cultivez le yin et le yang

Tout ce qui existe a son complément, de caractère opposé : sel et poivre, huile et vinaigre, Dr Jekyll et Mr Hyde, Titi et Grosminet. Tous ces duos reflètent le yin et le yang : on n'a pas l'un sans l'autre. Pour plus de détails sur le yin et le yang, voir chapitre 3.

À ce propos, une autre maxime : « Le plaisir et la peine sont comme deux cloches accrochées l'une à côté de l'autre dans le jardin d'un temple. Il n'est pas possible de faire tinter l'une des deux sans que l'autre vibre, ne serait-ce qu'un peu. » Le symbole du yin et du yang nous rappelle que dans la vie, tout fonctionne par opposition, et que la vie elle-même oscille continuellement entre ces deux contraires. Les bons moments succèdent aux moments difficiles, le beau temps succède à la pluie et le sourire succède aux larmes. Les bons moments sont d'autant plus précieux qu'on sait qu'ils ne dureront pas toujours. Quant aux moments difficiles, on s'en afflige moins si l'on sait qu'ils auront aussi leur fin.

## Acceptez les choses « à l'état brut »

Le mot chinois « Pou » signifie « bloc non taillé » ou, de façon moins imagée, « les choses à l'état brut ». L'idée est de ne pas trop chercher à se représenter les choses ni à forcer les événements.

Votre esprit rationnel est-il toujours en phase avec votre véritable perception intuitive des choses ? Il est bien plus facile de cesser de les forcer et de les accepter telles qu'elles sont.

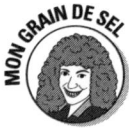 Quand j'étais adolescente, si quelque chose n'allait pas comme je le voulais, ma mère ou mon père y allaient inévitablement de leurs sentences : « Les choses sont faites ainsi », « il fallait bien que ça arrive », etc. Oh, que cela m'énervait ! Si je le voulais, il fallait que cela soit ! En grandissant (et en devenant plus sage, merci les parents), j'ai appris, sans toujours en avoir conscience, à accepter les choses « à l'état brut ».

Dans Le *Tao de Pooh*, Benjamin Hoff écrit : « Pooh ne peut pas expliquer le bloc non taillé. Il est comme ça, c'est tout. » (Pour plus d'informations sur cet ouvrage subtil, voir annexe.)

# Que le vide soit

Pour les Occidentaux, le vide, c'est l'absence. C'est un concept plutôt négatif. Pourquoi ne pas apprécier ne serait-ce qu'un moment la conception orientale du vide ? Dans l'esprit des peuples d'Extrême-Orient, le vide est une notion très positive. Pourquoi ? Parce que dans leur philosophie, le vide est ce qui donne un sens à tout. À quoi servirait un récipient, sans le vide que la matière entoure ? Comment pourrait-on pénétrer dans une pièce, si l'intérieur était plein comme les murs ?

La méditation vise à « faire le vide dans le mental ». Elle permet de se débarrasser de tout ce qui encombre l'esprit, et de faire de la place pour de nouvelles pensées.

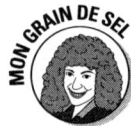

Mon collaborateur Manny aime citer cette analogie bien connue : « Votre esprit est comme un bocal d'eau claire. Au cours de la journée, les événements brouillent l'esprit, comme de la boue qui rendrait trouble l'eau du bocal. Méditer, c'est comme poser le bocal sur une étagère et ne plus y toucher, pour que les sédiments se déposent et que l'eau redevienne claire. »

Une petite histoire à propos du zen :

Un professeur de philosophie, venu d'Europe, rend visite à un maître du zen. Le maître écoute le professeur lui expliquer en long et en large combien il est déjà érudit en matière de zen, puis il lui verse du thé et continue de verser alors que le liquide a atteint le bord du bol. Le thé commence à déborder, mais le maître continue à verser.

Le professeur finit par dire : « Maître, le bol est rempli : vous ne pourrez pas en mettre plus ! »

« Il en est de même de votre esprit, répond le maître. Comment pourrais-je y ajouter quelque chose, si vous n'êtes pas disposé à vider votre bol ? »

# Recherchez la simplicité

Quand tout est dit et quand tout est fait, comme la vie est simple ! On vit, on apprend, on cherche le bonheur et l'amour, on vieillit, et puis on meurt.

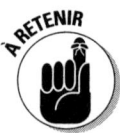

Que ce soit dans votre Tai Chi, au travail, dans votre vie familiale ou quand vous faites vos courses, vivez et agissez dans la simplicité et l'honnêteté. Vous serez étonné de voir à quel point, bien souvent, vos problèmes se résoudront d'eux-mêmes.

## *Recentrez-vous*

Le mieux est parfois l'ennemi du bien. Moralité ? Vivez avec modération et évitez les extrêmes.

Au Tai Chi, on apprend à éviter de faire des gestes extrêmes, de tendre complètement le coude ou le genou, de déplacer le poids du corps à l'extrême, tout ce qui pourrait compromettre l'équilibre. Où le funambule trouve-t-il le mieux son équilibre ? Au milieu, bien sûr.

Non seulement vous devez éviter les mouvements extrêmes au Tai Chi mais, en tant qu'être humain, vous devez aussi éviter les émotions extrêmes. Faut-il devenir apathique et vivre avec le regard dans le vague ? Pas du tout ! Faut-il être insensible ? Pas davantage ! Ce qu'il faut, c'est considérer les choses avec calme plutôt que perdre ses moyens ou sortir de ses gonds.

## *Cultivez la patience*

On ne saurait exagérer la vertu de la patience, que ce soit au Tai Chi ou dans la vie de tous les jours.

J'en reviens aux sermons irritants des parents. Vous aussi, vous avez connu cela. Quand vous étiez adolescent et quand on vous demandait d'être « patient », vous aviez envie d'exploser ! Vous ne pouviez pas attendre davantage, il fallait que les choses se fassent tout de suite !

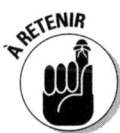

La patience, c'est prendre le temps nécessaire pour apprendre à faire correctement un mouvement de Tai Chi, tout en sachant que ce n'est pas une question de vie ou de mort. Manny, mon estimé collaborateur et professeur de Tai Chi, se souvient d'un élève qui lui avait dit un jour : « J'arriverai à faire correctement ce mouvement, même si je dois y passer toute la journée et toute la nuit ! » Ça, ce n'était pas de la patience : c'était tout le contraire ! Cet élève n'a pas tardé à abandonner et à quitter le cours avec un sentiment de frustration.

L'impatience, en réalité, fait partie de tout ce qui empoisonne votre vie quotidienne. Demandez-vous combien de fois vous êtes impatient, combien de fois vous maugréez, même, quand vous vous trouvez derrière quelqu'un qui marche ou qui conduit moins vite que vous.

Au Tai Chi, la patience règne : pas question de mettre au point une forme au bout de quelques répétitions seulement. Manny dit que le premier jour, il y a toujours des nouveaux venus qui lui demandent combien de temps il faut pour apprendre le Tai Chi ! Il leur répond : « Dès que j'aurai le sentiment de l'avoir appris, je vous le dirai. »

# *Vivez le moment présent*

Après la leçon de patience, celle-ci vient naturellement. Ce qui se produit, en général, c'est que nous voulons être ailleurs que là où nous nous trouvons – ou bien, nous voulons que les choses aillent plus vite.

Manny raconte que, dans sa jeunesse, il avait fait un job d'été dans les rizières du sud de la Louisiane. Un jour, il s'était exclamé : « Ah, zut, plus vite ! » Le chef d'équipe l'avait regardé et lui avait dit : « Petit, ne demande pas à la vie de passer plus vite qu'elle le fait déjà ! »

Je me souviens d'avoir été presque en pleurs au moment de terminer mes études de journalisme. Pour quelle raison ? J'avais obtenu une bourse assez prestigieuse pour aller étudier un an dans un pays européen. Mais ce qui me troublait, c'était de penser que j'allais attendre un an pour devoir passer ensuite une année à l'étranger, et que j'allais ainsi me faire distancer par les autres diplômés de ma promotion qui, pendant ce temps, trouveraient des emplois intéressants. Un de mes professeurs préférés, tout en agitant son verre de whisky comme on voit les journalistes le faire, m'avait regardée et m'avait dit : « Tu auras 40 ans devant toi pour travailler. Vas-y ! Profite donc, va te cultiver ! » J'y étais allée, mais à contrecœur. Maintenant, je me félicite vraiment d'avoir su finalement profiter de ce moment.

Comme l'avait dit un jour Henry David Thoreau : « Le jour qui se lève est le seul dont nous puissions vraiment avoir conscience. »

# Chapitre 25

# Dix citations pour guider votre vie

● ● ● ● ● ● ● ● ● ● ● ● ● ● ● ● ● ● ● ● ● ● ● ● ● ● ● ● ● ● ● ● ● ● ● ● ● ● ● ● ● ● ●

*Dans ce chapitre :*

▶ Des citations intéressantes

▶ Un peu de philosophie

▶ Un peu de sagesse pour un meilleur quotidien

● ● ● ● ● ● ● ● ● ● ● ● ● ● ● ● ● ● ● ● ● ● ● ● ● ● ● ● ● ● ● ● ● ● ● ● ● ● ● ● ● ● ●

**D**ans l'apprentissage du Tai Chi, découvrir des citations et maximes de sages n'est certes pas la partie la moins distrayante. Vous pourrez choisir n'importe laquelle des citations qui suivent et y repenser pendant des jours, sinon pendant des années. Vous pourrez analyser ces citations une par une, trouver des liens entre elles et, cependant, trouver toujours quelque chose à y découvrir.

Certaines de ces citations ne proviennent pas directement de la littérature classique du Tai Chi, mais elles s'appliquent tout aussi bien à la culture des règles de cette discipline, qui sont essentiellement des règles de vie.

C'est pourquoi, sans plus de commentaires qui risqueraient de parasiter votre propre réflexion, je vous livre ici dix maximes de sages pour votre édification.

## Sachez qui vous êtes

*Vouloir réformer le monde sans se connaître véritablement soi-même est comme essayer de recouvrir le monde de cuir pour éviter de se faire mal en marchant sur des pierres et des racines, alors qu'il serait tellement plus simple de porter des chaussures.*

Ramana Maharshi

# Soyez souple et flexible

*Quand l'homme vient au monde, il est souple et faible ; quand il meurt, il est roide et fort. Quand les arbres et les plantes naissent, ils sont souples et tendres ; quand ils meurent, ils sont secs et arides. La roideur et la force sont les compagnes de la mort ; la souplesse et la faiblesse sont les compagnes de la vie. Lorsqu'un arbre est devenu fort, on l'abat. Ce qui est fort et grand occupe le rang inférieur ; ce qui est souple et faible occupe le rang supérieur.*

Lao Tseu, *Tao Te King* (traduit en français par Stanislas Julien)

# Vivez lentement

*La vie est si courte qu'il faut la vivre très lentement.*

Proverbe bouddhiste

# Que votre esprit soit comme un miroir

*L'esprit d'un homme parfait est comme un miroir. Il n'attrape rien. Il n'attend rien. Il reflète mais ne retient pas. C'est ainsi que l'homme parfait peut agir sans effort.*

Tchouang Tseu

# Soyez impassible

*Le self-contrôle, c'est la force ; la pensée droite, c'est la maîtrise ; le calme, c'est le pouvoir ; dites à votre cœur : « Paix, soyons impassible. »*

James Allen, *As a Man Thinketh*

# Triomphez en douceur de la rigidité

*Parmi toutes les choses du monde, il n'en est point de plus molle et de plus faible que l'eau, et cependant, pour briser ce qui est dur et fort, rien ne peut l'emporter sur elle. Pour cela rien ne peut remplacer l'eau. Ce qui est faible triomphe de ce qui est fort ; ce qui est mou triomphe de ce qui est dur. Dans le monde, il n'y a personne qui ne connaisse cette vérité, mais personne ne peut la mettre en pratique. C'est pourquoi le Saint dit : Celui qui supporte les opprobres du royaume devient chef du royaume.*

Lao Tseu, *Tao Te King* (traduit en français par Stanislas Julien)

# Cultivez la fluidité ultime

*Allez dans le sens de tout ce qui peut survenir, et que votre esprit soit libre : restez centré en acceptant ce que vous faites. Là est l'absolu.*

Tchouang Tseu

# Regardez en vous-même quand vous ratez quelque chose

*Le mauvais archer, lorsqu'il rate sa cible, cherche d'abord un défaut à son arc. Le bon archer cherche d'abord le défaut en lui-même.*

Proverbe traditionnel du *kyudo* (l'archerie japonaise)

# Restez à la fois fort et doux

*Ce sont les faibles qui sont cruels : on ne peut attendre de gentillesse que des forts.*

Leo Rosten, cité par Leo Buscaglia

# Faites le premier pas

*Même un voyage de plusieurs milliers de kilomètres commence par un premier pas.*

D'après diverses sources bouddhistes et taoïstes

# Annexe

• • • • • • • • • • • • • • • • • • • • • • • • • • • • • • • • • • • • • • • • • • • • • • • • • •

D ans cette annexe, vous trouverez diverses ressources regroupées sous quatre rubriques différentes :

✔ **Bonnes adresses** : Des références pour s'inscrire à des cours, trouver un professeur, se procurer des vidéos, contacter des associations pour obtenir des renseignements, etc. (lorsqu'un site Web existe, il figure dans la rubrique « Bons sites »).

✔ **Bonnes lectures** : Une sélection d'ouvrages, de journaux et de magazines.

✔ **Bons sites** : Des sites Web consacrés au Tai Chi, ou aux arts chinois du mouvement de façon plus générale. Rien que sur ces sites, vous pourrez apprendre pas mal de choses. Ou bien vous pourrez trouver des liens vers d'autres sites. Il arrive qu'un site n'existe plus ou ne soit pas à jour. Vous pourrez aussi trouver d'autres sites intéressants en vous servant de votre moteur de recherche préféré.

✔ **Bons accessoires** : Des adresses pour se procurer des catalogues, des vêtements et autres accessoires pour vos séances de Tai Chi.

## Pour le Tai Chi et le Chi Gong

### Quelques bonnes adresses

**Association de Tai Chi Chuan de Paris** : 55, rue Lacordaire, 75015 Paris. Contacter Sabine Metzlé au 01 41 12 94 82, courriel : As.Taichi.Paris@laposte.net

**Club de Tai Chi Chuan de Versailles** : Hélène Grimal, 5, rue Victo- Hugo, 92370 Chaville, tél. : 06 20 45 65 54 ou 01 41 12 94 82, courriel : taichiversailles@yahoo.fr

**Fédération de Tai Chi Chuan et Qi Gong** : 17, rue du Louvre, 75001 Paris, tél. : 01 40 26 95 50, courriel : ftccg@wanadoo.fr

**La Main Franche** : l'école de Tai Chi de Jean-Luc Perot, 18, avenue Léopold II, 5000 Namur, Belgique, tél. : (32) (0)81 74 24 94, courriel : lamainfranche@skynet.be

**L'art du Tai Chi Chuan de style Yang originel** : un style transmis par Chu King Hung, 44 bis, rue de Montreuil, 75011 Paris, tél. : 01 48 75 32 74, courriel : taichichuan@free.fr, site Web : http://taichi.chuan.free.fr

## Quelques bons sites web

**Fédération de Tai Chi Chuan et Qi Gong** : Le site de la fédération française de Tai Chi et de Chi Gong et un lien vers le site de la TCFE (fédération européenne de Tai Chi). Avec une présentation les différents arts martiaux chinois internes et externes. http://www.fed-taichichuan.asso.fr/

**La Main Franche** : Le site de l'école de Tai Chi du même nom, en Belgique (voir plus haut). Des réflexions sur l'esprit et sur la pratique du Tai Chi, le parcours initiatique de Jean-Luc Perot, des renseignements sur l'école et les cours, et des liens utiles. http://www.taichichuan.be

**Tai Chi Chuan Studio** : Des cours de Tai Chi dispensés à Paris par Sophie Lahayville, disciple du maître Tung Kai Ying. http://membres.lycos.fr/taichistudio/

**T'aï-Chi-Chuan** : L'enseignement de la forme Yang, dans la version de la famille Tung. Un enseignement complet et gratuit en ligne, des conseils, des vidéos et la possibilité de suivre les cours de Patrick Bunino à Paris. http://www.jdsport.com/index.html?dir=/dir/Arts_martiaux/Tai_Chi_Chuan/index-1-58-441-2-0-.html

**Yangjia Michuan Taiji Quan** : Des explications et des définitions, une présentation du maître Wang Yen-Nien, une liste d'associations, des stages, un forum et des liens. http://taijiquan.free.fr

# Pour les disciplines corps-esprit en général

## Quelques bonnes adresses

**Amicale des arts millénaires chinois**, IPP, 26 bd Brune, 75014 Paris, tél. : 01 40 49 09 70 et 06 14 09 57 18.

**L'Envol de la colombe**, une école du style Wu Gong Yee, 5 rue du Général-Roques, 75016 Paris, tél. : 01 47 43 04 60.

**Taichi – Six Sons – Qi Gong**, 13 place des Fédérés, 93160 Noisy-le-Grand, tél. : 01 45 82 69 26 et 01 48 76 30 24.

## Quelques bons sites web

**Portail Eurasie** : un site comprenant notamment quelques pages consacrées aux arts martiaux, entre autres une page sur le Tai Chi, avec des liens intéressants. http://www.eurasie.net/portail/list.php?cat_id=99

**Webmartial.com** : tout sur les arts martiaux. Avec des liens intéressants pour trouver des cours, des stages, tout ce que vous voulez, pour chaque discipline. http://www.webmartial.com

**Tokitsu** : le site de l'Académie internationale d'arts martiaux. Présentation des disciplines, liens pour trouver des cours, publications, etc. http://www.tokitsu.com/fr/decouvrir/?id=194&L=0 et également, pour la France en particulier : http://france.tokitsu.com/

**Shaolin Kungfu** : un site proposant des définitions des différents arts martiaux (y compris le Tai Chi et le Chi Gong, bien sûr), un lexique, une liste de clubs en France, une boutique et d'autres ressources encore. http://shaolinkungfu.free.fr

## Pour vous équiper

**Brunier Sports** : boutique spécialisée dans les arts martiaux, 15 rue des Maréchaux, 95300 Pontoise, tél. : 01 30 32 12 93, courriel : contact@brunier-sports.com, site web : http://www.brunier-sports.com/

**Dragon bleu** : la boutique en ligne de tous les arts martiaux (vêtements, DVD de démonstration, armes et autres accessoires). http://www.dragonbleu.fr/

**Kabuto** : boutique spécialisée dans le karaté et autres arts martiaux, 56 rue des Martyrs, 75009 Paris, tél. : 01 42 81 39 89, courriel : kabuto@kabuto-sho.com

# Index alphabétique

# Disponibles dans la collection Pour les Nuls

Pour être informé en permanence sur notre catalogue et les dernières nouveautés publiées dans cette collection, consultez notre site Internet à www.efirst.com

## Pour les Nuls **Business**

| ISBN | Code Article | Titre | Auteur |
|---|---|---|---|
| 2-87691-644-4 | 65 3210 5 | CV pour les Nuls (Le) | J.-L. Kennedy, A. Dumesnil |
| 2-87691-652-5 | 65 3261 8 | Lettres d'accompagnement pour les Nuls (Les) | J.-L. Kennedy, A. Dumesnil |
| 2-87691-651-7 | 65 3260 0 | Entretiens de Recrutement pour les Nuls (Les) | J.-L. Kennedy, A. Dumesnil |
| 2-87691-670-3 | 65 3280 8 | Vente pour les Nuls (La) | T. Hopkins |
| 2-87691-712-2 | 65 3439 0 | Business Plans pour les Nuls | P. Tifany |
| 2-87691-729-7 | 65 3486 1 | Management pour les Nuls (Le) | B. Nelson |
| 2-87691-770-X | 65 3583 5 | Le Marketing pour les Nuls | A. Hiam |

## Pour les Nuls **Pratique**

| ISBN | Code Article | Titre | Auteur |
|---|---|---|---|
| 2-87691-597-9 | 65 3059 6 | Astrologie pour les Nuls (L') | R. Orion |
| 2-87691-610-X | 65 3104 0 | Maigrir pour les Nuls | J. Kirby |
| 2-87691-604-5 | 65 3066 1 | Asthme et allergies pour les Nuls | W. E. Berger |
| 2-87691-615-0 | 65 3116 4 | Sexe pour les Nuls (Le) | Dr Ruth |
| 2-87691-616-9 | 65 3117 2 | Relancez votre couple pour les Nuls | Dr Ruth |
| 2-87691-617-7 | 65 3118 0 | Santé au féminin pour les Nuls (La) | Dr P. Maraldo |
| 2-87691-618-5 | 65 3119 8 | Se soigner par les plantes pour les Nuls | C. Hobbs |
| 2-87691-640-1 | 65 3188 3 | Français correct pour les Nuls (Le) | J.-J. Julaud |
| 2-87691-634-7 | 65 3180 0 | Astronomie pour les Nuls (L') | S. Maran |
| 2-87691-637-1 | 65 3185 9 | Vin pour les Nuls (Le) | Y.-P. Cassetari |
| 2-87691-641-X | 65 3189 1 | Rêves pour les Nuls (Les) | P. Pierce |
| 2-87691-661-4 | 65 3279 0 | Gérez votre stress pour les Nuls | Dr A. Elking |
| 2-87691-657-6 | 65 3267 5 | Zen ! La méditation pour les Nuls | S. Bodian |
| 2-87691-646-0 | 65 3226 1 | Anglais correct pour les Nuls (L') | C. Raimond |
| 2-87691-681-9 | 65 3348 3 | Jardinage pour les Nuls (Le) | M. MacCaskey |
| 2-87691-683-5 | 65 3364 0 | Cuisine pour les Nuls (La) | B. Miller, A. Le Courtois |
| 2-87691-687-8 | 65 3367 3 | Feng Shui pour les Nuls (Le) | D. Kennedy |
| 2-87691-702-5 | 65 3428 3 | Bricolage pour les Nuls (Le) | G. Hamilton |
| 2-87691-705-X | 65 3431 7 | Tricot pour les Nuls (Le) | P. Allen |
| 2-87691-769-6 | 65 3582 7 | Sagesse et Spiritualité pour les Nuls | S. Janis |

Avec les Nuls,
apprenez à mieux vivre
au quotidien !

# Disponibles dans la collection Pour les Nuls

Pour être informé en permanence sur notre catalogue et les dernières nouveautés publiées dans cette collection, consultez notre site Internet à www.efirst.com

## Pour les Nuls **Pratique**

| ISBN | Code Article | Titre | Auteur |
|---|---|---|---|
| 2-87691-748-3 | 65 3534 8 | Cuisine Minceur pour les Nuls (La) | L. Fischer, C. Bach |
| 2-87691-752-1 | 65 3527 2 | Yoga pour les Nuls (Le) | G. Feuerstein |
| 2-87691-767-X | 65 3580 1 | Méthode Pilates pour les Nuls (La) | H. Herman |
| 2-87691-768-8 | 65 3581 9 | Chat pour les Nuls (Un) | G. Spadafori |
| 2-87691-801-3 | 65 3682 5 | Chien pour les Nuls (Un) | G. Spadafori |
| 2-87691-824-2 | 65 3728 6 | Echecs pour les Nuls (Les) | J. Eade |
| 2-87691-823-4 | 65 3727 8 | Guitare pour les Nuls (La) | M. Phillips, J. Chappell |
| 2-87691-800-5 | 65 3681 7 | Bible pour les Nuls (La) | E. Denimal |
| 2-87691-868-4 | 65 3853 2 | S'arrêter de fumer pour les Nuls | Dr Brizer, Pr Dautzenberg |
| 2-87691-802-1 | 65 3684 1 | Psychologie pour les Nuls (La) | Dr A. Cash |
| 2-87691-869-2 | 65 3854 0 | Diabète pour les Nuls (Le) | Dr A. Rubin, Dr M. André |
| 2-87691-897-8 | 65 3870 6 | Bien s'alimenter pour les Nuls | C. A. Rinzler, C. Bach |
| 2-87691-893-5 | 65 3866 4 | Guérir l'anxiété pour les Nuls | Dr Ch. Eliott, Dr M. André |
| 2-87691-915-X | 65 3876 3 | Grossesse pour les Nuls (La) | Dr J.Stone |
| 2-87691-943-5 | 65 3887 0 | Vin pour les Nuls (Le) | Ed. Mcarthy, M. Ewing |
| 2-87691-941-9 | 65 3885 4 | Histoire de France pour les Nuls (L') | J.-J. Julaud |
| 2-87691-984-2 | 65 0953 3 | Généalogie pour les Nuls (La) | F. Christian |
| 2-87691-983-4 | 65 0952 5 | Guitare électrique pour les Nuls (La) | J. Chappell |
| 2-87691-973-7 | 65 0943 4 | Anglais pour les Nuls (L') | G. Brenner |
| 2-87691-974-5 | 65 0944 2 | Espagnol pour les Nuls (L') | S. Wald |
| 2-75400-025-9 | 65 4151 0 | Mythologie pour les Nuls (La) | Ch. et A. Blackwell |
| 2-75400-037-2 | 65 4161 9 | Léonard de Vinci pour les Nuls | J. Teisch, T. Barr |
| 2-75400-062-3 | 65 4172 6 | Bouddhisme pour les Nuls (Le) | J. Landaw, S. Bodian |
| 2-75400-060-7 | 65 4170 0 | Massages pour les Nuls (Les) | S. Capellini, M. Van Welden |
| 2-75400-061-5 | 65 4171 8 | Littérature française pour les Nuls (La) | J.-J. Julaud |
| 2-75400-078-X | 65 4188 2 | Golf pour les Nuls (Le) | G. McCord |
| 2-75400-092-5 | 65 4236 9 | Immobilier pour les Nuls (L') | L. Boccarna, C. Sabbah |
| 2-75400-093-3 | 65 4237 7 | Maths pour les Nuls (Les) | J.-L. Boursin |
| 2-87691-110-7 | 65 4254 2 | Histoire de France illustrée pour les Nuls (L') | J.-J. Julaud |
| 2-75400-102-6 | 65 4246 8 | Piano pour les Nuls (Le) | B. Neely, M. Rozenbaum |

# *Disponibles dans la collection Pour les Nuls*

Pour être informé en permanence sur notre catalogue et les dernières nouveautés publiées dans cette collection, consultez notre site Internet à www.efirst.com

## Pour les Nuls **Pratique**

| ISBN | Code Article | Titre | Auteur |
|------|--------------|-------|--------|
| 2-75400-118-2 | 65 4259 1 | Claviers et synthétiseurs pour les Nuls | C. Martin de Montaigu |
| 2-75400-124-7 | 65 4265 8 | Guitare pour les Nuls (La) Nouvelle édition | M. Philipps, J. Chappel |
| 2-75400-039-9 | 65 4163 5 | Italien pour les Nuls (L') | S. Le Bras, F. Romana Onofri |
| 2-75400-038-0 | 65 4162 7 | Allemand pour les Nuls (L') | P. Christensen, A. Fox |

## Disponibles dans la collection Pour les Nuls

Pour être informé en permanence sur notre catalogue et les dernières nouveautés publiées dans cette collection, consultez notre site Internet à www.efirst.com

## Pour les Nuls **Poche**

| ISBN | Code Article | Titre | Auteur |
|---|---|---|---|
| 2-87691-873-0 | 65 3862 3 | Management (Le) – Poche pour les Nuls | Bob Nelson |
| 2-87691-872-2 | 65 3861 5 | Cuisine (La) – Poche pour les Nuls | B.Miller, A. Le Courtois |
| 2-87691-871-4 | 65 3860 7 | Feng Shui (Le) – Poche pour les Nuls | D. Kennedy |
| 2-87691-870-6 | 65 3859 9 | Maigrir – Poche pour les Nuls | J. Kirby |
| 2-87691-923-0 | 65 3881 3 | Anglais correct (L') – Poche pour les Nuls | C. Raimond |
| 2-87691-924-9 | 65 3882 1 | Français correct (Le) – Poche pour les Nuls | J.-J. Julaud |
| 2-87691-950-8 | 65 3894 6 | Vente (La) – Poche pour les Nuls | T. Hopkins |
| 2-87691-949-4 | 65 3893 8 | Bureau Feng Shui (Un) – Poche pour les Nuls | H. Ziegler, J. Lawler |
| 2-87691-956-7 | 65 0940 0 | Sexe (Le) – Poche pour les Nuls | Dr Ruth |
| 2-75400-001-1 | 65 0963 2 | CV (Le) – Poche pour les Nuls | J.-L. Kennedy, A. Dumesnil |
| 2-75400-000-3 | 65 0962 4 | Zen ! la méditation – Poche pour les Nuls | S. Bodian |
| 2-87691-999-0 | 65 0961 6 | Astrologie (L') – Poche pour les Nuls | R. Orion |
| 2-75400-015-1 | 65 0975 6 | Jardinage (Le) – Poche pour les Nuls | M. Mac Caskey |
| 2-75400-014-3 | 65 0974 9 | Jardin Feng Shui (Le) – Poche pour les Nuls | M. Ziegler et J. Lawler |
| 2-75400-064-X | 65 4174 2 | Astronomie (L') – Poche pour les Nuls | S. Maran |
| 2-75400-094-1 | 65 4238 5 | Business Plans – Poche pour les Nuls | P. Tifany |
| 2-75400-086-0 | 65 4230 2 | Entretiens de recrutement (Les) | J.-L. Kennedy, A. Dumesnil |
| 2-75400-082-8 | 65 4189 0 | Lettres d'accompagnement (Les) | J.-L. Kennedy, A. Dumesnil |
| 2-75400-087-9 | 65 4231 0 | Vin pour les Nuls (Le) | L. Lieger |
| 2-75400-063-1 | 65 4173 4 | Yoga pour les Nuls (Le) | G. Feuerstein, L. Pane |

Achevé d'imprimer par Corlet, Imprimeur, S.A. - 14110 Condé-sur-Noireau
N° d'Imprimeur : 89310 - Dépôt légal : janvier 2006 - *Imprimé en France*